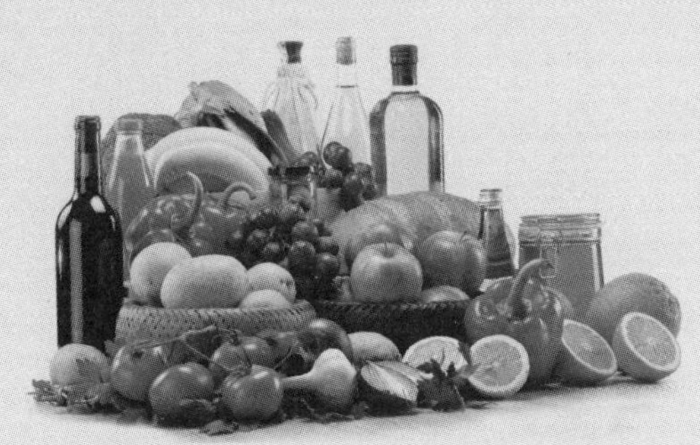

合理饮食与健康

吕晓华主编

编　委

李　云(四川大学)
沈　华(成都体育学院)
黄毅娜(四川大学)
王津涛(四川大学)

图书在版编目（CIP）数据

合理饮食与健康 / 吕晓华主编. —成都：四川教育出版社，2015.8

ISBN 978-7-5408-5818-6

Ⅰ. ①合… Ⅱ. ①吕… Ⅲ. ①营养卫生－关系－健康 Ⅳ. ①R151.4

中国版本图书馆 CIP 数据核字（2015）第 158002 号

合理饮食与健康

责任编辑 冯 燕
装帧设计 武 韵
责任校对 喻小红
责任印制 吴晓光
出版发行 四川教育出版社
地 址 成都市槐树街 2 号
邮政编码 610031
网 址 www.chuanjiaoshe.com
印 刷 四川华龙印务有限公司
制 作 四川胜翔数码印务设计有限公司
版 次 2015 年 8 月第 1 版
印 次 2015 年 8 月第 1 次印刷
成品规格 190mm×260mm
印 张 19.75 插页 1
书 号 ISBN 978-7-5408-5818-6
定 价 48.00 元

如发现印装质量问题，请与本社联系调换。电话：(028) 86259359
营销电话：(028) 86259605 邮购电话：(028) 86259694 编辑部电话：(028) 86259381

前　言

随着社会的发展和时代的进步，我国高等教育已由精英教育进入大众化教育阶段，社会对大学生的综合素质要求越来越高。加强素质教育，提高大学生的综合能力，提高人才培养质量，是我国高等教育的发展方向。素质教育意味着不仅让学生掌握知识，更要掌握方法；不仅掌握专业技能，更要获得适应社会发展的综合能力；不仅关注学生智力水平的发展，更应关注学生思想品德、知识技能、身体、心理等各方面素质的整体提升；不仅传授知识，更要注重对学生创新精神和创新能力的培养；不仅关注学生的在校学习，更要关注在校学习与未来社会生活的统一性，关注学生的生存与发展。总之，大力推进素质教育，把学生培养成德、智、体、美全面发展的创新型人才已成为我国教育发展的主导型理念。

健康教育在素质教育中的地位和作用不容忽视。“保持健康是做人的责任”，荷兰学者斯宾诺将健康提到如此高度是因为健康的身体不仅是个人的需求，也是家庭和社会的需求。列宁说过“身体是革命的本钱”，健康岂止是革命的本钱，它应该是人生一切的本钱。那么，什么是健康呢？在很多人的心目中，通常认为只要没病就是健康。但这种认识并不准确。古代的中国人就认识到健康不单纯是身体的事，“体壮曰健，心怡曰康”。社会在不断发展和进步，“健康”的概念也在与时俱进。世界卫生组织（WHO）给健康的定义是“身体、心理的完满状态，以及良好的适应能力，而不仅仅是没有疾病和虚弱”。当下流行的“40 岁前拿命换钱、40 岁后拿钱换命”的说法，反映了人们对健康的普遍态度。在失去健康的时候，健康就是最重要的；在拥有健康的时候，健康就是最不重要的。换言之，当人们开始强调健康时，表明健康正离我们而去。

目前，大学生的日常生活和休闲方式发生了很大的变化，体质下降、肥胖、近视、休闲异化、网络成瘾等问题也初见端倪。大学生对自身的健康重视不足，很多学生没有健康意识，不具备基本的健康技能，没有养成健康的生活方式。积极开展大学生健康教育，使大学生获得较为系统的健康知识和健康技能，并逐渐养成健康的生活方式，可以为他们在校学习和毕业后的社会及家庭生活提供坚实的健康支持。同时，也必将对整个国民健康素质的提升产生积极影响。因此，大学生健康教育任重而道远。

世界卫生组织在著名的《维多利亚宣言》中提出了健康四大基石——合理膳食、适量运动、戒烟限酒、心理平衡。“养生之道，莫先于食”，合理饮食是健康的重要环节。然而，吃什么？怎么吃？点食成金，吃出健康来，正是《合理饮食与健康》这本文化素质课程教材的初衷。

本书得到四川大学教材建设立项资助，在此表示衷心感谢！

谨以此书献给热爱健康、关注健康的人们。

吕晓华

于乙未年暮春

营养篇

第一章 营养学基础

目录

第二章　各类食品的营养价值

第三章　合理膳食

第四章　营养与慢性病防治

食品安全篇

第五章 食品污染

第六章 食品添加剂

第七章 各类食品卫生及管理

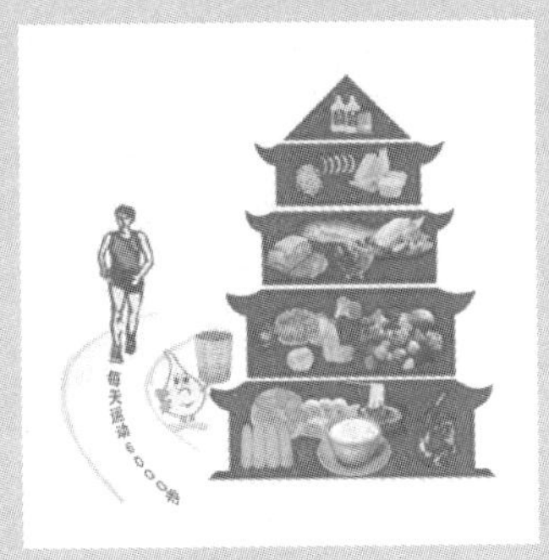

营养篇

合理饮食与健康

人体健康，营养为本。

健康的基石是合理营养。通过均衡膳食达到合理营养，能促进人体健康，增强机体免疫力，减少各种疾病的发生，增强体质，延长寿命，提高生活质量。

随着社会经济的发展和医学科学的进步，我国居民的卫生状况有了很大改善，膳食结构正从温饱型向营养型转变，营养学已成为人们改善生理功能、提高工作效率、防病保健和治病康复的一门重要学科。

摄食是人和动物的本能，而正确合理地选择和利用食物则是一门科学。营养学就是研究合理利用食物以增进人体健康的科学。营养学是生物科学的一个分支，在预防医学、临床医学、康复医学和自我保健中占有重要地位。营养学是一门综合性学科，它与生物化学、生理学、病理学、临床医学、食品科学、农业科学等学科密切相关。营养学属于自然科学范畴，但又具有较强的社会性。从宏观上讲，它与国家的食物生产和经济水平有关；从微观看，它可以指导集体、家庭和个人的合理饮食。因此，营养学又是一门应用性较强的学科。

第一章

营养学基础

第一节 营养学概论

一、营养学的相关概念

（一）营养（nutrition）

营养是指机体从外界摄入食物，在体内经过消化、吸收、代谢以满足自身生理功能和从事各种活动需要的必要生物学过程。

（二）食物（food）

“民以食为天”，食物是维持生命和保证健康的物质基础。食物的定义很多，但基本上都包括以下几方面的含义：①供人类食用或饮用；②含有营养素；③不含有害物质；④不是治疗用的药物。

食物具有三大基本功能：①提供能量和营养素，维持生命与健康；②提供饱腹感和美好的色、香、味感受，使人得到满足和享受；③具有社会功能。

（三）营养素（nutrients）

人需要食物，最重要的原因是食物中含有人体必需的营养素。营养素是食物中所含有的能维持人体正常生理功能、生命活动和生长发育的物质。目前已知有40～45种人体必需的营养素，存在于各类食品中。一般将营养素分为六大类，即蛋白质、脂肪、碳水化合物、矿物质、维生素和水。

中国营养学会对能量及营养素的分类方法和词汇如下：

1. 能量（energy）；
2. 宏量营养素（macronutrients） 包括蛋白质、脂类、碳水化合物（糖类）；
3. 微量营养素（micronutrients） 包括矿物质（包括常量元素和微量元素）和维生素（包括水溶性维生素和脂溶性维生素）；
4. 其他膳食成分 包括膳食纤维、水和植物化学物等。

营养素有三大基本功能：①提供能量；②构建机体；③修复组织、调节代谢以维持正常生理功能。同一种营养素可具有多种生理功能，如蛋白质既可构成机体组织，又可提供能量。不同营养素也可具有相同的生理功能，如蛋白质、脂肪和碳水化合物均属于产能营养素。某种营养素过多或不足都会影响人体正常代谢而损害健康。

（四）膳食（diet）

膳食即人们日常食用的饮食，由多种食物组成。食物是营养素的载体，膳食是含有多种营养素的多种食物的混合体。

（五）膳食营养素参考摄入量（DRIs）的基本概念

膳食营养素参考摄入量（dietary reference intakes，DRIs），是为了保证人体合理摄入营养素而设定的每日平均膳食营养素摄入量的一组参考值。随着营养学研究的摄入发展，DRIs 的内容逐渐增加。最初包括四个指标：平均需要量、推荐摄入量、适宜摄入量、可耐受最高摄入量，《中国居民膳食营养素参考摄入量（2013 版）》增加了与非传染性慢性疾病有关的三个指标：宏量营养素可接受范围、预防非传染性慢性病的建议摄入量和特定建议值。

1. 平均需要量（estimated average requirement，EAR）是指某一特定性别、年龄及生理状况群体中的所有个体对某种营养素需要量的平均值。按照 EAR 水平摄入营养素，根据某些指标判断可以满足这一群体中 50%个体需要量的水平，但不能满足另外 50%个体对该营养素的需要。

EAR 是制定 RNI 的基础，由于某些营养素的研究尚缺乏足够的人体需要量资料，因此并非所有营养素都能制定出 EAR。

2. 推荐摄入量（recommended nutrient intake，RNI）是指可以满足某一特定群体中绝大多数个体（97%～98%）需要量的某种营养素摄入水平。长期摄入 RNI 水平，可以满足机体对该营养素的需要，维持组织中有适当的营养素储备和机体健康。RNI 相当于传统意义上的“推荐的每日膳食营养素摄入量”（recommended daily allowance，RDA）。RNI 的主要用途是作为个体每日摄入该营养素的目标值。

RNI 以 EAR 为基础制定。如果已知 EAR 的标准差，则 RNI 定为 EAR 加两个标准差，即 RNI＝EAR＋2SD（SD——标准差）；如果关于需要量变异的资料不充分，不能计算 SD 时，一般设 EAR 的变异系数为 10%，RNI＝1.2×EAR。

RNI 是根据某一特定人群中体重在正常范围内的个体需要量而设定的。对个别身高、体重超过此参考范围较多的个体，可能需要按每千克体重的需要量调整其 RNI。

能量需要量（estimated energy requirement，EER）是指能长期保持良好的健康状态、维持良好的体型和机体构成以及理想活动水平的个体或群体，达到能量平衡时所需要的膳食能量摄入量。

群体的能量推荐摄入量直接等同于该群体的能量 EAR，而不是像蛋白质等其他营养素那样等于 EAR 加 2 倍标准差。所以能量的推荐摄入量不用 RNI 表示，而直接使用 EER 来描述。

EER 的制定需考虑性别、年龄、体重、身高和体力活动的不同。成人 EER 的定义为：一定年龄、性别、体重、身高和身体活动水平的健康群体中，维持能量平衡所需要摄入的膳食能量。儿童 EER 的定义为：一定年龄、体重、身高、性别（3 岁以上儿童）的个体，维持能量平衡和正常生长发育所需要的膳食能量摄入量。孕妇的 EER 包括胎儿组织增长所需要的能量；对于乳母，EER 还需要加上泌乳的能量需要量。

3. 适宜摄入量（adequate intake，AI）当某种营养素的个体需要量研究资料不足而不能计算出 EAR，从而无法推算 RNI 时，可通过设定 AI 来提出这种营养素的摄入量目标。AI 是通过观察或实验获得的健康群体某种营养素的摄入量。如纯母乳喂养的足月产健康婴儿，从出生到 6 个月，他们的营养素全部来自母乳，故摄入的母乳中的营养素数量就是婴儿所需各种营养素的 AI。

4. 可耐受最高摄入量（tolerable upper intake level，UL）UL 是营养素或食物成分的每日摄入量的安全上限，是一个健康人群中几乎所有个体都不会产生毒副作用的最高摄入水平。对一般群体来说，摄入量达到 UL 水平对几乎所有个体均不致损害健康，但并不表示达到此摄入水平对健康是有益的。对大多数营养素而言，健康个体的摄入量超过 RNI 或 AI 水平并不会产生益处。因此，UL 并不是一个建议的摄入水平。目前有些营养素还没有足够的资料来制定 UL，并不意味着过多摄入这些营养素没有潜在的危险。

5. 宏量营养素可接受范围（acceptable macronutrient distribution ranges，AMDR）AMDR 指脂肪、蛋白质和碳水化合物理想的摄入量范围，该范围可以提供人体对这些必需营养素的需要，并且有利于降低慢性病的发生危险，常用占能量摄入量的百分比表示。

蛋白质、脂肪和碳水化合物都属于在体内代谢过程中能够产生能量的营养素，因此被称为产能营养素（energy source nutrients）。它们属于人体的必需营养素，而且三者的摄入比例还影响微量营养素的摄入状况。另一方面，当产能营养素摄入过量时又可能导致机体能量储存过多，增加非传染性慢性疾病的发生风险。因此有必要提出 AMDR，以预防营养素缺乏，同时减少摄入过量而导致慢性病的风险。

AMDR 一个显著的特点是具有上限和下限。如果一个个体的摄入量高于或低于推荐的范围，可能引起罹患慢性病的风险增加，或导致必需营养素缺乏的可能性增加。

6. 预防非传染性慢性病的建议摄入量（proposed intakes for preventing non－communicable chronic diseases，PI－NCD，简称建议摄入量，PI）

膳食营养素摄入量过高或过低导致的慢性病一般涉及肥胖、糖尿病、高血压、血脂异常、脑中风、心肌梗塞以及某些癌症。PI 是以非传染性慢性病的一级预防为目标，提出的必需营养素的每日摄入量。当慢性病易感人群某些营养素的摄入量接近或达到 PI 时，可以降低他们发生慢性病的风险。

7. 特定建议值（specific proposed levels，SPL）

近几十年的研究证明了营养素以外的某些膳食成分，其中多数属于植物化学物，具有改善人体生理功能、预防慢性疾病的生物学作用。《中国居民膳食营养素参考摄入量（2013 版）》提出的特定建议值（SPL），是指某些疾病易感人群膳食中这些成分的摄入量达到或接近这个建议水平时，有利于维护人体健康。

表 1-1 中国 18～49 岁成年居民膳食营养素参考摄入量

能量或营养素	RNI		AMDR	营养素	RNI		PI	UL	营养素	RNI		PI	UL
	男	女			男	女				男	女		
能量[3]（MJ/d）				钙（mg/d）	800			2 000	维生素 A（μgRAE/d）[e]	800	700		3 000
PAL（Ⅰ）	9.41[3]	7.53[3]	—	磷（mg/d）	720			3 500	维生素 D（μg/d）	10			50
PAL（Ⅱ）	10.88[3]	8.79[3]	—	钾（mg/d）	2 000		3 800		维生素 E（mgα-TE/d）[f]	14			700
PAL（Ⅲ）	12.55[3]	10.04[3]	—	钠（mg/d）	1 500		2 000		维生素 K（μg/d）	80			
蛋白质（g/d）	65	65	—	镁（mg/d）	330				维生素 B_1（mg/d）	1.4	1.2		
总碳水化合物（%E[c]）	—		50～65	氯（mg/d）	2 300				维生素 B_2（mg/d）	1.4	1.2		
—添加糖（%E）	—		<10	铁（mg/d）	12	20		42	维生素 B_6（mg/d）	1.4			60
总脂肪（%E）	—		20～30	碘（μg/d）	120			600	维生素 B_{12}（μg/d）	2.4			
—饱和脂肪酸（%E）	—		<10	锌（mg/d）	12.5	7.5		40	泛酸（mg/d）	5.0			
—n-6 多不饱和脂肪酸（%E）	—		2.5～9.0	硒（μg/d）	60			400	叶酸（μgDFE/d）[g]	400			1 000[h]
—亚油酸（%E）	4.0		—	铜（mg/d）	0.8			8	烟酸（mgNE/d）[i]	15	12		35/烟酰胺 310
—n-3 多不饱和脂肪酸（%E）	—		0.5～2.0	氟（mg/d）	1.5			3.5	胆碱（mg/d）	500	400		3 000
—α-亚麻酸（%E）	0.60（A）			铬（μg/d）	30				生物素（μg/d）	40			
—DHA+EPA（g/d）	—		0.25～2.0	锰（mg/d）	4.5			11	维生素 C（mg/d）	100		200	2 000
				钼（μg/d）	100			900					

注：EAR=Estimated Average Requirement，平均需要量：RNI=Recommended Nutrients Intakes，参考摄入量：AI=Adequate Intake，适宜摄入量：UL=Tolerable upper Intake level，可耐受最高摄入量，有些营养素未制定 UL，主要是因为研究资料不充分，并不表示过量摄入没有健康风险：AMDR=Acceptable Macronutrient Distribution Range，宏量营养素可接受范围：PI=Proposed Intakes for Preventing Non-communicable Chronic Disease，预防非传染性慢性病的建议摄入量：PAL=Physical Activity Level，身体活动水平；Ⅰ=1.5（轻），Ⅱ=1.75（中），Ⅲ=2.0（重）。

a. 能量需要量：EER. Estimated Engergy Requirement：1000kcal=4.184MJ，1MJ=239kcal；

b. 未制定参考值者用"—"表示；

c. %E 为占能量的百分比；

d. 单位为 g/d；

e. 维生素 A 的单位为视黄醇活性当量（RAE），1μgRAE=膳食或补充剂来源全反式视黄醇（μg）+1/2 补充剂纯品全反式 β—胡萝卜素（μg）+1/12 膳食全反式 β—胡萝卜素（μg）+1/24 其他膳食维生素 A 类胡萝卜素（μg）：维生素 A 的 UL 不包括维生素 A 原类胡萝卜素 RAE；

f. a-生育酚当量（a—TE），膳食中总-a-TE 当量（mg）=1×a—生育酚（mg）+0.5×β-生能酚（mg）+0.1×γ-生育酚（mg）+0.02×δ-生育酚（mg）+0.3×α-三烯生育酚（mg）；

g. 膳食叶酸当量（DFE，μg）=天然食物来源叶酸（μg）+1.7×合成叶酸（μg）；

h. 指合成叶酸摄入量上限，不包括天然食物来源叶酸，单位为 μg/d；

i. 烟酸当量（NE，mg）=烟酸（mg）+1/60 色氨酸（mg）；

j. 烟酰胺，单位为 mg/d。

二、营养学发展概况

营养学的发展与其他学科一样经历了漫长的发展过程。国外关于营养学最早的记载是在公元前400多年。“饮食”(diet)一词来自于希腊语“daita”，是指选择合适的食物保持健康。《圣经》中曾描述人们用肝胆汁挤到眼睛中治疗一种眼病。西医之父古希腊名医希波克拉底在公元前300多年就认识到膳食营养对健康的重要性。他认为，健康只有通过适宜的饮食和卫生才能得到保障。

我国古代食疗的历史悠久，早在西周时期(公元前1100年～公元前771年)，官方医政制度将医师分为食医、疾医、疡医和兽医四大类，其中食医为诸医之首，是专事饮食营养的医师，职责是“掌和王之六食、六饮、六膳、百馐、百酱、八珍之齐”(《周礼·天官》)。这可以说是世界上最早的营养师。此外，在《黄帝内经·素问》中记载有“五谷为养，五畜为益，五果为助，五菜为充，气味和而服之，以补精益气”的饮食原则，是世界上最早的膳食指南。

在唐代，名医孙思邈提出了“治未病”的概念。关于如何摄入食物以保持健康，他强调保持与自然和谐，尤其要注意“太过”和“不足”所造成的伤害。这种观点与现代均衡饮食的观点十分接近。孙思邈还提出了“食疗”的概念。他认为对于食品，食用和药用功能是同样重要的，即“用之充饥则谓之食，以其疗病则谓之药”。经典中医药书籍《神农本草》和《本草纲目》介绍了自然界中数百种食品的性质及其对健康的影响。此外，《食经》、《千金方》等史籍也反映了中国古代营养学所取得的成就。

古代人们对营养学的认识仅仅是基于生产生活中所获得的感性经验。现代营养学始于18世纪中叶。19世纪，碳、氢、氮定量分析法以及由此建立的食物组成与物质代谢的概念、氮平衡学说和等价法则的创立，为现代营养学的形成和发展奠定了基础。整个19世纪和20世纪中叶是现代营养学发展的鼎盛时期，此时陆续发现了各种营养素，如1810年发现第一种氨基酸——亮氨酸。1838年蛋白质作为一种科学术语被正式命名，1844年发现了血糖，1881年对矿物质有了较多研究，1920年正式命名维生素。1929年证明亚油酸为人体必需脂肪酸，1938年提出8种必需氨基酸。20世纪40年代以后，分子生物学的发展和分析测试技术的进步，大大推动了营养学向微观世界发展。同时营养工作的社会性不断加强。在世界卫生组织(World Health Organization，WHO)和联合国粮农组织(Food and Agriculture Organization of the United Nations，FAO)的努力下，世界各国加强了营养工作的宏观调控性质。1943年，美国首次提出社会各人群RDA，此后许多国家也提出了各自的RDA，作为合理营养的科学依据。近年来，许多国家为了在全社会推行公共营养的保证、监督与管理，除加强科学研究外，还制定了营养指导方针，创立营养法，建立国家监督管理机构，推行有营养学参与的农业生产和食品工业生产等政策，使现代营养学更富于宏观性和社会实践性。为了在全球消灭饥饿和减少各种形式的营养不良现象，1992 年 12 月，159 个国家及欧洲经济共同体在罗马召开国际营养部长级会议，发表了《世界营养宣言》。20 世纪 80 年代初平衡膳食宝塔在美国及其他发达国家相继问世，对临床医学和公共健康工作者指导人们均衡营养起到了重要的指导作用。在平衡膳食宝塔实践 20 年后的西方发达国家，心血管系统疾病的发病率和死亡率下降了，然而在发展中国家特别是中国和印度的心血管系统疾病的发病率和死亡率却在逐年上升。超重、肥胖以及糖尿病患者无论在西方发达国家还是发展中国家均逐年增加。近年来各国学者都在重新思考平衡膳食宝塔，并在循证营养学的基础上进行了调整及修改。

20 世纪 90 年代，随着蛋白组学和基因组学的发展，营养学的研究进入了分子水平，营养基因组学概念问世，一些营养素和动植物功能成分与基因的相互关系及作用的机理被阐明。

进入 21 世纪后，营养科学工作者对营养学的研究领域及范围进行重新思考，国际营养科学联盟与世界健康政策论坛于 2005 年 4 月在德国吉森（Giessen）联合举行了“新营养科学工程讨论会”，并发表了《吉森宣言》，对新营养学的定义及研究目的进行了详细的阐述：新营养学是研究食品体系、食品与饮品、食品的营养成分及其他成分，在生物体内及其他相关生物体、社会与环境之间相互作用的一门学科。新营养学关注的是个体、人群及地球的健康。新营养学的目的是使后代能够实现人类潜能，生活得健康，发展、维持以及享受日益改善的人类生存和物质环境。

我国的现代营养学创立于 20 世纪初。1913 年前后，我国开始进行食品营养成分和营养状况的调查研究。1925 年至 1936 年间，对许多食品的化学成分、营养价值以及国民的膳食与营养状况的研究取得进展。1939 年，中华医学会提出了我国第一个 RDA。1941 年召开了第一次全国营养学会议。1945 年正式成立了中国营养学会。新中国成立后，从事营养学科学研究工作的机构得以扩大和加强。1952 年我国出版了第一版《食物成分表》，1956 年《营养学报》创刊，1959 年对全国 26 省市的万人进行了四季膳食调查，1962 年提出了新中国成立后第一个 RDA，1982 年、1992 年和 2002 年又进行了第二次、第三次和第四次全国性营养调查。1988 年中国营养学会修订 RDA。我国营养调查和卫生部门的统计资料表明，我国居民既存在食物品种单调或短缺造成的营养缺乏病，也存在由于膳食不平衡而造成的与营养过剩有关的疾病。为此，中国营养学会于 1989 年提出我国居民膳食指南。随着我国经济的发展和居民生活水平的提高、膳食结构的改变，中国营养学会又于 1997 年、2007 年年修订了膳食指南。1998 年中国营养学会为了配合国务院制订的《中国营养改善行动计划》发布了《中国居民平衡膳食宝塔》，并于 2007 年进行修订，把我国食物分类的概念和每人每日各类食物合理摄入范围，以形象、量化和直观的形式展现出来，对普及营养知识、指导居民合理膳食具有重要的现实意义。2000 年中国营养学会公布了我国第一部膳食营养素参考摄入量（DRIs），2014 年 6 月中国营养学会发布《中国居民膳食营养素参考摄入量（2013 版）》，标志着我国营养学界在理论研究和实践运用的结合方面又迈出了新的一步，新版 DRIs 是指导大众合理膳食的科学基础。

此外，我国在公共营养、临床营养、食品营养、儿童营养、老年营养、特殊营养、营养教育等方面也进行了较为广泛和深入的研究。在我国，营养学开始逐步成为一项指导社会文明和健康必不可少的事业。

第二节 消化系统与营养

一、消化系统与营养的关系

营养素具有维持机体正常生理功能、生命活动和生长发育的作用，主要由食物提供。消化道是运载营养物质进入机体组织细胞的唯一通道，食物中的营养素，除水、矿物质和维生素可直接被吸收外，碳水化合物、脂肪和蛋白质由于分子较大，必须在消化道借消化液中的消化酶催化水解成小分子后才能被肠壁细胞吸收。食物在消化道内主要进行物理性或化学性改造，以利营养素的吸收。食物的消化、吸收和食物残渣的排泄过程都是在消化系统内完成的。

正常成人每天摄入的食物和液体约 3 000g，每年平均进食量约 1 吨，一生中共有 60 吨左右的食物通过胃肠道。如果消化道不健康，机体对营养素的摄入将大受影响。因此了解消化系统的结构、功能以及消化系统的保健知识，对提高人体健康水平非常重要。

二、消化系统的结构与功能

消化系统包括口腔、咽、食管、胃、小肠、大肠等消化器官和牙齿、舌、唾液腺、肝、胆囊、胰腺等组织和附属腺体。正常成人整条消化管道从口腔到肛门长度 7.5～9m，与身高成正比。

（一）口腔和咽

口腔为消化道的起始部位，有吸吮、咀嚼、吞咽、辨味和初步消化食物等功能。通过咀嚼、辨味、吞咽等一系列活动构成进食的乐趣，促进食欲。食物在口腔内以机械性消化为主，即通过咀嚼磨碎食物。咀嚼是咀嚼肌群的有序收缩、牙的咬切和研磨、舌的搅拌，使食物与唾液混合成食物团的过程。经过咀嚼的食物便于吞咽，且利于化学性消化的进行。咀嚼不仅对食物进行机械加工，而且还能引起消化道下段胃腺、肠腺、胰腺、肝等消化腺的分泌活动和胃、肠道的蠕动，为食物的进一步消化作好准备。

唾液由唾液腺分泌，pH 约 6.8，其中含水 99.5%，其余为消化酶、黏蛋白和少量矿物质。唾液中的消化酶包括舌脂肪酶和唾液淀粉酶。唾液淀粉酶可水解淀粉和糖原，但在 pH4 以下该酶迅速失活。正常人每日分泌唾液 1.0～1.5L。唾液中的唾液淀粉酶能催化淀粉水解成麦芽糖，是口腔内唯一的化学性消化。由于食物在口腔停留的时间很短，因此唾液淀粉酶对淀粉的消化主要在胃中进行，直到胃液中的盐酸渗入食团内部，使唾液淀粉酶失活为止，大约持续 15～30 分钟。

咽是消化道与呼吸道的交叉部位，其下端前方通喉，后方通食管。食管为一肌性管道，食管下端穿过膈肌与胃的贲门相连接。

食物经咀嚼形成食团后由舌的翻卷被推入咽部，刺激了咽部的感觉神经末梢，引起咽部一系列肌肉反射性收缩：首先是软腭上升，咽壁向前突出，封闭了鼻腔和咽的通道；喉向上提，使会厌封闭咽与气管的通路，呼吸暂时停止，使食物不致误入气管；食管上口张开，食团立即从咽部被挤入食管。食团进入食管引起食管蠕动，将食团逐步送入胃内。食管长约 25cm，有 3 个狭窄处。食团通过食管约需 7 秒钟，食管对食团没有消化作用。

（二）胃

胃是消化道中一个袋状的膨大部分。新生儿的胃容积约 5～7mL，1 岁时可增至 300mL。成人的胃可容纳 3L 食物和水。胃壁含有胃腺，分泌胃液。胃液是一种透明、淡黄色液体，含盐酸 0.2%～0.5%，pH 约 1.0，胃液中水占 97%～99%，其余为黏蛋白、矿物质、胃蛋白酶、凝乳酶及胃脂肪酶。胃壁由三种细胞组成：

1. 主细胞　又称胃酶细胞，能分泌胃蛋白酶原。胃蛋白酶原没有活性，被盐酸激活后变成有活性的胃蛋白酶。胃蛋白酶能将蛋白质进行初步水解，生成脲、胨、肽和少量氨基酸。

2. 壁细胞　也叫盐酸细胞，能分泌盐酸（常称胃酸）。盐酸的作用包括：①激活胃蛋白酶原变成有活性的胃蛋白酶，并能为胃蛋白酶创造适宜的酸性环境；②杀死胃内的细菌，防御病菌侵袭；③盐酸进入小肠后可刺激胰液、胆汁和小肠液的分泌；④盐酸造成的酸性环境有利于小肠对铁和钙的吸收。因此胃内盐酸不足会影响营养素的消化吸收。壁细胞还能分泌一种称为“内因子”的物质，能促进维生素 B_{12} 的吸收。

3. 颈黏液细胞　能分泌黏液。正常情况下胃粘膜表面覆盖的一层黏液就是由颈黏液细胞分泌。黏液呈弱碱性，可中和盐酸，减弱胃蛋白酶对胃粘膜的作用，使胃粘膜免受盐酸和胃蛋白酶的损伤。同时黏液还具有润滑作用，可减少胃内容物对胃壁的机械损伤，对胃有保护作用。

婴儿的胃液中还含有凝乳酶，具有强烈的凝乳作用，能使酪蛋白凝固，对酪蛋白有一定的消化作用。

（三）小肠

小肠是食物消化吸收的主要部位。成人小肠长 5～6m，是消化道最长的一段。小肠上接幽门，下达盲肠。小肠可分为十二指肠、空肠和回肠三部分，各部分无明显界限。十二指肠位于上腹部，紧贴腹后壁，长约十二个手指的横径，呈C字形弯曲，包绕胰头。空肠和回肠迂回盘旋于腹腔中下部，借肠系膜固定于腹后壁。空肠长度约占全长的上2/5，回肠约占全长的下3/5。回肠末端开口于盲肠，其黏膜折叠成结肠瓣，有阻止盲肠内容物反流入回肠的作用。食糜在小肠中停留3～8小时，可与肠内各种消化液充分混合，并被充分消化和吸收。

小肠的消化液有三个来源：

1. 肠液　由小肠黏膜内小肠腺分泌，呈弱碱性。成人每日分泌1～3L。小肠液中含有多种消化酶，包括氨基肽酶、麦芽糖酶、α糊精酶、乳糖酶、蔗糖酶、海藻糖酶、磷酸酶、多核苷酸酶、核苷酶及磷脂酶。淀粉酶催化淀粉水解为麦芽糖；脂肪酶催化脂肪水解为甘油和脂肪酸；肽酶使多肽水解为氨基酸。

2. 胰液　是由胰腺分泌的一种水性碱性液体，正常人每日分泌1～2L。胰液水含量与唾液相当，pH7.5～8.0或更高。胰液中的主要无机离子有Na^{+}、K^{+}、HCO^{-}及Cl^{-}，另有少量的Ca^{2+}、Zn^{2+}、HPO^{2-}和$SO_4{}^{2-}$。胰液中含有大量碳酸氢钠，可中和胃酸，使肠内保持弱碱性，以维持肠内消化酶的活性。胰液含20～30g消化剂，其中含多种消化酶，主要有胰蛋白酶、糜蛋白酶、弹性蛋白酶、羧肽酶、胰淀粉酶、胰脂肪酶、胆固醇酯酶、核糖核酸酶、脱氧核糖酸酶及磷脂酶A_2。胰淀粉酶、胰脂肪酶和胰蛋白酶分别催化淀粉、脂肪和蛋白质水解成相应的产物。胰液经胰腺管流入十二指肠乳头。

3. 胆汁　是由肝细胞分泌的一种黏稠而带苦味的液体，肝胆汁的组成不同于胆囊胆汁，具体组成见表1-2。它通过胆总管流入十二指肠。胆总管由肝总管和胆囊管汇合而成，开口于十二指肠乳头。开口处有平滑肌环绕，成为胆道括约肌。在非消化期间，胆道口括约肌处于收缩状态，生成的胆汁经胆囊管流入胆囊内贮存，且因胆囊吸收水分而浓缩。消化食物时，胆囊收缩，胆道口括约肌舒张，胆汁流入十二指肠。

成人每日分泌胆汁0.8～1L。胆汁的主要成分为胆酸盐、胆色素等。胆色素是胆红素分解产物。胆酸盐对脂肪的消化和吸收起重要的作用：①胆盐能显著降低油与水相之间的表面张力，在肠道中这种特性可使脂肪乳化，变成脂肪微滴，增加与脂肪酶的接触面积，有利于脂肪的水解和吸收；②胆盐可激活胰脂肪酶，加速脂肪水解；③胆盐可与脂肪酸结合形成水溶性复合物，促进脂肪酸的吸收；④胆盐也可促进脂溶性维生素的吸收，增加脂肪酸及不溶于水的脂肪酸盐的溶解性。因此，肠道中胆盐的存在对消化过程的完成、脂肪以及脂溶性维生素的吸收都具有重要作用。当脂肪消化不良时，其他食物也很难消化，因为脂肪可覆盖在食物颗粒的表面，使酶很难发挥作用。食物进入大肠，肠道细菌发酵食物，产生气体。

除乳化作用外，胆汁的另一作用是中和来自胃的酸性食糜，使其适应肠道的消化。

表 1-2 肝胆汁和胆囊胆汁的组成（%）

成分	肝胆汁	胆囊胆汁
水	97.00	85.92
固体	2.52	14.08
胆汁酸	1.93	9.14
黏蛋白和色素	0.53	2.98
胆固醇	0.06	0.26
脂肪酸	0.14	0.32
无机盐	0.84	0.65
比重	1.01	1.04
pH	7.1～7.3	6.9～7.7

食物的消化吸收主要在小肠完成，小肠吸收营养物质的面积有 200～400m^2，食物在小肠内充分消化和吸收。胃只能吸收少量酒精和水分。

（四）大肠

大肠上接回肠，止于肛门，长约 1.5m。大肠的主要功能是吸收水分，把食物残渣形成粪便并排出体外。大肠可分为盲肠、升结肠、横结肠、降结肠、乙状结肠和直肠，盲肠连接阑尾。大肠表面有三条纵行的结肠带；各结肠带附近有许多大小不等的脂肪垂，各带间有由横沟隔成的囊状结肠带。

大肠壁结构与小肠不同，黏膜无绒毛及皱襞。大肠上皮有很多杯状细胞，肠腺亦较发达。杯状细胞和肠腺可分泌黏液，以润滑肠腔，保护肠黏膜。

食物经过小肠的充分消化吸收后，剩下的残渣进入大肠。大肠液中不含或仅含少量消化酶，因此没有明显的消化作用。大肠主要吸收食物残渣中残余的水分，每天重吸收水分约 3L，并暂时储存粪便。

由于大肠酸碱度和温度适宜，细菌可大量繁殖。大肠内细菌所含的酶能分解食物残渣和纤维素，分解糖类和脂肪产生乳酸、CO_2、甲烷、脂肪酸等；蛋白质分解产物包括硫化氢、胺和吲哚等有臭味和毒性物质。这些物质如被吸收需运至肝脏进行解毒后再排出体外，一些细菌还能利用大肠内容物合成维生素 B_{12} 和维生素 K，对补充机体营养素有一定生理意义。经细菌分解后食物残渣及其分解产物、肠黏膜分泌物和肠上皮细胞以及大量细菌构成粪便。此外，粪便中还包括肝脏排出的胆色素衍生物，这些物质决定粪便的颜色。粪便中的细菌占粪便总固体物质的 20%～30%。

大肠蠕动缓慢，与其暂时贮存粪便的机能相适应。通常从横结肠开始还有一种强烈的蠕动。这种蠕动速度快，移动距离远，把大肠内容物迅速推到降结肠或乙状结肠，甚至推至直肠，引起排便的感觉。这种蠕动每日 3～4 次，多发生于饭后。

排便是一种反射活动。当粪便进入直肠，对直肠壁的感受器产生压力刺激，通过传入神经传到低级排便中枢，并上达大脑皮层引起便意。如环境条件允许，则进行排便。养成定时排便的习惯对于维持正常消化功能非常重要。

若粪便在大肠中停留过久，水分被吸收而变得干硬，不易排出，这是产生便秘的原因。便秘者由于肠内气体不能及时排出体外，便产生胀气、腹痛等症状。

第三节
能量

能量过去称为热能或热量。人的生命活动无时无刻不需要能量供应。身体好比一架机器，每天都在不停地工作：维持心脏每分钟平均 70 次的跳动，使 4 000mL 血液日夜不停地循环往复，把血液中的养分运送至全身各处；维持肺脏每分钟 16 次气体交换，吸入氧气，呼出二氧化碳；维持消化器官的工作，把食物中营养素分解成能够吸收的状态；维持生命体内的多种化学反应，随时对器官组织进行修补更新；维持体温在 37℃；维持肌肉的收缩和舒张，进行各种劳动和锻炼；维持大脑的活动，进行各种思考判断。少年儿童还要合成大量的身体组织……这些活动，无一例外需要能量供应。如果得不到足够的能量，人体内各种营养素也很难发挥应有的作用。

人体所需的能量从哪里来？人体内的能量来源于食物。食物在体内通过生物氧化释放出能量，并借助高能磷酸化合物，主要是三磷酸腺苷（ATP）将能量以化学能的形式储存起来，后者是机体直接的能量来源。为了与工业上的能源有所区别，营养学上常常把“能量”称为“热能”。

食品中含能量的物质包括碳水化合物、脂肪和蛋白质三种，统称为产能营养素。三种产能营养素各有特点，其中以碳水化合物最为重要。

一、能量单位

多年来，营养学上能量的量度单位惯用卡（calorie）或千卡（kilo－calorie）表示。1 卡是 1 克水由 15℃上升至 16℃所吸收的热量，卡的 1 000 倍是千卡（kcal）。“卡”这个单位对于人类能量的消耗来说太小，故常用单位是千卡。目前国际法定能量单位是焦耳（Joule，J），1J 是 1kg 的物体以 1N 的力移动 1m 所消耗的能量，焦耳的 1 000 倍为千焦耳（kJ），1000 千焦耳称为兆焦耳（MJ）。卡和千卡均为非法定计量单位。

两种能量单位换算如下：

1kcal＝4.184kJ　　1kJ＝0.239kcal　　1MJ＝239kcal

营养学上有时仍习惯用千卡作能量单位。

二、产能营养素和能量系数

人体需要的能量主要来自食物中的碳水化合物、脂肪和蛋白质。这三种营养素在体内多种酶的催化作用下，经过一系列生物化学反应，逐步分解，释放出其中蕴藏的能量。因此，这三种营养素又称为产能营养素。

产能营养素在体内的氧化过程与体外燃烧有类似之处，但由于其终产物不同，以及体内消化吸收的影响，所以释放的能量不完全相同。

每克碳水化合物、脂肪、蛋白质在体内氧化产生的能量值称为能量系数（或热能系数）。食物中每克碳水化合物、脂肪和蛋白质在弹式热量计中完全氧化所产生的热量为：

碳水化合物　4.1kcal（17.15kJ）

脂肪　9.45kcal（39.54kJ）

蛋白质　5.65kcal（23.64kJ）

碳水化合物和脂肪在体内可以被完全氧化成 CO_2 和 H_2O，产生的热量与热量计所测的热量相等。蛋白质在体内不能完全氧化，其最终产物除了 CO_2 和 H_2O 外，还有尿素、肌酐、尿酸等含氮物质不能再进行分解而排出体外。在热量计中这些含氮物质完全氧化还可产生 5.44kJ（1.3kcal）热量，所以蛋白质在体内实际仅出生热量 23.64KJ－5.44KJ＝18.2kJ（4.35kcal）。由于食物在消化过程中不能完全被消化吸收，通常碳水化合物的消化率为 98%，脂肪 95%，蛋白质 92%，故这三种营养素在体内氧化实际产生的能量（能量系数）应为：

碳水化合物　17.15kJ×98%＝16.84kJ（4kcal）

脂肪　39.54kJ×95%＝37.56kJ（9kcal）

蛋白质　（23.64kJ－5.44kJ）×92%＝16.74kJ（4kcal）

以植物性食物为主的膳食结构，其消化吸收率低于上述估计值，则能量系数下降，尤其是蛋白质。

三、人体的能量消耗

人体的能量消耗包括基础代谢、体力活动和食物特殊动力作用三个方面。对于孕妇和乳母，还包括组织储存和哺乳所需能量；对于婴幼儿和儿童，则包括生长发育所需能量。

（一）基础代谢及其影响因素

1. 基础代谢（basal metabolism）基础代谢是维持人体基本生命活动的能量。即在无任何体力活动和紧张思维活动、全身肌肉松弛、消化系统处于静止状态的情况下，用以维持体温和人体必要的生理功能（呼吸、循环、排泄、腺体分泌、神经活动和肌肉的紧张度等）所需的能量。基础代谢的测定应在清晨、空腹、静卧及清醒状态下进行，室温保持在18℃～25℃。

研究结果表明，人体基础代谢的高低虽与体重有关，但并不成比例关系，而与体表面积成正比。所以，单位时间内人体单位体表面积所消耗的基础代谢能被称为基础代谢率（basal metabolic rate，BMR）。人体BMR见表1-3。

表1-3 人体基础代谢率

年龄（岁）	男		女		年龄（岁）	男		女	
	kJ/（m^2·h）	kcal/（m^2·h）	kJ/（m^2·h）	kcal/（m^2·h）		kJ/（m^2·h）	kcal/（m^2·h）	kJ/（m^2·h）	kcal/（m^2·h）
1	221.75	53.0	221.75	53.0	30	153.9	36.8	146.86	35.1
5	206.27	49.3	202.51	48.4	35	152.72	36.5	146.44	35.0
10	184.51	44.1	177.40	42.4	40	151.88	36.3	146.02	34.9
15	174.69	41.8	158.57	37.9	50	149.79	35.8	141.84	33.9
20	161.50	38.6	147.70	35.3	60	146.02	34.9	136.82	32.7
25	156.90	37.5	147.28	35.2	70	138.07	33.0	132.63	31.7

2. 基础代谢的能量消耗的计算 如何确定人体一日基础代谢的能量消耗（basic energy expenditure，BEE）？

（1）BEE＝基础代谢率×24h×体表面积。

体表面积可以查表，也可以按以下公式计算：

体表面积：男（m^2）＝0.00607×身高（cm）＋0.0127×体重（kg）－0.0698（赵松山，1984）

女（m^2）＝0.00586×身高（cm）＋0.0126×体重（kg）－0.0461

或体表面积（m^2）＝0.00659×身高（cm）＋0.0126×体重（kg）－0.1603

举例：计算一名30岁体重69kg，身高175cm男子的24小时BEE。

按上公式计算体表面积为1.75m^2，该年龄男性BMR为36.8kcal/m^2/h（154.0kJ/m^2/h），24小时的BEE＝36.8×1.75×24＝1546kcal（6468.5kJ）

（2）按Harris和Benedict公式计算BEE：

男BEE＝66＋13.7×体重（kg）＋5.0×身高（cm）－6.8×年龄（岁）

女BEE＝65.5＋9.5×体重（kg）＋1.8×身高（cm）－4.7×年龄（岁）

（3）利用简化公式计算BEE：

男BEE＝1kal（4.18kJ）×体重（kg）×24（h）

女BEE＝0.95kal（3.97kJ）×体重（kg）×24（h）

（4）WHO建议的计算方法：

WHO于1985年推荐使用公式计算一天的BEE（表1-4）。

表 1-4 WHO 建议的计算基础代谢公式

年龄（岁）	公式（男）	公式（女）
0～3	（60.9×W）－54	（61.0×W）－51
3～10	（22.7×W）＋495	（22.5×W）＋499
10～18	（17.5×W）＋651	（12.2×W）＋746
18～30	（15.3×W）＋679	（14.7×W）＋496
30～60	（11.6×W）＋879	（8.7×W）＋829
＞60	（13.5×W）＋487	（10.5×W）＋596

注：W 为体重（kg）

由于基础代谢率的测定比较困难，WHO 于 1985 年提出用静息代谢率（resting metabolic rate，RMR）代替 BMR。RMR 是测定维持人体正常功能和体内稳态，再加交感神经系统活动所消耗的能量。测定过程要求全身处于休息状态，禁食仅需 4 小时，此时仍处于正常的消化活动，这种状态比较接近人的休息状态。因此，RMR 的值略高于 BMR，但两者差别很小。目前用 RMR 更为普遍。

3. 基础代谢的影响因素

（1）体表面积与体型：基础代谢随体表面积增大而增加。体表面积大者向外环境散热较快，基础代谢亦较强。同体重瘦高的人较矮胖的人体表面积相对较大，其基础代谢亦较高。另一原因是，肥胖者的脂肪较多，瘦体质（lean body mass）较少，而脂肪组织在代谢中耗能低于瘦体质。

（2）年龄：婴幼儿生长发育快，基础代谢高，随年龄增长基础代谢逐渐下降。成年以后基础代谢率每 10 年约降低 2%。故成人基础代谢比儿童低，老年人又低于成年人。

（3）性别：女性基础代谢比男性约低 5%～10%，即使在相同身高体重的情况下亦是如此。因为女性的瘦体质相对低于男性。妇女孕期基础代谢率有所增加，这与胎盘、子宫和胎儿发育及呼吸、心跳增加有关。

（4）内分泌因素：许多内分泌激素都可对细胞代谢起调节作用，如甲状腺激素、肾上腺素等。

（5）气温：一般温带居民比寒带和热带同类居民的基础代谢率低。

（6）其他因素：尼古丁和咖啡因可以刺激基础代谢水平升高。另外，在禁食、饥饿或少食时基础代谢水平也相应降低。

（二）体力活动

人除了睡眠外，要进行各种活动或劳动，通常情况下，各种体力活动所消耗的能量约占人体总能量消耗的 15%～30%。这是人体能量消耗变化最大，也是人体控制能量消耗、保持能量平衡维持健康最重要的部分。如一位男性上班时在办公室只是看看文件，谈谈工作，下班后在家也很少活动，每天大约只消耗 2 000kcal（84MJ）能量；而一名男性伐木工人或采石工人一天可消耗 4 000cal（16.7MJ）能量。体力活动一般分为职业活动、社会活动、家务活动和休闲活动等，其中以职业活动消耗的能量差异最大。

体力活动所消耗能量的多少与以下因素有关：

（1）肌肉越发达者，活动时消耗能量越多；

（2）体重越重者，做相同运动所消耗的能量越多；

（3）活动时间越长、强度越大，消耗能量越多；

（4）劳动熟练程度越高，消耗能量越少。

目前应用 BMR 乘以体力活动水平（physical activity level，PAL）来计算人体能量消耗量或需要量。中国营养学会建议我国人民的活动强度可由 5 级调整为 3 级。劳动强度的划分等级的标准见表 1-5。

表 1-5 劳动强度的划分

活动强度	职业工作时间分配	工作内容举例	PAL	
			男	女
轻	75%时间坐或站立 25%时间站着活动	办公室工作、修理电器钟表、售货员、酒店服务员、化学实验操作、讲课等	1.55	1.56
中	25%时间坐或站立 75%时间特殊职业活动	学生日常活动、机动车驾驶、电工安装、车床操作、金工切割等	1.78	1.64
重	40%时间坐或站立 60%时间特殊职业活动	非机械化农业劳动、炼钢、舞蹈、体育运动、装卸、采矿等	2.10	1.82

PAL=一项活动每分钟能量消耗量/每分钟基础代谢的能量消耗量

（三）食物特殊动力作用

食物特殊动力作用（specific dynamic action），现称食物热效应（thermic effect of food，TEF）。人体在摄食过程中，由于要对食物中营养素进行消化、吸收、代谢转运等，需要额外消耗能量，同时引起体温升高和散发热量。这种因摄食引起的额外的能量消耗称食物热效应或食物特殊动力作用。食物热效应在进食后 2h 左右达到高峰，3～4h 后恢复正常。

不同产能营养素其食物热效应各有差异，碳水化合物的热效应相当于其本身产生能量的 5%～6%，脂肪为 4%～5%，蛋白质可达 30%。食物热效应与食物成分、进食量和进食频率有关。一般来说，含蛋白质丰富的食物最高，其次是富含碳水化合物的食物，最后才是富含脂肪的食物。混合性食物热效应应占其基础代谢能量的 10%。吃得越多，能量消耗也越多；进食快者比进食慢者食物热效应高。

（四）生长发育

婴幼儿、儿童、青少年的生长发育需要能量，主要包括机体生长发育中形成新组织所需要的能量，以及新组织进行新陈代谢所需要的能量。婴儿每增加 1g 体重约需 5kcal

(20.9kJ)。孕妇的子宫、乳房、胎盘、胎儿的生长发育及体脂储备均需要能量，乳母合成和分泌乳汁也需要额外补充能量。也可包括长期患病引起机体大量消耗后，处于正在康复期的个体。

表 1-6 中国居民膳食能量需要量（EER）

年龄	身体活动水平（轻）		身体活动水平（中）		身体活动水平（重）	
	男	女	男	女	男	女
	MJ/d（kcal/d）	MJ/d（kcal/d）	MJ/d（kcal/d）	MJ/d（kcal/d）	MJ/d（kcal/d）	MJ/d（kcal/d）
0～	—	—	0.38MJ/(kg·d)	90kcal/(kg·d)	—	—
0.5～	—	—	0.33 MJ/(kg·d)	80kcal/(kg·d)	—	—
1～	—	—	3.77（900）	3.35（800）	—	—
2～	—	—	4.60（1 100）	4.18（1 000）	—	—
3～	—	—	5.23（1 250）	5.02（1 200）	—	—
4～	—	—	5.44（1 300）	5.23（1 250）	—	—
5～	—	—	5.86（1 400）	5.40（1 300）	—	—
6～	5.86（1 400）	5.23（1 250）	6.69（1 600）	6.07（1 450）	7.53（1 800）	6.90（1 650）
7～	6.28（1 500）	5.65（1 350）	7.11（1 700）	6.49（1 550）	7.95（1 900）	7.32（1 750）
8～	6.90（1 650）	6.07（1 450）	7.74（1 850）	7.11（1 700）	8.79（2 100）	7.95（1 900）
9～	7.32（1 750）	6.49（1 550）	8.37（2 000）	7.53（1 800）	9.41（2 250）	8.37（2 000）
10～	7.53（1 800）	6.90（1 650）	8.58（2 050）	7.95（1 900）	9.62（2 300）	9.00（2 150）
11～	10.04（2 050）	9.20（1 800）	9.83（2 350）	8.58（2 050）	10.88（2 600）	9.62（2 300）
14～	12.13（2 500）	9.62（2 000）	11.92（2 850）	9.62（2 300）	13.39（3 200）	10.67（2 550）
18～	9.41（2 250）	7.53（1 800）	10.88（2 600）	8.79（2 100）	12.95（3 000）	10.04（2 400）
50～	8.79（2 100）	7.32（1 750）	10.25（2 450）	8.58（2 050）	11.72（2 800）	9.83（2 350）
65～	8.58（2 050）	7.11（1 700）	9.83（2 350）	8.16（1 950）	—	—
80～	7.95（1 900）	6.28（1 500）	9.20（2 200）	7.32（1 750）	—	—
孕妇（早）	—	+0	—	+0	—	+0
孕妇（中）	—	+1.26（300）	—	+1.26（300）	—	+1.26（300）
孕妇（晚）	—	+1.88（450）	—	+1.88（450）	—	+1.88（450）
乳母	—	+2.09（500）	—	+2.09（500）	—	+2.09（500）

－ 未制定参考值　＋ 在同龄人群参考值基础上额外增加值

（五）影响能量消耗的其他因素

精神紧张及应激状态可使人的能量消耗增加，在较高应激（stress）状态时，基础代谢可提高 25%。

寒冷可使能量消耗增加 2%～5%，高温条件下（30℃～40℃）能量消耗也增加，从

30℃到40℃，每升高1℃约增加0.5%的能量消耗。但在热带已适应者，其基础代谢比在寒带还低。

四、能量的参考摄入量和食物来源

人体所需能量来自碳水化合物、脂肪和蛋白质。这三种产能的物质普遍存在于各类食物中。动物性食物含有较多的脂肪和蛋白质；植物性食物中的油料作物含有丰富的脂肪；谷类则以碳水化合物为主；大豆除富含脂肪外，还含有丰富的蛋白质；坚果，如花生、核桃等与大豆近似；蔬菜和水果中含能量很少。根据我国的经济状况、饮食习惯和膳食与健康调查资料，建议碳水化合物供能占总能量的50%～65%，脂肪占20%～30%，蛋白质占10%～15%。

第四节
蛋白质

蛋白质（protein）一词来源于希腊语的“proteios”，意思是“第一”或“最重要的”。一切生命的产生、生存和死亡都与蛋白质有关。蛋白质是一切细胞组织的物质基础。没有蛋白质，就没有生命。恩格斯曾精辟地总结生命与蛋白质之间的关系：“生命是蛋白质的存在方式”，足可见蛋白质对生命的重要意义。

一、蛋白质的组成

蛋白质是一类化学结构非常复杂的有机化合物，基本成分是碳、氢、氧、氮四种元素。有的蛋白质还含有硫、磷、铁、碘等其他元素。与碳水化合物和脂肪相比，蛋白质元素组成的最大特点是含氮。脂肪和碳水化合物在体内可以互相转化，而含氮的蛋白质必须直接从食物摄取。尽管不同蛋白质的分子大小可相差几千倍，但它们的氮含量却比较恒定，约为16%。用化学方法测出食物的含氮量，再乘6.25（100÷16=6.25），便可以得到该食物的蛋白质含量。这在实际工作中非常有用，因为直接测定食物的蛋白质含量是很困难的。

二、必需氨基酸和非必需氨基酸

组成蛋白质的基本单位是氨基酸。在人体和自然界中，常见的氨基酸有20种，以不同的数量和不同的排列顺序连接构成种类繁多、千差万别的蛋白质。它们不仅化学结构不同，生理功能也各不相同。

人体对蛋白质的需要，实际上是对氨基酸的需要。食物中的蛋白质，只有经过胃肠道的消化，分解成氨基酸后，才能被吸收。人体只有在获得各种氨基酸后，才能合成自身特有的蛋白质。

（一）必需氨基酸和非必需氨基酸

从营养角度，20 种氨基酸可分为两大类——必需氨基酸和非必需氨基酸。

1. 必需氨基酸（essential amino acid，EAA） 必需氨基酸是一些人体自身不能合成或合成速度不能满足人体需要，必须从食物中获取的氨基酸。这一类氨基酸对成人来说有 8 种，即赖氨酸、蛋氨酸、亮氨酸、异亮氨酸、苏氨酸、缬氨酸、色氨酸和苯丙氨酸。对于婴儿来说，组氨酸也是必需氨基酸。

2. 非必需氨基酸 非必需氨基酸的种类较多，包括丙氨酸、精氨酸、天门冬氨酸、胱氨酸、脯氨酸、酪氨酸等。“非必需”并非人体不需要这些氨基酸，而是人体可以通过自身合成或从其他氨基酸的转化而获得，不一定非从食物摄取不可。有些非必需氨基酸的摄入量，还可影响必需氨基酸的需要量，如当膳食中半胱氨酸和酪氨酸充裕时，可分别节省对蛋氨酸和苯丙氨酸的需要。因此，半胱氨酸和酪氨酸属于半必需氨基酸或条件必需氨基酸。

表 1-7 氨基酸分类

必需氨基酸	半必需氨基酸	非必需氨基酸
缬氨酸 亮氨酸 异亮氨酸 赖氨酸 蛋氨酸 苏氨酸 苯丙氨酸 色氨酸 组氨酸（婴幼儿必需）	半胱氨酸 酪氨酸	甘氨酸 丙氨酸 丝氨酸 天门冬氨酸 天冬酰胺 谷氨酸 谷氨酰胺 精氨酸 脯氨酸

（二）必需氨基酸的需要量

人体需要蛋白质实际上是需要氨基酸，尤其是必需氨基酸。人体对蛋白质和必需氨基酸的需要量（按 kg 体重计算），随年龄增长而减少，必需氨基酸的下降更明显。

表 1-8 WHO 推荐膳食中氨基酸需要量及比值［mg/（kg·d）］

氨基酸	婴儿		10～12 岁		成人	
	需要量	比值	需要量	比值	需要量	比值
异亮氨酸	70	5.1	30	7.5	10	2.8
亮氨酸	161	9.5	45	11.3	14	4.0

续表

氨基酸	婴儿		10～12 岁		成人	
	需要量	比值	需要量	比值	需要量	比值
赖氨酸	103	6.0	60	15.0	12	3.4
蛋氨酸	58	3.4	27	6.8	13	3.7
苯丙氨酸	125	7.4	27	6.8	14	4.0
苏氨酸	87	5.1	35	8.8	7	2.0
色氨酸	17	1.0	4	1.0	3.5	1.0
缬氨酸	93	5.5	33	8.3	10	2.8
组氨酸	28	1.6				

WHO，1973

（三）氨基酸模式和限制氨基酸

机体在蛋白质代谢过程中，一般以含量最少的一种氨基酸为基点，按比例地利用其他各种氨基酸来合成组织蛋白质。因此，膳食蛋白质中某一种氨基酸过多或过少都会影响其他氨基酸的利用。为满足蛋白质合成的需要，一方面要满足人体对必需氨基酸的需要，另一方面还要注意各种必需氨基酸之间的构成比例。膳食蛋白质中必需氨基酸既要在数量上满足机体的需要，又要在相互比例上符合机体的要求。

所谓氨基酸模式（amino acid pattern），是指某种蛋白质中各种必需氨基酸的构成比例。其计算方法是将该种蛋白质中的色氨酸含量设定为1，分别计算出其他必需氨基酸的相应比值，这一系列比值就是该蛋白质的氨基酸模式。食物蛋白质氨基酸模式与人体蛋白质越接近，必需氨基酸被机体利用的程度越高，食物蛋白质的营养价值也越高。

绝大多数动物蛋白质和大豆蛋白质的必需氨基酸种类齐全，含量及模式与人体蛋白质较为接近，通常将它们称为优质蛋白质，又称完全蛋白质。鸡蛋蛋白质与人体蛋白质氨基酸模式最接近，在实验中常以它作为参考蛋白质（reference protein）。

食物蛋白质中一种或几种必需氨基酸相对含量较低，导致其他必需氨基酸在体内不能被充分利用而浪费，造成其蛋白质营养价值降低，蛋白质中这些含量相对较低、与理想氨基酸模式相比最为不足的必需氨基酸称限制氨基酸（limiting amino acid）。其中含量最低的称第一限制氨基酸，余以此类推。正是这些限制氨基酸严重影响机体对蛋白质的利用，降低蛋白质的质量。植物性蛋白质往往相对缺乏赖氨酸、蛋氨酸、苏氨酸、色氨酸等必需氨基酸，所以营养价值相对较低。如大米和面粉蛋白质中赖氨酸含量较少。

为了提高植物性蛋白质的营养价值，往往将两种或两种以上食物混合食用，而达到以多补少的目的，提高膳食蛋白质的营养价值。多种富含蛋白质的食物混合食用，食物中相对不足的必需氨基酸可互相取长补短，使其接近理想氨基酸模式，从而提高食物的营养价值叫蛋白质互补作用（complementary action of protein）。如将大豆制品和米面同时食用，大豆蛋白质可弥补米面蛋白质中赖氨酸的不足，米面也可在一定程度上补充大豆蛋白质中蛋氨酸的不足，起到互补作用。

三、蛋白质的分类

蛋白质可按照其营养价值分为三类：完全蛋白质、半完全蛋白质和不完全蛋白质。

（一）完全蛋白质

完全蛋白质所含必需氨基酸种类齐全、数量充足、比例适当。人体对这类蛋白质的利用率高，不但可以维持成人的健康，还可促进儿童的生长发育。这类蛋白质也称为优质蛋白质，包括奶、蛋、鱼、肉中的蛋白质和大豆蛋白质。

（二）半完全蛋白质

半完全蛋白质所含必需氨基酸虽然种类齐全，但其中某些氨基酸的数量与人体所需的数量有一定差距。这类蛋白质可以维持生命，但不能促进生长发育，因而被称为半完全蛋白质。半完全蛋白质中，数量相对不足的氨基酸，即为限制氨基酸。小麦中的麦胶蛋白便属于半完全蛋白质，其中的限制氨基酸是赖氨酸。

（三）不完全蛋白质

不完全蛋白质虽然可提供部分氨基酸，但所含的必需氨基酸种类不全，既不能促进生长发育，也不能维持生命。玉米中的胶蛋白和肉皮中的明胶蛋白便属于此类。

四、蛋白质的消化与吸收

蛋白质的消化首先在胃内开始，胃液中的胃蛋白酶可催化蛋白质水解生成际、胨。胨进入小肠内，在胰液和肠液中的蛋白酶作用下，逐步水解成肽，最后水解成氨基酸。

氨基酸在小肠上部黏膜细胞吸收。黏膜细胞表面有一种载体，这种载体在黏膜上皮细胞外表面与氨基酸结合，然后穿过细胞膜到达细胞表面，把氨基酸释放到细胞内，载体又重新回到外表面进行另一个氨基酸运转。氨基酸与载体结合或分离均需要特异的酶来催化，转运过程需要消耗能量。这种转运过程称为主动转运或主动吸收。被吸收的氨基酸经门静脉进入肝脏，再经血液循环输送到身体各组织。

氨基酸通过小肠黏膜细胞是由三种主动运输系统来进行，分别转运中性、酸性和碱性氨基酸。具有相似结构的氨基酸在使用同一种转运系统时相互之间具有竞争机制，竞争的结果使含量高的氨基酸吸收较多，从而保证肠道能按比例吸收食物中的氨基酸。如果膳食中某一种氨基酸过多，会造成使用同一种转运系统的其他氨基酸吸收减少。如亮氨酸、异亮氨酸和缬氨酸有共同的转运系统，若食物中亮氨酸过多，异亮氨酸和缬氨酸吸收就会减少，从而造成食物蛋白质的营养价值的下降。例如高粱、玉米中过多的亮氨酸可影响结构相似的异亮氨酸的利用，从而影响食物蛋白质的营养价值。氨基酸的平衡问题在对食物进行营养强化时尤为重要。

五、蛋白质的生理功能

（一）构成机体组织

蛋白质是组织细胞的重要组成部分，成年人体内平均蛋白质含量约为18%，仅次于水，其中一半分布在肌肉，1/5在骨骼和软骨，1/10在皮肤内，其余分布在其他组织和体液中。从表1-9中可见，除脂肪和骨骼外，其他组织的蛋白质含量，比碳水化合物和脂类都多，是构成各种组织的主要有机成分。在三大营养素中，蛋白质是人体组织氮的主要来源，还具有更为重要的生理意义，碳水化合物和脂肪都不可替代。细胞是蛋白质、脂肪、碳水化合物共同组成的胶体系统，如果长期缺乏蛋白质，胶体系统会被破坏，细胞受损，甚至死亡。总之，蛋白质是人体不可缺少的成分。

表1-9 成年人体化学组成成分（%）

器官组织	占体重%	水	蛋白质	脂类	糖类	矿物质
肌肉	40	70	22	7	微量	1.0
骨骼	18	23	20	25	微量	26.0
血液	8	79	20	<1	微量	微量
皮肤	6	57	27	14	微量	0.6
神经	3	75	12	12	微量	微量
肝	2.5	71	22	3	变动	1.4
心	0.5	63	17	16	微量	0.6
脂肪	11	23	6	72	微量	微量
完整人体	100	59	18	18	微量	4

（二）调节生理功能

1. 促进体内各种生理生化过程的进行　体内所有合成和分解代谢都有赖于酶促反应和激素的调节作用，而酶和许多激素的本质就是蛋白质或多肽，例如：调节血糖的胰岛素是一种蛋白质，能促进葡萄糖变为糖原，使血糖浓度下降；调节磷、钙代谢的甲状旁腺素也是一种蛋白质；肾上腺素则是一种氨基酸的衍生物，能促进糖原分解，使血糖浓度上升。这些激素均是维持机体正常代谢不可缺少的物质。

2. 保证机体运动　骨骼肌中的肌球蛋白，在供能条件下收缩，进而引起肌肉收缩。肌球蛋白收缩是人体一切运动的基础。

3. 承担气体运输　人体细胞内的物质代谢需要不断地消耗氧气和排出二氧化碳，这些气体的运输主要依赖于血液红细胞中的血红蛋白，一旦气体运输受阻，代谢无法进行，生命即告停止。

4. 增强抗病能力　人体受到外界异体蛋白（免疫学称为抗原）侵袭时，体内能产生一种新的蛋白质（免疫学称为抗体），抗体能和抗原发生特异反应，如沉淀反应等，以消除异体蛋白的危害，这种过程称为免疫反应。抗体对防御疾病和外界病源的侵袭起着重要作用。故蛋白质营养状况对机体抗病能力有重要的影响。

5. 维持体液平衡　正常人血浆与组织液间的水分不停地进行交换，保持动态平衡，有赖于血液中溶解的离子和分子浓度以及血浆中蛋白质的浓度。

6. 维持血液酸碱平衡　血液有完善的缓冲系统，血液中的蛋白质，特别是红细胞中的血红蛋白在血液的有机缓冲系统中起重要作用。

7. 维持正常渗透压　人体内存在各种体液，如胸腔、腹腔、骨关节内存在的体液以及细胞内、外液和血液等。各种体液含有一定数量的蛋白质，可控制体液在细胞内的流动，控制水分的进出以及其他物质的移动，维持正常的渗透压。

8. 保持组织硬度和弹性　各种组织细胞所含的蛋白质都具有独特的功能。上皮组织蛋白质坚硬和具有不溶解性，从而保持人体表面的正常形态，防御和促进伤口愈合，毛发、蹄角也具有保护功能。肌肉蛋白质具有弹性，使含水量75%以上的肌肉组织能维持一定的硬度。蛋白质保持血管壁的弹性，对维持血压恒定起着重要的作用。

（三）提供能量

虽然蛋白质的主要功能不是供能，但是如果碳水化合物、脂肪供能不足、摄入蛋白质过多或摄入蛋白质的氨基酸组成和比例不符合人体需要，氨基酸就会被氧化而释放能量。此外，体内蛋白质在新陈代谢过程中，有一部分陈旧破损的组织细胞的蛋白质在分解过程中也将释放能量。1g蛋白质在体内通过生物氧化释放16.8kJ（4.0kcal）的能量。

六、食物蛋白质的营养价值评定

评价一种食物蛋白质的营养价值，一方面要从“量”的角度，即食物中含蛋白质量的多少，另一方面则要从“质”的角度，即蛋白质被机体吸收利用的程度来考虑。营养学上主要从食物蛋白质的含量、被消化吸收的程度和被人体利用程度三个方面来进行全面评价。

（一）蛋白质的含量

蛋白质含量是蛋白质营养价值的基础，尽管蛋白质的含量多少不能决定一种食物蛋白质营养价值的高低，但是具体评价时却不能脱离含量，单纯考虑质量，因为即使蛋白质营养价值很高，但含量太低也不能满足机体需要。一般来说，大豆、肉类、坚果、蛋、奶中蛋白质含量较高，蔬菜、水果中含量很低，谷类食物居中。

由于动植物组织中的含氮物质以蛋白质为主，所以可分析食物的含氮量，粗略计算食物中蛋白质含量。

食物蛋白质含量（g）＝食物含氮量（g）÷16%＝食物含氮量（g）×6.25

表 1-10 **部分食物的蛋白质含量**（g/100g **可食部**）

食物	含量	食物	含量	食物	含量
牛奶（平均）	3.0	稻米（平均）	7.4	马铃薯	2.0
鸡蛋（平均）	13.3	小米	9.0	油菜	1.8
猪肉（瘦）	20.3	小麦粉（标准粉）	11.2	大白菜	1.5
牛肉（瘦）	20.2	玉米（鲜）	4.0	甘薯（白心）	1.4
羊肉（瘦）	20.5	黄豆	35.0	菠菜	2.6
鱼	15.0～22.0	豆腐干（平均）	16.2	花生仁（生）	24.8

中国食物成分表 2002

（二）蛋白质的消化率（digestibility）

蛋白质消化率是指食物蛋白质被消化酶水解的程度。蛋白质消化率越高，被机体吸收利用的可能性越大，其营养价值越高。

食物中蛋白质的消化率可以用食物中被消化吸收的氮量与该食物中含氮量的比值来表示：

$$\text{蛋白质消化率（\%）}=\frac{\text{食物中被消化吸收的氮量}}{\text{食物氮}}\times 100$$

但食物中被消化吸收的氮量无法直接测定，而未被消化吸收的食物残渣的含氮量却能从消化道的排出物中测出。粪便中的氮除了食物中未被消化吸收的氮外，一部分氮来自肠液、脱落的黏膜细胞和死亡的肠道微生物，称为粪内源性代谢氮。这部分氮并非来自未被消化吸收的食物蛋白质，故不能计入蛋白质中未被消化吸收的氮量，所以上式可改写为：

$$\text{蛋白质真消化率（\%）}=\frac{\text{食物氮－（粪氮－粪代谢氮）}}{\text{食物氮}}\times 100$$

但肠道代谢废物的绝对数量难以估计，如果将其略去不计，则称为表观消化率：

$$\text{蛋白质表观消化率（\%）}=\frac{\text{食物氮－粪氮}}{\text{食物氮}}\times 100$$

由于表观消化率比真消化率低，所以对蛋白质的营养价值估计可能偏低，具有较大的安全性。为简便起见，一般多测定蛋白质的表观消化率。

影响蛋白质消化率的因素很多。在植物性食物中，由于蛋白质被纤维素所包裹，与消化酶接触程度较差，因此其消化率通常比动物性食物蛋白质低。如果植物性食物经过加工烹调，把纤维素破坏、软化或去除，则可提高其蛋白质消化率。如大豆整粒食用时，其蛋白质消化率仅为 65%；制成豆浆后，其消化率可达 85%；加工成豆腐，其蛋白质消化率可提高至 91%～96%。在一般烹调的情况下，动物性食物（如奶、蛋、肉类）的蛋白质消化率可达 90%以上，而植物性食物（如米、面）的蛋白质消化率只有 80%左右。

一般温度的加热，可使食物中的蛋白质的结构发生改变，有利于消化，但加热温度过高或加热时间过长，不仅会使蛋白质的消化率下降，而且一部分氨基酸会被破坏。

表 1-11 几种食物的蛋白质消化率（%）

食物	真消化率	食物	真消化率	食物	真消化率
鸡蛋	97	大米	87	大豆粉	86
牛奶	95	面粉（精制）	96	菜豆	78
肉、鱼	94	燕麦	86	花生酱	95
玉米	85	小米	79	中国混合膳	96

WHO Technical Report Series，2007

（三）蛋白质利用率

衡量蛋白质利用率的指标很多，分别从不同角度反映蛋白质被机体利用的程度。下面介绍几种常用指标。

1. 生物价（biological value，BV）蛋白质生物价是反映食物蛋白质消化吸收后被机体利用程度的指标，用被机体利用的蛋白质量与被消化吸收的蛋白质量的 100 倍来表示。生物价越高表明其被机体利用程度越高，最大值为 100。计算公式如下：

$$生物价=\frac{食物氮在体内储留量}{食物氮在体内吸收量}\times 100$$

$$吸收氮=食物氮-（粪氮-粪代谢氮）$$

$$储留氮=吸收氮-（尿氮-尿内源性氮）$$

尿氮和尿内源性氮的检测原理和方法与粪氮、粪代谢氮相同。

2. 蛋白质功效比值（protein efficiency ratio，PER）蛋白质功效比值是指正在生长发育中的幼龄动物每摄入 1g 蛋白质后体重增加的克数。它反映蛋白质在体内被同化的程度。

$$PER=\frac{动物体重增加（g）}{摄入食物蛋白质（g）}$$

表 1-12 几种常用食物蛋白质的生物价

食物	生物价	食物	生物价	食物	生物价
大米	77	玉米	60	鱼	83
小麦	67	大豆	54	虾	77
大麦	64	蚕豆	58	猪肉	74
高粱	56	绿豆	58	牛肉	76
小米	57	花生	59	鸡蛋	94
甘薯	72	扁豆	72	牛奶	85
白菜	76	马铃薯	67		

通常采用刚断乳的健康雄性大鼠，用被测蛋白质作为唯一蛋白质来源，占饲料的10%定量喂饲28天，称重并求出体重增值。在蛋白质摄入量相等的情况下，幼鼠体重增加值较大者，该食物蛋白质的功效比值较高。由于所测蛋白质主要被用来提供生长需要，所以该指标被广泛作为对婴幼儿食品蛋白质的评价指标。

3. 氨基酸评分（amino acid score，AAS） 必需氨基酸只能由食物蛋白质供给，如果食物蛋白质的必需氨基酸缺乏，将直接影响人体蛋白质的合成，从而影响机体生长发育和正常生理机能，因此必需氨基酸的含量是蛋白质营养价值的重要指标。

不同食物的蛋白质所含必需氨基酸的种类和数量各不相同，营养价值也高低有别，为了便于评定食物蛋白质的营养价值，通常把人乳或鸡蛋的蛋白质作为参考蛋白质（理想蛋白质），以其所含的必需氨基酸构成比作为基准。在评定一种蛋白质的营养价值时，可将其各种必需氨基酸的含量逐一与参与蛋白质的必需氨基酸构成比例相比较，这种方法称为氨基酸评分，其计算公式为：

$$AAS=\frac{\text{每克待测蛋白质中某种必需氨基酸含量（mg）}}{\text{每克参考蛋白质中该必需氨基酸含量（mg）}}$$

从理论上说，评定一种食物蛋白质的营养价值时，应根据8种必需氨基酸的构成比例逐一评分，然后综合评价。实际上目前只采用对赖氨酸、蛋氨酸或色氨酸中的其中一种的构成比例评分即可。在氨基酸评分方法中，只要评定出主要限制性氨基酸的分数，就可以评定食物蛋白质的营养价值。如果AAS越接近100，该食物蛋白质的营养价值就越高。这种评分方法目前国际上已较多采用。

表1-13 几种食物蛋白质的氨基酸评分

食物	AAS	食物	AAS	食物	AAS
鸡蛋	100	花生	65	稻米	67
人乳	100	大豆	72	小米	63
牛奶	95	玉米	49	全麦	53

七、蛋白质的参考摄入量与食物来源

蛋白质在体内的储存量甚微，营养充分时可储存约1%。而体内的蛋白质每天有3%要更新，其中部分来自体内蛋白质分解后重新合成，因此，每天必须供给适量的蛋白质，才能满足机体需要。供给量不足，会造成蛋白质缺乏；供给过多，则经肝脏分解为尿素等代谢产物后排出，既浪费蛋白质，又增加肝脏和肾脏的负担，对人体不利。蛋白质供给量必须满足机体的氮平衡，主要受两方面因素影响：一是人体生理状况，如儿童、孕妇、乳母、伤病康复和重体力劳动等使机体需要量增加。二是蛋白质质量，摄入生物价高的蛋白质时，需要量少；反之需要较多，如婴儿用母乳喂养时蛋白质供给量为2g/kg

体重，混合喂养时为4g/kg体重。蛋白质需要量还与能量有关，当能量摄入不足时，机体对蛋白质的需要量增加。如果蛋白质主要来自蛋、奶等食品，供给量约为每日0.75g/kg体重。我国膳食以植物性食物为主，蛋白质质量较差，供给量是每日1.0～1.2g/kg体重。如果优质蛋白质（动物蛋白质和大豆蛋白质）的摄入量能达到蛋白质摄入总量的40%，则供给量可少于上述数字。

表1-14 中国居民膳食蛋白质参考摄入量（g/d）

人群（岁）	EAR		RNI	
	男	女	男	女
0～	—	—	9（AI）	9（AI）
0.5～	15	15	20	20
1～	20	20	25	25
2～	20	20	25	25
3～	25	25	30	30
4～	25	25	30	30
5～	25	25	30	30
6～	25	25	35	35
7～	30	30	40	40
8～	30	30	40	40
9～	40	40	45	45
10～	40	40	50	50
11～	50	45	60	55
14～	60	50	75	60
18～	60	50	65	55
50～	60	50	65	55
65～	60	50	65	55
80～	60	50	65	55
孕妇（早）		+0		+0
孕妇（中）		+10		+15
孕妇（晚）		+25		+30
乳母		+20		+25

— 未制定参考值 + 在同龄人群参考值基础上额外增加值

蛋白质来源于动物性食物和植物性食物。蛋白质含量高的食物包括肝、蛋、瘦肉、大豆和豆制品、奶和奶制品等；含量中等的食物有米、面等谷类食物；瓜、果、蔬菜等的蛋白质含量很少。鱼类含蛋白质10%～20%，蛋类含蛋白质11%～20%，粮谷类含蛋白质8%～10%，豆类含蛋白质20%～40%。豆类是植物性食物中蛋白质含量最高的，且含赖氨酸较多，与粮谷类蛋白质有较好的互补作用。

八、蛋白质营养失调对人体的影响

蛋白质营养失调包括蛋白质缺乏和蛋白质过剩，对人体健康都有不良影响。

蛋白质缺乏在成人和儿童都有发生，但处于生长阶段的儿童更为敏感。据 WHO 估计，目前世界上大约有 500 万儿童患蛋白质一能量营养不良（protein-energy malnutrition，PEM)，其中大多数是因贫穷和饥饿引起的，主要分布在非洲、中美洲、南美洲、中东、东亚和南亚地区。PEM 有两种，一种称为 Kwashiorker，来自加纳语，指能量摄入基本满足而蛋白质严重不足的儿童营养性疾病，主要表现为腹部、腿部水肿、虚弱、表情淡漠、生长迟缓、毛发变色、变脆、易脱落、易感染其他疾病等。另一种叫 Marasmus，原意为“消瘦”，指蛋白质和能量摄入均严重不足的儿童营养性疾病，患儿消瘦无力，因感染其他疾病而死亡。也有人认为此两种营养不良是 PEM 的两个阶段。对成人来说，蛋白质摄入不足同样可引起体力下降、浮肿、抗病力减弱等。

蛋白质，尤其是动物性蛋白质摄入过多对人体同样有害。首先摄入过多的动物性蛋白质必然摄入较多动物脂肪和胆固醇。其次摄入蛋白质过多，在代谢和排泄时增加肝脏和肾脏的负担；大量蛋白质在肠道被细菌分解，产生大量胺类，对人体不利。动物性蛋白质含硫氨基酸较多，可加速骨骼中钙的丢失，易产生骨质疏松。

第五节 脂类

脂类（lipids）也称脂质，由碳、氢、氧三种元素组成，有时还含有氮、硫、磷。脂类包括脂肪（fat）和类脂（lipids)。脂肪是人体重要的供能营养素，也是体内主要的储能物质。类脂主要包括磷脂、糖脂和胆固醇，是细胞的构成原料，与蛋白质构成生物膜以及血液中的脂蛋白。胆固醇还是人体合成类固醇激素的原料。

脂类是高能量物质，摄入过多易导致超重和肥胖，肥胖者易患高血压、高血脂、动脉硬化、糖尿病及胆道疾病。流行病学调查表明，高脂肪膳食与肠癌、乳腺癌等的发病率有一定关系。摄入脂肪酸的种类、胆固醇的数量等与人体健康有密切关系。因此，合理的脂类营养对于预防疾病、保障健康有重要意义。

一、脂类的分类

脂类包括脂肪和类脂两大类物质。脂肪又叫中性脂肪，化学名为甘油三酯，由一分子甘油和三分子脂肪酸组成；类脂包括磷脂、糖脂、固醇类、脂蛋白等。日常生活中的油脂含有这两类物质。

应注意“脂类”和“脂肪”两词是有区别的，脂类包括脂肪。由于膳食脂类中所含的绝大部分是中性脂肪，类脂较少，所以常将中性脂肪和类脂统称为脂肪。

（一）甘油三酯

甘油三酯是构成体脂的主要成分，主要分布在皮下、腹腔、肌肉纤维之间和脏器周围。脂肪是体内过剩能量的一种储存方式，当机体需要时可动用以释放能量。甘油三酯易受营养状况和机体活动的影响而变动，故又称可变脂或动脂（variable fat），占体脂的95%左右。

（二）类脂

类脂是一类性质类似于油脂的物质，主要存在于细胞质和细胞膜中，是构成生物膜的基本成分，不受营养状况和机体活动的影响而变动，故又称定脂（fixed lipid），占体脂的5%左右，主要包括磷脂、糖脂、类固醇及固醇等。

1. 磷脂　磷脂是含有磷酸根、脂肪酸、甘油和氮的化合物，主要有卵磷脂、脑磷脂和神经磷脂等。它们是构成生物膜和神经组织的主要成分，生物膜的流动性和通透性都与之有关。其中卵磷脂含量最高，约占磷脂总量的一半左右，普遍存在于组织脏器中，脑、精液、肾上腺和红细胞中含量尤多，在食物中以蛋类、肝脏、大豆中含量较丰富，对脂类转运和代谢起重要作用，也是合成脂蛋白的重要原料。脑磷脂是脑细胞的组成成分之一，存在于脑髓、血小板等处。

2. 糖脂　是含有碳水化合物、脂肪酸和氨基醇的化合物。主要有脑苷脂、神经节苷脂等，参与生物膜的构成。其中，脑苷脂大量存在于大脑白质中，对神经冲动的传导起作用。

3. 类固醇及固醇　固醇类是含有环戊烷多氢菲的化合物，类固醇中含有游离羟基者，可视为高分子醇，称为固醇。类固醇和固醇是生物膜的主要成分之一。

固醇分为动物固醇和植物固醇两类。动物固醇中最重要的是胆固醇，是所有体细胞的组成成分，在脑、神经组织和肾上腺中含量特别丰富，肝、肾和表皮组织中含量也较多，是形成类固醇激素、胆汁酸、细胞膜等必不可少的物质，与生物膜的通透性和神经传导有关，是机体不可缺少的营养物质，因此必须使其保持一定水平。人体内的胆固醇大部分由机体自行合成，称为内源性胆固醇，其中90%在肝脏和小肠壁内合成，以肝脏为主，占85%；小部分来自食物，称为外源性胆固醇。正常人血浆胆固醇浓度为102～250mg/100ml，含量与个人饮食、年龄、种族、体力活动和精神紧张有关。如含量过高，则易使胆固醇在血管壁沉积引起动脉粥样硬化，每日从食物中摄入胆固醇的量应控制在300mg以下。植物固醇包括菜籽油中的豆固醇，小麦胚、玉米、芝麻、椰子油、橄榄油中的谷固醇以及酵母、麦角和其他真菌中的麦角固醇。麦角固醇也存在于某些种子和根中，是维生素 D_2 的前体。植物固醇能干扰胆固醇的吸收。

4. 鞘磷脂　为含有磷酸根、脂肪酸、胆碱和氨基醇的化合物。

5. 脂蛋白　为脂类与蛋白质的结合物。近年来，人们发现动脉硬化与脂蛋白有关。高密度脂蛋白（high density lipoprotein，HDL）有抗动脉粥样硬化的作用，而低密度脂蛋白（low density lipoprotein，LDL）和极低密度脂蛋白（very low density lipoprotein，VLDL）可导致动脉粥样硬化。如妇女绝经期前很少发生冠心病原因就是 HDL 高。因此防治动脉粥样硬化的关键在于如何提高 HDL，降低 LDL 和 VLDL，最有效的是多运动，经常运动的人 HDL 升高，LDL 和 VLDL 降低。

二、脂肪酸和必需脂肪酸

脂肪酸是脂肪、磷脂和糖脂的重要组成成分。脂肪酸分子由碳、氢、氧三种元素组成。一般食物脂肪中所含的多为长链脂肪酸，碳原子在 12 个以上。根据碳链中所含的双键数目，可分为单不饱和脂肪酸（只含一个双键），多不饱和脂肪酸（含一个以上双键）和饱和脂肪酸（不含双键）三种。富含单不饱和或多不饱和脂肪酸的脂肪，在室温下呈液态，多半为植物油，如花生油、大豆油、玉米油等，通常称为油。富含饱和脂肪酸的脂肪，在室温下呈固态，多为动物性脂肪，如羊油、牛油、猪油等，通常称为脂。但也有例外，如深海鱼油，在室温下呈液态，所含的二十碳五烯酸（EPA）和二十二碳六烯酸（DHA）都是多不饱和脂肪酸。

必需脂肪酸（essential fatty acid，EFA）是指人体自身不能合成，必须从食物摄取的多不饱和脂肪酸，包括亚油酸和α-亚麻酸。必需脂肪酸在体内具有重要生理功能，缺乏时生长发育受阻，还可发生皮炎。

表 1-15　食物中亚油酸含量（相当于食物中脂肪总量的%）

食物	亚油酸	食物	亚油酸	食物	亚油酸
大豆油	52.2	黄油	3.5	鸭肉	22.0
玉米胚油	47.8	猪肉（瘦）	13.6	猪心	24.4
芝麻油	43.7	猪肉（肥）	8.1	猪肝	15.0
花生油	37.6	牛肉	5.8	猪肾	16.8
菜籽油	14.2	羊肉	9.2	猪肠	14.9
猪油	6.3	鸡肉	24.4	鲤鱼	16.4

三、脂类的消化、吸收及转运

脂类的消化吸收主要在小肠进行，其消化的最终产物是游离脂肪酸、甘油和单酰甘油酯，而吸收的主要途径为淋巴系统。

脂类被吸收后，与 HDL、LDL 和 VLDL 结合而运载。大部分甘油三酯与 VLDL 相结合，故血浆中甘油三酯的浓度反映了 VLDL 的浓度。胆固醇则由 LDL 运载，故血浆中胆固醇浓度反映了 LDL 的浓度。一些类脂和蛋白质转运于 HDL 与 VLDL 之间。HDL 有将周围组织胆固醇运到肝脏进行分解、排出的作用，因而使血浆胆固醇浓度下降。

四、脂类的生理功能

（一）供能和储能

脂肪是膳食中浓缩的能源，1g 脂肪在体内氧化分解可产生 9kcal 的能量，比蛋白质或碳水化合物高一倍多。

脂肪是体内过剩能量的储存方式，当机体代谢需要时可释放能量。

（二）构成组织细胞，合成重要的生理物质

磷脂、糖脂和胆固醇组成细胞膜的脂质；胆固醇是合成类固醇激素（如性激素）、维生素 D 和促进脂肪消化吸收的胆汁酸的原料。

（三）提供必需脂肪酸

必需脂肪酸的生理功能包括：①构成细胞膜；②参与体内胆固醇的正常代谢，血液中的胆固醇必须与必需脂肪酸结合才能在血液中运输，如缺乏必需脂肪酸，过多的胆固醇会沉积在血管壁上，发展成动脉粥样硬化；③花生四烯酸是合成前列腺素的原料，前列腺素的衍生物前列环素具有强烈抑制血小板聚集的作用。目前，前列腺素在治疗心血管疾病、高血压等方面的作用已引起人们重视。

（四）维持体温，保护脏器

皮下脂肪既可防止体温过多地向外散失，也可防止外界温度（热或寒）对机体的影响，因此具有维持正常体温的作用。器官周围的脂肪组织像软垫，有缓冲机械性摩擦和冲击的保护作用。

五、食物脂肪营养价值的评定

在日常膳食中应选用哪种脂肪好呢？这是人们十分关心的问题。食物中脂肪种类较多，营养价值各异，主要取决于下列因素。

（一）脂肪酸的种类与含量

饱和脂肪酸可由食用脂肪供给或由碳水化合物和蛋白质转变而来。而不饱和脂肪酸，特别是必需脂肪酸，只能从食物中获得。因此，脂肪中必需脂肪酸含量越多，营养价值越高。植物油一般含不饱和脂肪酸较多（椰子油、棕榈油除外），动物脂肪含饱和脂肪酸较多。而饱和脂肪酸与胆固醇形成酯，易沉积于动脉内膜，发生动脉硬化。

表 1-16 常见食物中的脂肪含量（g/100g）

食物	脂肪含量	食物	脂肪含量
猪肉（肥）	88.6	芝麻	39.6
猪肉（肥瘦）	37.0	葵花籽仁	53.4
牛肉（肥瘦）	14.2	松子仁	70.6
羊肉（肥瘦）	14.1	大枣（干）	0.4
鸡肉	9.4	栗子（干）	1.7
牛奶粉	21.2	南瓜子（炒）	46.1
鸡蛋	8.8	西瓜子（炒）	44.8
黄豆	16.0	水果	0.1～0.5
花生仁	44.3	蔬菜	0.1～0.5
核桃仁（干）	58.8	水果（除小枣、酸枣等）	0.8～1.5
		椰子	12.1

表 1-17 常用油脂中饱和脂肪酸、单不饱和脂肪酸和多不饱和脂肪酸的构成（%）

油脂	饱和脂肪酸	单不饱和脂肪酸	多不饱和脂肪酸
大豆油	15	22	63
花生油	20	42	38
玉米油	15	37	48
低芥酸菜籽油	6	64	28
葵花籽油	12	19	69
棉籽油	28	16	56
芝麻油	12	41	47
棕榈油	51	39	9
猪油	43	46	9
牛油	52	42	6
羊油	63	33	4
鸡油	26	48	26

（二）消化率

脂类的消化主要在小肠中通过胰脂肪酶的作用分解成脂肪酸和甘油而被吸收。脂肪的消化率与其熔点有密切关系。熔点较低的脂肪消化率高，消化率越高的脂肪，其营养价值也越高。熔点高于体温的脂肪较难被乳化和消化吸收，消化率低，如牛油、羊油。植物油熔点低于室温，消化率高。黄油和奶油虽含不饱和脂肪酸不多，但因是乳溶性脂肪，消化率也较高。脂肪的熔点与其低级脂肪酸和 EFA 含量有关。含不饱和脂肪酸和短链脂肪酸越多的脂肪，熔点越低，越容易消化。

表 1-18 常用油脂的熔点与消化率

油脂	熔点（℃）	消化率（%）	油脂	熔点（℃）	消化率（%）
羊油	44～45	81	菜籽油	室温下呈液态	99
牛油	42～50	89	棉籽油	室温下呈液态	98
猪油	36～50	94	大豆油	室温下呈液态	98
奶油	28～36	98	茶油	室温下呈液态	91
花生油	室温下呈液态	98	芝麻油	室温下呈液态	98
葵花籽油	室温下呈液态	96.5	椰子油	28～33	98

（三）脂溶性维生素含量

动物脂肪几乎不含维生素，而肝脏、牛奶、蛋、鱼肝油中富含维生素 A、D，植物油含维生素 E 较丰富。这些维生素对维持人体健康必不可少。

（四）脂类的稳定性

脂类的稳定性与不饱和脂肪酸和维生素 E 的含量有关，不饱和脂肪酸易被氧化，不稳定。而维生素 E 有抗氧化作用，可防止脂类氧化酸败。

不同的油脂各有特点，最好根据具体情况选用，以充分发挥它们的营养作用和保健功能。奶油的营养价值高，因为它含维生素 A、D，脂肪酸种类也较齐全，且消化率较高。猪油的消化率虽高，但脂肪酸质量较差，又不含维生素，故营养价值不高。牛、羊脂肪的营养价值更差。植物油的消化率高，脂肪酸也齐全，含必需脂肪酸多，维生素也丰富，且不含胆固醇，所以其营养价值很高，特别适于中老年人食用。一般说来植物油要比动物脂肪好。但多不饱和脂肪酸在体内不稳定，容易被氧化而造成对组织的损伤，对预防某些癌症可能不利。

六、膳食脂肪的参考摄入量与食物来源

膳食脂肪的供给量各国皆以其占膳食总能量的比例为标准，我国推荐的供给量规定成人每日摄入脂肪量应占总能量的 20%～30%，不宜超过 30%。老年人、肥胖者、劳动强度小者还应适当减少。在寒冷条件下可增加摄入量。在炎热环境下脂肪供给量应适量减少。极重体力劳动者为避免食物体积过大，保证能量的供应可适当提高脂肪的摄入量。

在考虑膳食脂肪供给数量时，还应考虑各类脂肪酸的比例。其中饱和脂肪酸供能比应低于 10%，n-6 系脂肪酸供能比 2.5%～9%，n-3 系脂肪酸供能比 0.5%～2%。目前仍缺乏胆固醇增加慢性病危险的阈值摄入量，故暂不设定膳食胆固醇的 AMDR。

表 1-19　中国居民膳食脂肪和脂肪酸参考摄入量

人群（岁）	总脂肪	SFA	n-6 脂肪酸		n-3 脂肪酸			
	AMDR	U-AMDR	亚油酸	AMDR	α-亚麻酸	AMDR	EPA+DHA	
	（%E）	（%E）	AI（%E）	（%E）	AI（%E）	（%E）	AI（mg）	AMDR(g)
0～	48（AI）	—	7.7.3 (ARA150mg)	—	0.87	—	100(DHA)	—
0.5～	40（AI）	—	6.0	—	0.66	—	100(DHA)	—
1～	35（AI）	—	4.0	—	0.60	—	100(DHA)	—
4～	20～30	<8	4.0	—	0.60	—	—	—
7～	20～30	<8	4.0	—	0.60	—	—	—
18～	20～30	<10	4.0	2.5～9.0	0.60	0.5～2.0	—	0.25～2.0
≥60	20～30	<10	4.0	2.5～9.0	0.60	0.5～2.0	—	0.25～2.0
孕妇和乳母	20～30	<10	4.0	2.5～9.0	0.60	0.5～2.0	250 (DHA200)	—

%E：占能量的百分比　U-AMDR：宏量营养素可接受范围上限　ARA：花生四烯酸

膳食脂类来源包括烹调用油、肉类脂肪和各种食物中含有的脂类物质。富含脂肪的动物性食物主要有猪油、牛油、鱼油、奶油、蛋黄等；植物性食物有花生、大豆、芝麻等油料作物。含磷脂丰富的食物有蛋黄、瘦肉、脑、肝及肾等内脏。动物脑和内脏及蛋黄、奶油等食品也含有较多的胆固醇。一般认为，膳食中的脂肪植物油应占 2/3，亚油酸的供给量为总能量的 2%～3%。随着年龄增大，动物油的摄入量应逐渐减少，因为动物性脂肪中的高饱和脂肪酸和高胆固醇是诱发冠心病的因素之一。

七、脂肪摄入过多与健康

近年来，随着生活水平的提高，我国居民脂肪的摄入量随之升高。在某些地区或家庭中摄入脂肪量与总能量的比值已达到和超过 WHO 提出的高限。脂肪在一日总能量中的比例过高，会产生过剩以致肥胖，而肥胖会增加某些疾病如高血脂、动脉粥样硬化、冠心病、糖尿病等的风险。根据流行病学调查资料显示，膳食脂肪摄入量与冠心病发病率和死亡率呈明显正相关，高脂膳食还可使脂肪在肝中过量积存而形成脂肪肝。

第六节
碳水化合物

碳水化合物（carbohydrates）也称碳水化物、糖类、醣类，是由碳、氢、氧三种元素组成的一大类化合物，其中氢氧的比例为 2∶1，与水中的氢氧比例相同，所以起名为碳水化合物，可用通式 Cn（H_2O)$_m$ 来表示。碳水化合物主要包括糖、淀粉、膳食纤维等。

碳水化合物在自然界中分布极广，也是膳食中三种重要的供能营养素之一。膳食中碳水化合物的种类和比例可能同冠心病、糖尿病、高脂血症、肿瘤、龋齿等发病率有密切关系。因此，目前的发展趋势是减少饮食中的精制糖用量，增加复杂碳水化合物和膳食纤维的摄入。

一、碳水化合物的分类

营养学上一般根据碳水化合物的化学结构，将其分为单糖、双糖、寡糖和多糖四类。

（一）单糖（monosaccharides)

单糖指碳原子数为 2～7 的糖类，是碳水化合物最简单的结构单位，只含有 1 个糖分子。单糖易溶于水，可不经消化直接被机体吸收利用。单糖在自然界中很少以游离形式存在。在营养学上较重要的有戊糖和已糖。

1. 葡萄糖（glucose） 葡萄糖是单糖中最重要的一种，在自然界中可以游离状态存在，广泛分布于植物和动物界，如葡萄汁、其他甜味水果、种子、根、叶、花。以及动物的血液、淋巴液和脊髓液中。葡萄糖主要由淀粉水解而来，还可来自蔗糖、乳糖等的水解。它是人体吸收利用的最好单糖，极易被机体吸收，向机体供能。某些器官完全依靠葡萄糖功能，如大脑每日约需 100～120g 葡萄糖，肾髓质、肺组织和红细胞也必须依靠葡萄糖供能。

2. 果糖（fructose） 果糖主要存在于水果和蜂蜜中，是天然糖类中最甜的一种，其甜度约为蔗糖的 1.75 倍。

3. 半乳糖（galactose） 半乳糖是乳糖的水解产物，自然界中几乎不单独存在。半乳糖是合成神经组织半乳糖苷的原料，软骨蛋白中也含有半乳糖的化合物。

4. 核糖（ribose）和脱氧核糖（deoxyribose） 属于五碳糖，动物体内可以合成，是 DNA、RNA 的组成成分，在遗传信息传递过程中起重要作用。

5. 糖醇 在天然水果和蔬菜中，还存在少量糖醇类物质。由于这类物质在体内消化吸收速度慢，提供能量比葡萄糖少，已被用于食品加工中。目前常用的糖醇有山梨醇（sorbitol)、甘露醇（mannitol)、木糖醇（xylitol）和麦芽糖醇（maltitol)。糖醇共同的生理学特性是不依赖胰岛素进行代谢，因此糖尿病人摄入糖醇不会使血糖升高。低腐蚀性或抑制腐蚀性也是糖醇独有的特性，糖醇一般难被口腔细菌发酵，可以抑制口腔内 pH 值降低，不会成为产生齿垢不溶性葡聚糖的基质，因而可以减少腐蚀发生的风险。天然食物如谷胚中有一种环状的肌醇（inositol)，可与磷酸结合生成植酸，不利于营养素的吸收。

（二）双糖（disaccharides）

双糖由两分子单糖缩合而成，食物中常见的双糖有蔗糖、乳糖和麦芽糖。

1. 蔗糖（sucrose） 蔗糖由一分子葡萄糖与一分子果糖缩水而成，甘蔗、甜菜和蜂蜜中含量较多，在一些水果如香蕉、菠萝、大枣、柿子中含量也较多。日常食用的蔗糖按色泽和形状分为白糖、红糖、冰糖和方糖。红糖含蔗糖 89%以上，其余为糖蜜、还原醣和灰分等，营养价值高于白糖。食用过多蔗糖可能引起龋齿、肥胖、糖尿病、冠心病等。

2. 乳糖（lactose） 乳糖由一分子葡萄糖与一分子半乳糖缩水而成，是哺乳动物乳汁中一种特有的碳水化合物，存在于奶和奶制品中。

3. 麦芽糖（maltose） 麦芽糖由两分子葡萄糖缩水而成，为淀粉的基本构成单位。在谷类种子发的芽中含量较多，尤以麦芽中含量最多，故称麦芽糖。一般植物中含量很少，动物体内不含麦芽糖。麦芽糖主要由淀粉酶解而来。含淀粉的食物在口腔中经唾液淀粉酶的作用，即可变为麦芽糖。慢慢咀嚼馒头时感到的甜味，就是麦芽糖的甜味。

（三）寡糖

寡糖是指由 3～10 个单糖构成的一类小分子糖。比较重要的寡糖是存在于糖蜜和豆类食品中的棉子糖（raffinose）和水苏糖（staychyose）。棉子糖又叫蜜三糖，由葡萄糖、果糖和半乳糖构成；水苏糖是在前者的基础上再加上一个半乳糖的四糖。这两种糖都不能被肠道消化酶分解而消化吸收，但在大肠中可被肠道细菌发酵，产生气体和其他产物，造成胀气。摄入未经合理加工的大豆引起的胀气，主要是由于这类糖的存在。因此必须进行适当加工以减小其不良影响。但也有些不被人体利用的寡糖可被肠道有益的细菌如双歧杆菌所利用，以促进这类菌群的增加生长而达到保健作用。

（四）多糖（polysaccharides）

由 10 个以上单糖组成的大分子糖为多糖。营养学上具有重要作用的多糖有三种，即糖原（glycogen）、淀粉（starch）和纤维（fiber）。按照能否被人体利用而分为可利用多糖和不可利用多糖。

1. 可利用多糖 包括淀粉、糊精（dextrins）和糖原。

（1）淀粉：食物中绝大部分碳水化合物以淀粉形式存在，其基本构成单位是麦芽糖，在体内最终水解为葡萄糖。淀粉主要贮存在植物细胞中，尤其是根、茎和种子细胞中。薯类、豆类和谷类含有丰富的淀粉，是人类碳水化合物的主要食物来源，也是最丰富、最廉价的产能营养素。淀粉按照葡萄糖分子的结合方式分为直链淀粉和支链淀粉，粮谷豆类所含淀粉，支链淀粉占大部分。

（2）糊精：淀粉水解的次级产物，由 5 个以上葡萄糖分子组成。含淀粉的食物在高温下能转化成少量糊精，日常食品中糯米含糊精较多。饴糖是糊精和麦芽糖的混合物。糊精在肠道有利于乳酸菌生长，抑制腐败菌繁殖。因其甜度不高且易吸收利用，临床病人可以食用。

(3) 糖原：由 3 000～60 000 个葡萄糖单位构成，储存在人和动物体内的多糖，又叫动物淀粉。在酶作用下分解成葡萄糖。在动物肝脏和软体动物体内含量较高。成人体内储存糖原约 340g，仅够维持半天的能量需要。

2. 不可利用多糖　主要指膳食纤维（dietary fiber），是存在于植物性食物中的细胞壁和支撑组织，包括纤维素、半纤维素、果胶、树胶、木质素等。由于人类肠道中没有消化这些物质的酶，肠道菌群也仅能分解其中一部分，因此不能被机体吸收。但膳食纤维在营养学上具有重要意义。根据其水溶性不同，可分为可溶性纤维和不溶性纤维。

(1) 不溶性纤维：不溶性纤维主要包括纤维素、某些半纤维素和木质素。

①纤维素（cellulose）：纤维素是植物的支持组织，存在于所有植物的细胞壁。人体内缺乏能分解纤维素的酶，纤维素不能被肠道菌群分解。

②半纤维素（hemicellulose）：与纤维素一起存在于植物细胞壁中。与纤维素不同的是，它大量存在于植物的木质化部分，如秸秆、种皮、坚果壳、玉米穗轴中。也不能被人体消化利用，但经肠道微生物作用后比纤维素容易分解。

③木质素（lignin）：木质素不属于多糖，而是多聚（芳香族）苯丙烷类化合物，是植物木质化过程中形成的物质，与纤维素和半纤维素同时存在于植物细胞壁中。食物中木质素含量较少，主要存在于蔬菜的木质化部分和种子，如草莓籽、老化的胡萝卜和花茎甘蓝中。也不能被人体消化吸收，但具有刺激肠道蠕动、维持机体正常消化功能的特性。

(2) 可溶性纤维：指既可溶解于水，又可吸水膨胀，并能被结肠中微生物酵解的一类纤维。常存在于植物细胞液和细胞间质中。

①果胶（pectin）：是植物细胞壁的组成成分，常存在于蔬菜、水果中。

②树胶和粘胶：树胶也叫植物胶质，主要包括植物分泌胶（如阿拉伯胶）、种子胶（如角豆胶）和海藻胶（如琼脂），均属多糖类物质，摄入后不能被人体消化吸收，可用于食品加工中做稳定剂。

二、碳水化合物的消化和吸收

膳食中的碳水化合物主要是淀粉。唾液中的淀粉酶可以消化部分淀粉，但数量有限。消化淀粉的主要部位在小肠。肠腔内的胰淀粉酶活力很强，可将淀粉分解为双糖——麦芽糖。肠内还含有双糖酶，可进一步将麦芽糖和来自膳食的蔗糖、乳糖等分解成葡萄糖、果糖和半乳糖等单糖。

在正常情况下，只有单糖能被肠壁吸收。被吸收的单糖进入血液，直接被组织利用，并以糖原形式储存在肝脏和肌肉组织中，还可转变为脂肪储存在脂肪细胞内。

三、碳水化合物的生理功能

（一）提供能量

碳水化合物是人体最重要的能源。1g 碳水化合物在体内可供热 16.8kJ（4kcal）。碳水化合物供能虽低于脂肪，但它在供给能量上有许多优点：来源广泛，价格便宜，容易获得；比脂肪和蛋白质易消化吸收，分解迅速，产能快；耗氧少（氧化 1g 碳水化合物耗氧 0.83L，而氧化 1g 脂肪或蛋白质耗氧分别是 2.03L、0.97L），对运动有利；在缺氧情况下也能分解产能，这对大强度运动十分重要；其最终代谢产物是二氧化碳和水，容易排出体外。

（二）构成机体组织

碳水化合物也是机体重要的构成成分之一，如黏多糖存在于软骨、骨及肌腱等组织中，构成组织间质，在组织生长和再生过程中起重要作用；糖脂是构成细胞膜和神经组织的成分；糖蛋白是抗体、某些酶和激素的成分；核糖和脱氧核糖是形成核糖核酸和脱氧核糖核酸所必需的物质。

（三）节约蛋白质作用（sparing protein action）

在碳水化合物供给量充足时，人体首先使用它作为能量来源，这样便可以节约蛋白质，使之更多地用于合成组织蛋白质，主要用于构成组织和调节生理功能，此作用称为节约蛋白质作用。

（四）抗生酮作用

脂肪在体内分解代谢的中间产物——酮体，必须与葡萄糖在体内的代谢产物草酰乙酸结合进入三羧酸循环，才能彻底被氧化。缺乏碳水化合物，脂肪代谢所产生的酮体氧化不全，使体内酮体堆积，影响正常的生理功能，甚至发生代谢性酸中毒。因此碳水化合物有抗生酮作用，能维持脂肪的正常代谢。

（五）增强肝脏的解毒能力

肝脏中肝糖原储备充足时，生成的葡萄糖醛酸对由某些化学毒物（如四氯化碳、酒精、砷）以及各种致病微生物感染引起的毒血症有较强的解毒能力，并有助于保护肝脏免受有害物质的损害。碳水化合物可增加肝糖原储备，因此，保证碳水化合物的供给，保持肝脏中含有充足的糖原，在一定程度上可保护肝脏免受有害因素的损害，并可保持肝脏的正常解毒功能。

（六）膳食纤维的生理功能

膳食纤维虽然既不能构成机体组织，也不能氧化供能，但却具有重要的生理功能。

1. 促进肠蠕动，利消化、防便秘　膳食纤维不经消化就进入大肠，因为纤维素、果胶有很强吸水能力，故能使粪便变软、体积增大，从而刺激肠蠕动，有助于排便。同时降低了肠内压，有助于防止结肠的部分蠕动收缩过强而导致大肠壁憩室炎的发生。故高纤维膳食是预防和治疗便秘、痔疮的有效措施。

2. 预防癌症 流行病学调查结果表明，结肠癌和直肠癌的发病率与膳食纤维摄入量呈负相关。膳食纤维能防治结肠癌和直肠癌的主要原因是膳食纤维能刺激肠管蠕动，缩短粪便在肠管停留时间，减少致癌物和有害物对肠壁的刺激，从而减少其诱发癌症的机会。其次，膳食纤维使粪便膨松，使粪便中容有一定的氧气，减少了由厌氧细菌合成的亚硝胺等致癌物质的产生，有效地防止了癌变。再者，膳食纤维还能结合致癌物和稀释肠内的有害物质，从而降低癌症的发病率。

3. 降低血胆固醇水平，预防胆石症和冠心病 膳食纤维能与胆汁酸、胆固醇等结合成不被人体吸收的复合物，因此能阻断胆固醇和胆汁酸肠肝循环，促进胆汁酸和胆固醇随粪便排出，降低了血胆固醇水平，从而预防冠心病和胆石症的发生。

4. 预防肥胖 膳食纤维增加了食物体积，使食物通过上消化道时速度减慢，易使人产生饱腹感，从而减少其他食物和能量的摄入量，有助于控制体重，防止肥胖。另外，膳食纤维可抑制淀粉酶的作用，并稀释酶和营养物质的浓度延缓糖类的消化吸收，降低餐后血糖水平。因此，采用高纤维膳食使糖尿病人的尿糖量和胰岛素的需要量均减少。

5. 降低龋齿和牙周病的发病率 高膳食纤维增加了口腔咀嚼时间，也能刺激唾液的分泌，这增加了缓冲酸的能力也有利于口腔和牙齿的清洁。口腔在咀嚼富含纤维素的食物时，由于纤维素对牙齿和牙龈组织反复地摩擦，能按摩牙龈组织，加强血液循环，维护了组织健全。纤维素还能清除牙面的糖、蛋白质，减少龋齿的发生。

膳食纤维对健康虽有重要作用，但也有其不利的一面。膳食纤维在减少一些有害物质吸收的同时，也会减少一些营养素的消化和吸收。膳食纤维对消化道有刺激作用，可能加重消化性溃疡患者的症状。再者膳食纤维有结合金属离子的作用，若过多摄食膳食纤维，将影响铁、锌、钙、镁等矿物质的吸收。

四、碳水化合物的参考摄入量与食物来源

中国成人膳食总碳水化合物 EAR 为 120g/d，一般认为每日膳食总能量来源应有50%～65%左右来自碳水化合物较为适宜，其中添加糖占总能量 10%以下。膳食纤维的适宜摄入量为 25g/d。

碳水化合物主要来源于植物性食物，谷类、薯类、根茎类食物中含量很丰富，其次来源于食糖。动物性食物中只有肝脏和肌肉中含有糖原，奶中含有乳糖，但量不多，其他动物性食物中则含量更微。

膳食纤维的来源是植物性食物。蔬菜和水果是富含膳食纤维的食物，是人类膳食纤维的主要来源。谷类和豆类的种皮中膳食纤维含量也高，薯类和菌藻类食物中也含有膳食纤维。

表 1-20 中国居民膳食碳水化合物参考摄入量

人群（岁）	总碳水化合物		添加糖	
	EAR（g/d）	AMDR（%E）	AMDR（%E）	AMDR（g/d）
0～	—	60g（AI）	—	—
0.5～	—	85g（AI）	—	—
1～	120	50～65	—	—
4～	120	50～65	<10	<50
7～	120	50～65	<10	<50
11～	150	50～65	<10	<50
14～	150	50～65	<10	<50
18～	120	50～65	<10	<50
50～	120	50～65	<10	<50
65～	—	50～65	<10	<50
80～	—	50～65	<10	<50
孕妇	130	50～65	<10	<50
乳母	160	50～65	<10	<50

碳水化合物的种类很多，应以淀粉为主要来源。因淀粉不仅价廉、来源广，而且有生理效应的优点。如人体对淀粉容易适应，可较大量长期食用而无不适反应；消化吸收较慢，可维持较稳定的血糖水平。在粮食与薯类食物中，不仅淀粉含量丰富，还含有蛋白质、维生素、矿物质和膳食纤维等营养素，故认为以谷类为主食是有益于健康的。而其他简单糖类只能在某些情况下适当食用，且摄入不宜过多。

蔗糖是最普通的食用糖。研究表明摄入蔗糖过多对身体有许多危害，蔗糖与肥胖、糖尿病、冠心病、龋齿、近视等疾病的发生有关，因而反对过多食用蔗糖。

果糖是水果和蜜糖中的天然单糖。果糖在人体内的胰岛素效应比葡萄糖小，血糖相对稳定。它作为肌肉运动的能源不如葡萄糖及时，但有利于运动后恢复糖原贮备。

低聚糖是一种人工合成糖，由 2～10 个分子单糖组成，分子量比葡萄糖大，渗透压低，25%的低聚糖的渗透压与 5%的葡萄糖的渗透压相当，故可提供低渗透压高能量的液体。此外，低聚糖甜度低，吸收快。目前认为低聚糖在临床营养与运动营养中有较大作用。

第七节 矿物质

一、概述

人体组织中几乎含有自然界存在的所有元素。其中除了碳、氢、氧、氮主要以有机化合物的形式存在，其余元素统称为矿物质（mineral），亦称无机盐或灰分。根据其在体内含量，矿物质可分为两大类：含量大于体重的 0.01%者称为常量元素或宏量元素（macroelements），如钙、磷、钾、钠、镁、氯、硫等 7 种。含量小于体重的 0.01%者称为微量元素（microelements）。目前的技术水平可检出的微量元素约有 70 种，1995 年 FAO/IAEA/WHO 三个国际组织的专家委员会根据生物学作用将微量元素分为三类：

①人体必需微量元素：共 8 种，包括铁、锌、碘、硒、铜、钼、铬和钴。

②人体可能必需的微量元素：共 5 种，包括锰、硅、硼、钒和镍。

③具有潜在的毒性，但在低剂量时可能具有人体必需功能的微量元素：共 7 种，包括氟、铅、镉、汞、砷、铝及锡。

（一）矿物质的特点

1. 矿物质不能在体内合成，也不能在体内代谢过程中消失，必须从食物和饮水中摄取　体内的矿物质经机体新陈代谢，每天都有一定量随粪、尿、汗、头发、指甲及皮肤黏膜脱落而排出体外，因此必须不断供给补充。

2. 矿物质在体内分布极不均匀　如钙和磷主要存在于骨骼和牙齿，铁分布在红细胞，碘集中在甲状腺，钴分布在造血器官，锌分布在肌肉组织等。

3. 矿物质之间存在协同或拮抗作用　如膳食中钙磷比例不合适可能影响这两种元素的吸收；过量的钙干扰镁的吸收；过量的锌影响铜的代谢；过量的铜可抑制铁的吸收。

4. 某些微量元素在体内虽然需要量很少，但其生理剂量与中毒剂量范围较窄，摄入过多易产生毒性作用，如硒易因摄入过量引起中毒，对硒的强化应注意用量不宜过大。

（二）矿物质的生理功能

1. 构成人体组织的重要原料　如钙、磷、镁是骨骼和牙齿的成分，铁参与血红蛋白、肌红蛋白和细胞色素的组成等。

2. 维持机体的酸碱平衡和渗透压　Na^+ 和 Cl^- 是维持细胞外液渗透压的主要离子，K^+ 和 HPO_4^{2-} 是维持细胞内液渗透压的主要离子。细胞内外液之间的渗透压平衡要由这些离子的浓度决定。这些离子同时也是体液中各种缓冲对的主要成分，在维持体液酸碱平衡中起重要作用。

3. 维持神经和肌肉的兴奋性　各种矿物质对神经肌肉的兴奋性有不同的影响，有的可增强其兴奋性，有的则抑制其兴奋性。实验证明，神经肌肉的兴奋性与下列离子有关：

$$神经肌肉的应激性 \propto \frac{[Na^+]+[K^+]+[OH^-]}{[Ca^{2+}]+[Mg^{2+}]+[H^+]}$$

可以看出，Na^+、K^+浓度升高，可提高神经肌肉的兴奋性，Ca^{2+}、Mg^{2+}浓度升高则降低神经肌肉的兴奋性。

心肌的应激性也与上述离子有关，但在效应上有所不同，其关系式如下：

$$心肌的应激性 \propto \frac{[Na^+]+[Ca^{2+}]+[OH^-]}{[K^+]+[Mg^{2+}]+[H^+]}$$

可见在对心肌应激性的影响上Ca^{2+}和Mg^{2+}有相互拮抗的作用。

4. 构成激素、维生素、蛋白质和多种酶　如谷胱苷肽过氧化物酶中含硒和锌，细胞色素氧化酶中含铁，甲状腺激素中含碘，维生素B_{12}中含钴等。

（三）矿物质缺乏

由于各种矿物质在食物中的分布及人体对其吸收、利用和需要不同，在我国居民中容易缺乏的矿物质主要是钙、铁、锌、碘、硒等。目前碘缺乏的发生率已随着全国食盐加碘强化工程的开展而明显降低，但我国居民对钙、铁、锌、硒等矿物质的摄入仍普遍不足。某些矿物质长期摄入不足可引起亚临床缺乏，甚至缺乏病，如儿童生长发育迟缓、缺铁性贫血、骨质疏松、克山病等。

矿物质缺乏的主要原因有：

1. 地球环境中各种元素分布不平衡　如某些地区表层土壤缺乏一种或几种元素，人群长期摄入在缺乏某种矿物质的土壤上生长的食物而引起该矿物质的缺乏。

2. 食物中含有天然存在的矿物质拮抗物　如某些植物含较多草酸盐和植酸盐而影响某些矿物质的吸收。

3. 食品加工过程造成矿物质的损失　如粮谷表层的矿物质因碾磨过度而丢失，蔬菜浸泡于水中或蔬菜水煮后将水倒掉，会损失大量水溶性矿物质。

4. 摄入量不足或不良饮食习惯，挑食、摄入食物品种单调等可使矿物质缺乏　如膳食中缺乏肉、禽、鱼类等动物性食物会引起锌和铁的缺乏，乳制品摄入不足可引起钙的缺乏。

5. 有特殊营养需要的人群，如儿童、青少年、孕妇、乳母、老年人对矿物质的需要不同于普通人群，较易出现钙、铁、锌等矿物质的缺乏。此外，运动员从事高强度运动，矿物质随尿液和汗液流失增加，如不注意补充，也容易造成矿物质缺乏。

二、钙

（一）含量与分布

钙（calcium）是人体中含量最多的矿物质，成年体内含钙总量约1200g，占体重的1.5%～2.0%，其中99%集中在骨骼和牙齿，主要以羟磷灰石［$Ca_{10}(PO_4)_6(OH)_2$］的形式存在；其余1%的钙，一部分与柠檬酸或蛋白质结合，另一部分则以离子形式分布于软组织、细胞外液和血液中，称为混溶钙池（miscible calcium pool）。混溶钙池的钙与骨钙保持动态平衡，为维持体内所有的细胞正常生理状态所必需。正常成人血清钙浓度为2.25～2.75mmol/L。

（二）生理功能

1. 构成骨骼和牙齿　钙为骨骼的主要成分，由于骨骼不断地更新，故每日必须补充相当量的钙才能保证骨骼的生长和正常功能。

2. 维持神经肌肉的正常兴奋性　神经肌肉的兴奋性、神经冲动的传导和心脏的正常搏动都需要钙。钙能降低神经肌肉的兴奋性，当血清钙降到2.2mmol/L时，神经肌肉兴奋性增高，可出现手足抽搐，甚至惊厥。

3. 促进体内某些酶的活性　钙离子对许多参与细胞代谢的酶有调节作用，如腺苷酸环化酶、鸟苷酸环化酶、磷酸二酯酶、酪氨酸羟化酶等。

4. 其他功能　钙还参与血凝过程、激素分泌、维持体液酸碱平衡以及调节细胞正常生理功能等。

（三）影响钙吸收的因素

食物中的钙一般以钙盐形式存在，钙主要在小肠吸收，吸收率较低，一般为20%～60%。影响钙吸收的因素有：

1. 膳食中钙的水平　在对儿童的实验观察中发现，随着钙摄入量的增加，钙吸收率下降。

2. 维生素D　维生素D能促进钙的吸收，故补充钙时也要相应地补充维生素D。

3. 消化道的酸碱度　钙在酸性条件下易于溶解，也有利于吸收。

4. 食物种类　凡能与钙形成可溶性复合物的食物成分，如乳糖、某些氨基酸如赖氨酸、色氨酸、组氨酸、精氨酸、亮氨酸等均有利于钙的吸收，食物中钙磷比例为1.0～1.5∶1.0时，有利于钙的吸收。干扰钙吸收因素包括膳食中的植酸、草酸和膳食纤维。粮谷中的植酸，某些蔬菜如菠菜、苋菜、竹笋中的草酸与钙在肠道中形成不溶性钙盐，从而降低钙的吸收。膳食纤维使肠蠕动加快，食物加速通过肠道，而影响钙的吸收。此外，脂肪消化不良时未被吸收的脂肪酸会和钙形成不溶性钙皂，也会影响钙的吸收。

5. 年龄　年龄也是影响钙吸收的重要因素。40岁以后钙吸收率明显下降，这是导致中老年骨质疏松的主要原因。

此外，增加体育锻炼，提高新陈代谢率也可促进钙的吸收和储备。钙的吸收还与身体生理状况有关，婴幼儿、孕妇和乳母因钙需要量大，吸收率也比较高。

（四）缺乏与过量

1. 钙缺乏　长期缺乏钙和维生素 D 可导致儿童生长发育迟缓，骨软化、骨骼变形，严重缺乏者可致佝偻病。中老年人易患骨质疏松症。钙缺乏者易患龋齿，影响牙齿质量。

2. 钙过量　钙摄入过量可能对机体产生不良作用，主要有以下三方面危害：

（1）增加肾结石的风险：研究表明，钙摄入增多，与肾结石患病率增加有直接关系。

（2）奶碱综合征（milk－alkali syndrome，MAS）：奶碱综合征是高钙血和伴随或不伴随代谢性碱中毒和肾功能不全的症候群。最早发现于采用 Sippy 膳食（主要是大量给予碳酸氢钠、磷酸钙和奶）治疗消化性溃疡之后而出现的临床副作用。临床表现为高钙血症、可逆或不可逆肾衰、软组织转移性钙化，昏睡甚至昏迷、碱中毒、碱超负荷后出现易兴奋、头痛和情感淡漠。

（3）钙和其他矿物质的相互干扰作用：高钙膳食可明显抑制铁吸收，并存在剂量反应关系，但确切机制尚不清楚；高钙膳食可降低锌的生物利用率，在肠道中钙和锌有相互拮抗作用；高钙膳食对镁代谢有潜在副作用。

（五）参考摄入量与食物来源

我国居民中钙缺乏的发生率较高，与膳食中钙摄入量不足、质量差以及钙吸收率受诸多因素影响有关。成人钙的 RNI 为 800mg/d，儿童少年、孕妇、乳母和老年人均应适当增加钙的供给量。大量出汗使体内钙的排出增加，故运动员的钙供给量应相应提高。钙的 UL 为 2 000mg/d。

奶和奶制品含钙丰富而且吸收率高，是钙的良好来源。小虾皮、海带、豆类、芝麻酱和绿叶蔬菜含钙也较丰富。

表 1-21　钙含量较高的食物（mg/100g）

食物	钙含量	食物	钙含量	食物	钙含量
虾皮	991	苜蓿	713	酸枣棘	435
虾米	666	荠菜	294	花生仁	284
河虾	325	雪里蕻	230	紫菜	264
泥鳅	299	苋菜	187	海带（湿）	241
红螺	539	乌塌菜	186	黑木耳	247
河蚌	306	油菜薹	156	全脂牛乳粉	676
鲜海参	285	黑芝麻	780	酸奶	118

表 1-22 几种食物材料钙利用率（%）

食物	利用率	食物	利用率
牛奶	87	白菜	73
蛋壳	85	胡萝卜	63
生菜	84	苋菜	46
甘蓝	76	菠菜	14

三、磷

（一）含量与分布

除钙以外，磷（phosphorus）是人体内含量最多的矿物质，成年人体内约 600～900g，其中 85%～90%存在于骨骼和牙齿中。

（二）生理功能

1. 构成骨骼和牙齿
2. 核酸、磷脂、磷蛋白及某些辅酶的组成成分，参与和调节体内生理功能
3. 调节酸碱平衡
4. 以高能磷酸键形式参与物质代谢和能量代谢

由于磷与能量代谢和神经系统的活动有密切关系，因而在运动营养中有重要意义。

（三）缺乏与过量

所有食物都含有磷，所以磷缺乏较少见。临床所见磷缺乏病人多为长期大量使用抗酸药或禁食者。过量的磷酸盐可影响钙的吸收，引起低钙血症，导致神经肌肉兴奋性增强、手足痉挛和惊厥。

（四）参考摄入量与食物来源

成人磷的 RNI 为 720mg/d，UL 为 3 500mg/d。磷的供给量与钙有关，理论上膳食中钙磷比例维持在 1∶1～1.5 较好，不宜低于 0.5。运动员的磷供给量较高，特别是耐力及力量性项目的运动员，磷每日供给量为 2.0～2.5g，特殊情况下可增加到 3.0～4.5g。

磷在食物中分布广泛，瘦肉、禽、蛋、鱼、坚果、海带、紫菜、油料种子、豆类、杏仁、核桃、南瓜子、蔬菜等都是磷的良好来源。

四、钾

（一）含量与分布

正常成人体内钾（potassium）含量约为 45mmol/kg 体重，约 98%在细胞内，只有 2%在细胞外。

（二）生理功能

1. 维持渗透压和水平衡　钾是细胞内的主要阳离子，与细胞外的钠相互作用，维持

渗透压，保持水平衡。

2. 参与糖、蛋白质代谢　合成糖原需钾离子参与，钾可促进乳酸盐和丙酮酸盐合成糖原。细胞内合成蛋白质也需要钾，钾还可促进肌球蛋白合成。

3. 维持神经肌肉的应激性和心脏的正常跳动　钾离子有提高神经肌肉兴奋性的作用。缺钾时，神经传导减弱，反应减慢。血清钾浓度改变主要通过影响心肌细胞的静息电位而影响心脏的活动，缺钾导致心律失常。

（三）缺乏与过量

体内缺钾的常见原因是摄入不足或损失过多。由于疾病或其他原因需长期禁食或少食，而静脉补液中少钾或无钾时，易发生摄入不足。损失过多的原因比较多，可经消化道损失，如频繁的呕吐、腹泻、胃肠引流、长期用缓泻剂或轻泻剂等；经肾损失，如各种以肾小管功能障碍为主的肾脏疾病，可使钾从尿中大量丢失；经汗液丢失，常见于高温作业或重体力劳动者，大量出汗而使钾大量丢失。钾缺乏主要表现为肌无力及瘫痪、心律失常、横纹肌溶解及肾功能障碍等。

体内钾过多，血钾浓度高于 5.5mmol/L 时，可出现毒性反应，称高钾血症。神经肌肉表现为极度疲乏软弱，四肢无力，下肢为重。严重时可发生吞咽、呼吸及发音困难，甚至呼吸肌麻痹而骤死。心血管系统可见心率缓慢，心音减弱。酸中毒、缺氧、大量溶血、严重创伤、中毒反应等可使细胞内钾外移引起高钾血症。

（四）参考摄入量与食物来源

成人钾的 RNI 为 2 000mg/d，PI 为 3 600mg/d。因运动员出汗失钾较多，运动后恢复中蛋白质与糖原的合成均需钾，故供给量应增加，推荐摄入量为 3～4g。

钾的来源广泛，大部分食物都含有钾，其中蔬菜和水果是钾最好的来源。

五、钠和氯

（一）含量与分布

成人体内钠含量为 6 200～6 900mg 或 95～106mg/kg，占体重的 0.15%，体内钠主要存在细胞外液，占总钠量的 44%～50%，骨骼中含量高达 40%～47%，细胞内液含量较低，仅 9%～10%。正常人血浆钠浓度为 135～140mmol/L。氯主要分布于细胞外液，是细胞外液的主要阴离子。

（二）生理功能

1. 维持渗透压和水平衡　钠是细胞外液的主要阳离子，氯是细胞外液的主要阴离子，它们有维持细胞外液渗透压及水平衡的作用。

2. 调节酸碱平衡　碳酸氢钠是体内重要的缓冲物质，调节细胞外液酸碱平衡。

3. 维持神经肌肉的兴奋性　钠能提高神经肌肉的兴奋性。缺钠时会出现肌无力、易疲劳、食欲不振、心率加快等症状。

4. 产生胃酸 氯是胃酸的主要成分。胃酸能激活唾液淀粉酶，促进维生素 B_{12} 和铁的吸收，抑制微生物的生长。

5. 氯化钠有调味作用

（三）缺乏与过量

一般情况下人体不易缺乏钠，但在某些情况下，如禁食、少食、膳食钠限制过严、摄入量非常低时；高温、重体力劳动、过量出汗、胃肠疾病、反复呕吐、腹泻（泻剂应用）等使钠过量排出或丢失时，可引起钠缺乏。钠缺乏早期症状不明显，血钠过低时，渗透压下降，细胞肿胀。当失钠达 0.75～1.2g/kg 体重时，可出现恶心呕吐、视力模糊、心率加速、脉搏细弱、血压下降、肌肉痉挛、疼痛反射消失，以致淡漠、昏迷、休克、急性肾功能衰竭而死亡。

过量摄入食盐（每天达 35～40g）可引起急性中毒，出现水肿、血压上升、血浆胆固醇升高、脂肪清除率降低、胃黏膜上皮细胞破裂等。此外，长期摄入较大量的食盐，有可能增加胃癌发生的风险。

（四）参考摄入量与食物来源

成人钠的 RNI 为 1 500mg/d，PI 为 2 000mg/d。在高温、运动等情况下，机体从汗液中失钠较多，需要补充。摄入钠过多，对人体有害，可引起高血压和视网膜病变，还会加重心脏负担，对提高运动能力不利。

各种食物普遍含钠，人体内钠的主要来源是饮食中食盐（氯化钠）、酱油、味精、盐渍或腌制肉、酱咸菜类等。含钠量高的地区水源也会含有较高的钠。

六、镁

（一）含量与分布

成年人体内含镁量约 20～30g，其中 70%分布于骨骼中，约 30%贮存于骨骼肌、心肌、肝、肾、脑等组织的细胞内，而只有 1%分布在细胞外液。

（二）生理功能

1. 构成骨骼和牙齿

2. 酶的辅因子或激活剂 如羧化酶、己糖激酶、ATP 酶等需要 ATP 参与的酶促反应以及氧化磷酸化有关的酶均需 Mg^{2+} 存在。

3. 维持神经肌正常兴奋性，维持心肌正常结构与功能

（三）缺乏与过量

镁的食物来源广泛，且肾脏有良好的保镁功能，所以，因摄入不足而缺镁者罕见。镁缺乏多数由疾病引起镁代谢紊乱所致。最近发现克山病患者有低镁血症，所以镁缺乏可能是克山病的病因之一。镁缺乏的临床表现以神经系统和心血管为主。通常认为镁不容易缺乏，但有调查表明，自 20 世纪初以来全球范围内膳食镁的摄入量在持续下降，近

年来国内外一些较大规模的膳食调查也证实了这一点，人群膳食镁的摄入长期呈现边缘性缺乏的状态，应该引起重视。

在正常情况下，肠、肾及甲状旁腺能调节镁代谢，一般不易发生镁过多症。肾功能不全者，尤其是尿少者，接受镁剂治疗时，容易发生镁中毒。偶有大量注射或口服镁盐引起高血镁，尤其是在脱水或伴有肾功能不全者中更为多见。

（四）需要量与食物来源

成人镁的 RNI 为 330mg/d 或 120mg/1 000kcal 能量。镁是体内含量最少的常量元素，一般不会缺乏，但镁可从汗液中丢失，运动员及高温环境下工作出汗较多时，或用利尿剂者从尿中失镁较多，供给量应增加。

镁广泛存在于多种食物中，植物性食物含镁较多，粗粮、干豆、坚果、绿叶蔬菜、菌藻类含量都比较丰富，是镁的良好来源。肉、蛋、奶等动物性食物中镁含量相对较少，动物性食物中，虾米、虾皮中镁的含量较高。加工精制食品以及油脂含镁量最低。合理搭配膳食，多食含镁丰富的粗粮、坚果类食品（如核桃）、豆类、鱼类、绿色叶菜，基本可以满足人体镁的需要。

表 1-23 **镁含量较高的食物**（mg/100g）

食物	含量	食物	含量	食物	含量	食物	含量
麸皮	382	黑豆	243	香菜（干）	269	墨鱼（干）	359
荞麦	258	黄豆	199	白菜（脱水）	219	鲍鱼（干）	352
小麦胚粉	198	芸豆（杂带皮）	197	菠菜（干）	183	丁香鱼（干）	319
大麦	158	眉豆（饭豇豆）	171	甜椒（脱水）	145	蛏干	303
早糯谷	149	芸豆（红）	164	桑葚（干）	332	虾皮	265
黑米	147	扁豆（白）	163	腰果	153	虾米	236
苔菜（干）	1257	豆腐卷	152	芝麻（白）	202	鱿鱼（干）	192
口蘑	167	葵花籽仁	287	榛子（炒）	502	贻贝（干）	169
木耳（干）	152	杏仁	275	山核桃（干）	306	海参	149
香菇（干）	147	莲子（干）	242	芝麻（黑）	290	螺	149
海带	129	豆奶粉	184	花生仁（生）	178	江虾	131

七、铁

铁是较易缺乏的营养素之一，据 WHO 报道，铁缺乏的发生率在发达国家为 1%～20%，发展中国家为 30%～40%。运动员铁缺乏的发生率也较高，研究表明，剧烈运动不仅使人体内铁丢失增加，而且使铁的消化吸收率降低，对人体机能和健康影响很大。

（一）含量与分布

铁是人体中含量最多的必需微量元素。正常人体内的铁含量随年龄、性别、营养状况和健康状况等不同而异。成人体内含铁约4～5g，女性较男性略低，其中75%存在于血红蛋白、肌红蛋白、含铁酶（如细胞色素氧化酶、过氧化物酶、过氧化氢酶等）中，这部分具备代谢功能和酶功能的铁称功能性铁。其余25%的铁作为储备铁，主要以铁蛋白和含铁血黄素形式存在于肝、脾和骨髓中。

（二）生理功能

1. 参与体内氧的运送和组织呼吸过程　铁是血红蛋白和肌红蛋白的组成成分，在体内血红蛋白参与氧和二氧化碳的运输，肌红蛋白在肌肉中转运和储存氧，在肌肉收缩时释放氧以满足代谢的需要。含铁的细胞色素和一些酶类具有电子传递作用，对细胞呼吸和能量代谢具有重要意义。

2. 其他功能　铁催化β-胡萝卜素转化为维生素A，参与胶原的合成，并促进抗体的产生，增强机体免疫力、脂类在血液中转运以及药物在肝脏的解毒等。

（三）影响铁吸收的因素

1. 铁的存在形式　食物中的铁有两种形式，它们肠内的吸收率大不相同。

（1）非血红素铁：是植物性食物中以$Fe(OH)_3$形式存在的铁，吸收率一般只有1%～5%。这类铁的吸收受许多因素的影响。谷类和蔬菜中的植酸盐、草酸盐以及过多的膳食纤维都会干扰非血红素铁的吸收，因此植物性食物铁吸收率低。一些还原性物质，如维生素C和某些氨基酸，有利于铁的吸收；一些动物性食物如畜肉、禽肉及鱼肉也可促进铁的吸收，由于目前还不清楚其原因，故暂时假定含有某种可促进铁吸收的“肉因子”。牛奶和蛋类中不存在这种“肉因子”。

（2）血红素铁：是血红蛋白、肌红蛋白中与卟啉结合的铁，吸收率一般可达20%以上，且不受膳食中其他成分的影响。

2. 肠液酸碱度　酸性环境有利铁的还原和溶解，故促进其吸收。

3. 食物成分　柠檬酸、抗坏血酸、维生素A、动物蛋白质、半胱氨酸、铜、果糖、山梨醇等能促使非血红素铁还原成亚铁离子，故促进铁的吸收；而植酸、草酸、鞣酸及高磷低钙食物均能与非血红素铁结合成不溶性盐，故抑制铁的吸收。

4. 体内铁的贮存量及造血速度　铁的吸收除受铁的化学形式和膳食组成的影响以外，机体本身的铁营养状况对铁的吸收也有影响。体内铁储备充足时，铁吸收率降低；体内铁缺乏或造血速度快时，铁吸收率升高。人体在铁需要量增加时，也可增加铁的吸收。这种现象在非血红素铁的吸收中表现得更为显著。可能因为小肠黏膜细胞有一种或多种与铁结合的特异受体，可根据机体需铁的情况，调节铁的吸收。

（四）缺乏与过量

铁缺乏可引起缺铁性贫血。缺铁性贫血是一个世界性的重要公共卫生问题。贫血患者常有头晕、气短、心悸、乏力、面色苍白、注意力不集中、学习工作能力下降等症状。许多流行病学研究表明妊娠早期贫血与早产、低出生体重儿及胎儿死亡有关。

动物实验表明，铁缺乏可使肌肉中氧化代谢受损。人及动物实验皆证实缺铁降低抗感染能力和抗寒能力。长期铁缺乏明显影响身体耐力。

大量证据表明铁缺乏可引起心理活动和智力发育的损害以及行为改变。（尚未出现贫血的）铁缺乏还可损害儿童的认知能力，且以后补充铁也难以恢复。

引起铁过多的主要原因是口服铁剂和输血。急性铁中毒常发生于服用大剂量铁剂治疗缺铁性贫血后，表现为呕吐和血性腹泻等。过量的铁在体内长期积蓄可造成慢性铁中毒，可表现为血色素沉着症，肝、胰、心脏和关节等组织器官纤维化。

（五）参考摄入量与食物来源

成人铁的 RNI，男性为 12mg/d，成年女性 20mg/d。铁的 UL 为 42mg/d。运动员铁的供给量较高。缺氧和受伤情况下应增加供给量。

膳食中铁的良好来源是动物肝脏和全血，肉类和鱼类中含铁量也高，植物性食物中以绿叶蔬菜、花生、核桃、菌藻类、菠菜、黑木耳等中含铁量较丰富（表 1-24）。植物性食物中铁多为三价铁，吸收率较低；动物性食物中的铁为血红素铁，吸收率较植物性食物高，而蛋中铁的吸收率仅为 3%。

必要时可通过铁强化食物和铁剂补充铁，但必须慎重，一般通过正常膳食补铁不会引起铁中毒。

表 1-24 铁含量较高的食物（mg/100g）

食物	含量	食物	含量	食物	含量
鸭血	30.5	蛏子	33.6	藕粉	41.8
鸡血	25.0	蛤蜊	22.0	黑芝麻	22.7
沙鸡	24.8	喇蛄	14.5	鸡蛋黄粉	10.6
鸭肝	23.1	发菜	99.3	地衣（水浸）	21.1
猪肝	22.6	普中红蘑	2235.1	冬菜	11.4
蚌肉	50.0	冬菇	10.5	苜蓿	9.7

八、锌

20 世纪 60 年代初，伊朗农村发现了一种“伊朗侏儒症”，患儿身材矮小，发育不良。后来发现这些症状是由于缺锌引起的，补锌后症状消失。由此，锌在营养学上的作用才逐渐为人们所认识。

（一）含量与分布

锌（zinc）是铁以外，体内含量最多的必需微量元素，成人体内含锌量约 2～2.5g，分布在所有的组织器官，以肝、肾、肌肉、视网膜、前列腺、精子含量较高。

（二）生理功能

锌对生长发育、智力发育、免疫功能、物质代谢和生殖功能等均具有重要作用。

1. 金属酶的组成成分或酶的激活剂　体内约有 200 多种含锌酶，主要的含锌酶有超氧化物歧化酶、苹果酸脱氢酶、碱性磷酸酶、乳酸脱氢酶等，在参与组织呼吸、能量代谢及抗氧化过程中发挥重要作用。锌为维持 RNA 聚合酶、DNA 聚合酶及逆转录酶等活性所必需的微量元素。

2. 促进生长发育　锌参与蛋白质合成及细胞生长、分裂和分化等过程。缺锌可引起 RNA、DNA 和蛋白质合成障碍，细胞分裂减少，导致生长停止，从而影响胎儿生长发育、性功能和性器官的发育。

3. 促进机体免疫功能　锌可促进淋巴细胞有丝分裂，增加 T 细胞的数量和活力。缺锌可引起胸腺萎缩、胸腺激素减少、T 细胞功能受损及细胞介导的免疫功能改变。

4. 加速创伤愈合　锌为合成胶原蛋白所必需，故能促进皮肤和结缔组织中胶原蛋白的合成，加速创伤、溃疡、手术伤口的愈合。

5. 促进维生素 A 代谢，保护视力　锌参与维生素 A 还原酶和视黄醇结合蛋白的合成，有助于视紫红质的合成，有保持视力和使皮肤健康的作用。

6. 改善味觉，促进食欲　锌与唾液蛋白结合成味觉素，当机体缺锌时，将影响味觉和食欲。

（三）缺乏与过量

引起锌缺乏的主要因素有：①膳食摄入不平衡，动物性食物摄入偏少，有偏食习惯等；②生理需要量增加，如孕妇、乳母和婴幼儿对锌的需要量增加；③腹泻、急性感染、肾病、糖尿病、创伤及某些利尿药物增加锌的分解和排出。缺锌可引起食欲减退或异食癖、皮肤干燥粗糙、脱发、伤口愈合困难等表现。儿童缺锌表现为生长发育迟缓，青少年缺锌表现为第二性征发育不全，性成熟推迟。成人长期缺锌可导致性功能减退、精子数减少、胎儿畸形等。运动员缺锌会使运动能力降低。

盲目过量补锌或食用因镀锌罐头污染的食物和饮料等可能引起锌过量或锌中毒。过量的锌可干扰铜、铁和其他微量元素的吸收和利用，影响中性粒细胞和巨噬细胞活力，抑制细胞杀伤能力，损害免疫功能。成人摄入 2g 以上锌可发生锌中毒，引起腹痛、腹泻、恶心、呕吐等临床症状。

（四）参考摄入量与食物来源

成人锌的 RNI 为：男性 12.5mg/d，女性 7.5mg/d。锌的 UL 为 40mg/d。

锌的来源较广泛，贝壳类海产品（如牡蛎、海蛎肉、蛏干、扇贝）、红色肉类及动物内脏均为锌的良好来源。蛋类、豆类、谷类胚芽、燕麦、花生等也富含锌。蔬菜、水果类锌含量较低。

表 1-25 锌含量较高的食物（mg/100g）

食物	含量	食物	含量	食物	含量
小麦胚粉	23.4	山羊肉	10.42	鲜赤贝	11.58
花生油	8.48	猪肝	5.78	红螺	10.27
黑芝麻	6.13	海蛎肉	47.05	牡蛎	9.39
口蘑、白蘑	9.04	蛏干	13.63	蚌肉	8.50
鸡蛋黄粉	6.66	鲜扇贝	11.69	章鱼	5.81

九、铜

（一）含量与分布

成人体内铜（copper）含量约 100～150mg，其中 50%～70%在肌肉和骨骼，20%在肝脏，5%～10%在血液，以肝、肾、心、头发和脑含量最高，其次为脾、肺、肌肉、骨骼，腺体如脑垂体、甲状腺和胸腺含量最低。铜的吸收机制与铁、锌相似，即借助肠黏膜细胞中的载体蛋白，铜可与之竞争共同的载体蛋白。

（二）生理功能

铜在体内是许多酶的组成成分，已知十余种酶含铜，且都是氧化酶，如铜蓝蛋白、细胞色素氧化酶、超氧化物歧化酶、酪氨酸酶、多巴-β-羟化酶、赖氨酰氧化酶等，铜在体内也以上述酶的形式参与多种生理功能。

1. 维持正常的造血功能　铜蓝蛋白可催化二价铁氧化成三价铁，对生成运铁蛋白、促进铁的吸收和转运具有重要作用；铜蓝蛋白还能促进血红素和血红蛋白的合成，缺铜可引起缺铁性贫血。

2. 维护中枢神经系统的完整性　神经髓鞘的形成和神经递质儿茶酚胺的生物合成均需含铜的细胞色素氧化酶、多巴-β-羟化酶及酪氨酸酶的参与。铜缺乏可引起神经元减少、脑萎缩等症状，导致神经系统功能异常。

3. 促进骨骼、血管和皮肤健康　含铜的赖氨酰氧化酶能促进骨骼、皮肤和血管中胶原蛋白和弹性蛋白的交联。铜缺乏可使赖氨酰氧化酶活性降低而影响上述交联形成，引起骨骼脆性增加，血管和皮肤弹性降低等现象。

4. 抗氧化作用　铜是超氧化物歧化酶（superoxide dismutase，SOD）是体内重要的清除超氧阴离子的酶，催化超氧阴离子为氧和过氧化氢，从而保护细胞免受氧化损伤。铜是该酶的活性中心的重要成分。

此外，铜与胆固醇代谢、心脏功能、免疫功能及激素分泌也有关。

（三）缺乏与过量

铜广泛存在于各种食物中，正常膳食可满足人体对铜的需要，一般不易缺乏。铜缺乏多见于早产儿、慢性腹泻、长期完全肠外营养、铜代谢障碍等情况。主要表现为贫血、白细胞减少，血浆铜蓝蛋白和红细胞 SOD 含量下降，心律不齐、神经变性、胆固醇升高、皮肤毛发脱色和骨质疏松等症状。

过量铜摄入可引起急、慢性中毒，多为误服大量铜盐、饮用与铜容器或铜管道长时间接触的酸性饮料引起的急性中毒，表现为恶心呕吐、上腹部疼痛、腹泻、头痛、眩晕及口中有金属味等症状，严重者可出现黄疸、溶血性贫血、血尿、尿毒症，甚至死亡。

（四）参考摄入量与食物来源

成人铜的 AI 为 0.8mg/d，UL 为 8mg/d。

铜广泛存在于各种食物中，牡蛎含量最高，贝类、动物肝、肾及坚果类、谷类胚芽、豆类等含铜也较丰富，是铜的良好来源。植物性食物的铜含量取决于土壤中铜的水平。奶和蔬菜中铜含量较低。

十、碘

（一）含量与分布

成年人体内含碘（iodine）20～50mg，其中 70％～80％存在于甲状腺组织内，其余分布在骨骼肌、肺、卵巢、肾、淋巴结、肝、睾丸和脑组织中。甲状腺含碘量随年龄、摄入量及腺体的活动性不同而异。

（二）生理功能

碘在体内主要参与甲状腺激素的合成，故其生理作用也通过甲状腺激素的作用表现出来。甲状腺激素在体内主要为调节代谢和促进生长发育。甲状腺素对蛋白质的合成，能量代谢、水盐代谢有重要影响。因此，碘与机体正常生长发育关系密切。

（三）缺乏与过量

长期碘摄入不足或长期摄入含抗甲状腺素因子的食物（如十字花科植物中的萝卜、甘蓝、花菜中含有β-硫代葡萄糖苷，可干扰甲状腺对碘的吸收利用），可引起碘缺乏。一般情况下，远离海洋的内陆山区，其土壤和空气中含碘较少，水和食物中含碘量也不高，因此，可能成为碘缺乏病高发区。成人缺碘可引起甲状腺肿（地方性甲状腺肿），甲状腺功能低下；孕妇严重缺碘可影响胎儿神经、肌肉的发育而引起胚胎期和围产期胎儿和新生儿死亡率升高，婴幼儿缺碘可引起生长发育迟缓、智力低下，严重者发生呆小症（克汀病）。

碘过量通常发生于摄入含碘量高的食物，以及在治疗甲状腺肿等疾病中使用过量的碘剂等情况。我国河北、山东部分县区居民，曾因饮用深层高碘水，或高碘食物造成高碘性甲状腺肿。只要限制高碘食物，即可防治，如补碘反而使病情恶化。在我国使用碘强化食盐防治地方性甲状腺肿的过程中，未见有高碘性甲状腺肿的问题。

（四）参考摄入量与食物来源

成人碘的 RNI 为 120 μg/d，孕妇 230 μg/d，乳母 240 μg/d。碘的 UL 为 600 μg/d。

碘的重要食物来源是海产品，如海带、紫菜、蛤干、蚶干、干贝、淡菜、海参、海蜇等。植物性食物含碘量最低。

碘缺乏病是一种世界性地方病，我国是世界上碘缺乏危害最重的国家之一，除沿海地区和大城市外，多数省份都有该病的流行。采用食盐加碘是我国预防地方性甲状腺肿的重要措施。一般强化量为一吨食盐加碘化钾 10g。也可采用碘化核桃油或碘化大豆油。

十一、硒

硒（selenium）自 1817 年被发现后，很长时间未引起医学界的重视。到 20 世纪 30 年代，人们发现在高硒草地上放牧的牲畜出现硒中毒，由此认为硒是一种有毒的微量元素。20 年后，科学家通过现场调查和实验研究发现牲畜、家禽和大鼠饲料中如果缺乏硒也会出现各种病症，从而确认硒也是动物维持健康与生命不可缺少的微量元素。1957 年我国科学家首先提出克山病与缺硒有关，并进一步证实硒是人体必需微量元素。

（一）含量与分布

成人体内含硒 14～20mg，广泛分布于所有组织器官中，其浓度在肝、肾、胰、心、脾、牙釉质和指甲中较高，肌肉、骨骼和血液次之，脂肪组织最低。

（二）生理功能

1. 谷胱苷肽过氧化物酶（glutathione peroxidase，GSH-Px）的重要组成成分　每摩尔 GSH-Px 含 4g 原子硒，GSH-Px 在体内具有抗氧化作用，清除体内脂质过氧化物，阻断活性氧和自由基的损伤作用，从而保护细胞膜及组织免受氧化损伤，以维持细胞的正常功能。

2. 保护心血管和心肌健康　调查发现机体缺硒可引起以心肌损害为特征的克山病，缺硒还可引起脂质过氧化反应增强，导致心肌纤维坏死、心肌小动脉和毛细血管损伤。研究发现高硒地区心血管病发病率较低。

3. 解毒作用　硒与金属有较强的亲和力，能与体内有毒金属汞、镉、铅结合，抑制其吸收，并促进金属排出体外。

4. 其他作用　硒还具有促进生长、改善视觉功能及抗肿瘤的作用。

（三）缺乏与过量

我国科学家首次证实硒缺乏是发生克山病的重要原因。克山病在我国初发于黑龙江省克山县，分布在 14 个省、自治区，大多发生在山区和丘陵。主要易感人群为 2～6 岁的儿童和育龄妇女。病区人群血、尿、头发及粮食中的硒含量均明显低于非病区，人血中 GSH-Px 活力也明显低于非病区人群。克山病主要症状为心脏扩大、心功能不全和心律失常，重者发生心力衰竭或心源性休克，死亡率高达 85%。硒对心脏有保护作用，用亚硒酸钠干预取得了较好的预防效果。

缺硒也被认为是大骨节病的主要原因，该病是主要发生在青少年期的一种骨关节疾病。缺硒还可影响机体抗氧化能力和免疫功能。

硒摄入过多可引起中毒。我国湖北恩施地区水土中硒含量高，植物含有大量硒，居民平均每日从膳食摄入 4.99mg 硒而发生慢性硒中毒。其中毒症状为头发和指甲脱落，皮肤损伤，神经系统异常，如肢端麻木、抽搐，甚至偏瘫。严重者可致死亡。

（四）参考摄入量与食物来源

预防克山病的“硒最低日需要量”，男性为 19 μg，女性为 14 μg。成人硒的 RNI 为 60 μg/d，硒的 UL 为 400 μg/d。

海产品和动物内脏是硒的良好食物来源，如鱼子酱、海参、牡蛎、蛤蜊和猪肾等。富含硒的食物见表 1-26。食物中的硒含量随地域而异，特别是植物性食物的硒含量与地表土壤层的硒元素水平有关。

表 1-26 硒含量较高的食物（μg/100g）

食物	含量	食物	含量	食物	含量
鱼子酱	203.09	青鱼	37.69	瘦牛肉	10.55
海参	150.00	泥鳅	35.30	干蘑菇	39.18
牡蛎	86.64	黄鳝	34.56	小麦胚粉	65.20
蛤蜊	77.10	鳕鱼	24.8	花豆（紫）	74.06
鲜淡菜	57.77	猪肾	111.77	白果	14.50
鲜赤贝	57.35	猪肝（卤煮）	28.70	豌豆	41.80
蛏子	55.14	羊肉	32.20	扁豆	32.00
章鱼	41.68	猪肉	11.97	甘肃软梨	8.43

第八节 维生素

在各种营养素中，维生素（vitamin）发现较晚。虽然很早以前我国已经有用米糠治疗脚气病和用动物肝脏治疗夜盲症的记载，西方也知道柠檬汁可以治疗坏血病，但并不了解这些疾病的本质和食物产生疗效的原因。

20 世纪以来，随着科学发展，人们发现为了维持健康，机体除需要蛋白质、脂肪、碳水化合物、矿物质和水外，还必需各种维生素。维生素虽不提供能量，也不是人体组织的组成成分，人体需要的数量也很少，但机体自身不能合成或合成数量不能满足需要，必须由食物提供。

一、概述

维生素是维持机体正常代谢和生理功能所必需的一类微量的低分子有机化合物。维生素的种类很多，化学性质不同，生理功能各异，虽不参与构成机体组织，也不是体内的能量来源，但许多维生素是酶的辅基或辅酶的组成成分，对体内生物氧化等过程有重要的调节作用，在产能以及调节物质代谢过程中起重要作用。

维生素一般以其本体形式或以能被机体利用的前体形式存在于天然食物中。由于大多数维生素在体内不能合成，也不能大量储存在机体组织中，因此虽然需要量很小，但必须由食物提供。少数维生素，如维生素 D 可由机体合成，维生素 K 和生物素可由肠道细菌合成，但合成量不能完全满足机体的需要，因此不能替代从食物中获得维生素。

（一）命名

维生素有三个命名系统，一是按发现的时间顺序，以英文字母顺序命名，如维生素 A、B、C、D、E 等；二是按其生理功能命名，如抗坏血酸、抗干眼病维生素和抗凝血维生素等；三是按其化学结构命名，如视黄醇、硫胺素和核黄素等。

表 1-27 维生素命名

以字母命名	以化学结构名	以生理功能命名
维生素 A vitamin A	视黄醇，retinol	抗干眼病维生素
维生素 D vitamin D	钙化醇，calciferol	抗佝偻病维生素
维生素 E vitamin E	生育酚，tocopherol	
维生素 K vitamin K	叶绿醌，phylloquinone	抗凝血维生素
维生素 B_1 vitamin B_1	硫胺素，thiamin	抗脚气病维生素
维生素 B_2 vitamin B_2	核黄素，riboflavin	
维生素 B_5 vitamin B_5	烟酸（烟酰胺）niacin，nicotinic acid	抗癞皮病维生素
维生素 B_6 vitamin B_6	吡哆醇（醛，胺）pyridoxine	
维生素 B_{12} vitamin B_{12}	钴胺素，cobalamin	抗恶性贫血病维生素
维生素 C vitamin C	抗坏血酸，ascorbic acid	抗坏血病维生素

（二）分类

维生素化学结构不同，生理功能各异，根据维生素的溶解性将其分为两大类，即脂溶性维生素和水溶性维生素。

1. 脂溶性维生素

脂溶性维生素是指不溶于水而溶于脂肪及有机溶剂（如苯、乙醚、氯仿等）的维生素，包括维生素 A、D、E、K。在食物中它们常与脂类共存，其消化、吸收、运输、排泄过程与脂类密切相关。可贮存于脂肪组织和肝脏，故摄入过量易在体内蓄积而引起中毒，如长期大剂量摄入维生素 A 和维生素 D（超过人体需要量 3 倍）易引起中毒。若摄入过少可缓慢出现缺乏症状。

2. 水溶性维生素

水溶性维生素是指可溶于水的维生素，包括 B 族维生素（维生素 B_1、B_2、PP、B_6、B_{12}、叶酸、生物素等）和维生素 C。在食物烹调加工中易损失。大多数水溶性维生素常以辅酶的形式参与机体的物质代谢。水溶性维生素在体内仅有少量储存，当机体达到饱和后摄入的维生素较易从尿中排出，反之，若组织中维生素耗竭，则摄入维生素将被组织大量利用，从尿中排出量减少，因此可利用负荷试验对水溶性维生素的营养水平进行鉴定。水溶性维生素一般无毒性，但极大量摄入时也可出现毒性，如摄入维生素 C、B_6 或烟酸达正常人体需要量的 15～100 倍时，可出现毒性反应；若摄入过少，很快出现缺乏症状。

（三）维生素缺乏

1. 维生素缺乏原因　在营养素缺乏中，以维生素缺乏较为常见。维生素缺乏的常见原因有：

（1）维生素摄入量不足：由于社会、经济、文化以及自然灾害等原因使食物供应严重不足；由于营养知识缺乏，选择食物不当；也可由于食物运输、加工、烹调、储藏不当造成维生素破坏和丢失。

（2）吸收利用降低：老年人的咀嚼功能及胃肠道消化功能降低，对营养素（包括维生素）的吸收利用降低；肝、胆疾病患者由于胆汁分泌减少会影响脂溶性维生素的吸收，慢性胃肠炎患者对维生素吸收利用也降低；膳食成分也会影响维生素的吸收利用，如膳食中脂肪过少，会减少脂溶性维生素的吸收；纤维素过多，肠道蠕动加快，对营养素的吸收减少。

（3）维生素需要量相对增高：由于维生素的需要量增高，或因丢失增加而使体内维生素需要量相对增高。如妊娠期和哺乳期妇女、生长发育期儿童、特殊生活及工作环境的人群、疾病恢复期病人，对维生素的需要量都相对增高。长期使用营养素补充剂的人对维生素的需要量也有所增加，一旦摄入量减少，很容易出现维生素缺乏的症状。

2. 维生素缺乏的分类

（1）按发生原因分类：按发生原因可将维生素缺乏分为原发性和继发性两种。原发性维生素缺乏是指膳食中维生素供给不足或其生物利用率过低引起的维生素缺乏；继发性维生素缺乏是指由于生理或病理原因妨碍了维生素的消化吸收和利用，或因需要量增加，排泄或破坏增多而引起的条件性维生素缺乏。

（2）按缺乏程度分类：按缺乏程度可将维生素缺乏分为临床缺乏和亚临床缺乏两种。

缺乏某种维生素导致临床症状时，叫做维生素临床缺乏（即维生素缺乏症）。维生素缺乏症往往伴随贫困、战争、传染病而发生，曾如瘟疫般给人类带来灾难，但目前其病因已明确，这类疾病已基本得到控制。

亚临床维生素缺乏，也称维生素边缘缺乏（marginal deficiency），是营养缺乏中的一个主要问题，亚临床维生素缺乏者长期轻度缺乏某种维生素，不一定出现临床症状，但其体内维生素营养水平及生理功能处于低下状态，对疾病的抵抗力下降，工作效率和生活质量降低。有时也可能出现一些症状，如食欲差、视力下降、容易疲倦等，但由于这些症状不明显且不特异，往往被人们忽略，故应对此高度警惕。

（四）维生素与其他营养素的相互关系

各种维生素之间有着极为复杂的联系，例如硫胺素缺乏时，可影响核黄素在体内的正常利用。动物实验发现核黄素与硫胺素有助于体内维生素 C 的合成，缺乏时体内维生素 C 含量减少，

还应注意维生素与其他营养素之间的关系。高脂肪膳食大大增加核黄素的需要量，而高蛋白膳食则有利于核黄素的利用和保存。由于硫胺素、核黄素和烟酸与能量代谢关系密切，所以它们的需要量都应随着能量需要量增加而增加。

因此，各种维生素之间、维生素与其他营养素之间保持平衡非常重要，如果某一种营养素的摄入量不适当，可能引起或加剧其他营养素的代谢紊乱。

维生素对运动员更为重要，不仅为身体健康所必需，而且一些维生素直接影响人体的运动能力。研究表明，体内维生素营养状况与运动能力有密切关系。体内维生素缺乏或不足，运动能力下降。

摄入维生素必须适量，少则引起缺乏病，过多对机体不仅无益，反而有害。如维生素 A、D 摄入过多会发生蓄积中毒。过量的维生素 B_1 和维生素 C 会引起代谢紊乱并对其他维生素产生拮抗作用。通过食物摄入维生素一般不会过量，在食物供给充足的情况下，也不必额外补充维生素制剂。

二、维生素 A

（一）概念与性质

1. 概念　维生素 A 类是指含有β-白芷酮环的多烯基结构、并具有视黄醇（retinol）生物活性的一大类物质。狭义的维生素 A 指视黄醇，广义的维生素 A 包括已形成的维生素 A 和维生素 A 原。

动物体内具有视黄醇生物活性功能的维生素 A 称为已形成的维生素 A（preformed vitamin A），包括视黄醇、视黄醛（retinal）、视黄酸（retinoic acid）等物质。维生素 A（视黄醇）有维生素 A_1（视黄醇）和维生素 A_2（3-脱氢视黄醇）之分。维生素 A_1 主要存在于海产鱼中，而维生素 A_2 主要存在于淡水鱼中。维生素 A_2 的生物活性为维生素 A_1 的

40%，其促进大鼠生长的功能比维生素 A_1 小，但二者的生理功能相似。

植物中不含已形成的维生素 A，在黄、绿、红色植物中含有类胡萝卜素，其中一部分可在体内转变成维生素 A 的类胡萝卜素称为维生素 A 原（provitamin A）。目前已经发现的类胡萝卜素约 600 种，仅有约十分之一是维生素 A 原，其中主要有α-胡萝卜素、β-胡萝卜素、γ-胡萝卜素和隐黄素四种，以 β-胡萝卜素的活性最高。

2. 性质　维生素 A 和胡萝卜素对酸、碱和热稳定，一般烹调和罐头加工不易破坏，但易被氧、强光和紫外线破坏，脂肪酸败可引起其严重破坏。

（二）生理功能

1. 维持正常视觉　维生素 A 是合成视网膜杆状细胞内的感光物质——视紫红质的原料，视紫红质具有感受弱光的作用，使人能在暗处看清物体。如果维生素 A 缺乏，视紫红质合成不足，对弱光敏感度降低，使暗适应时间延长，夜间视力减退，产生视力低下和夜盲症。严重时可致角膜软化、穿孔，甚至失明。

2. 维持上皮的正常生长与分化　维生素 A 与上皮细胞的正常形成有关。维生素 A 与磷酸构成的酯类是合成糖蛋白所必需的糖基的载体，而糖蛋白参与上皮细胞的正常形成和黏液分泌，是维持上皮细胞生理完整性的重要因素。缺乏维生素 A 时，上皮细胞分泌黏液的能力丧失，出现上皮干燥、增生及角化、脱屑，以眼、呼吸道、消化道、尿道等上皮组织受影响最为明显。由于上皮组织不健全，机体抵抗微生物侵袭的能力降低而易感染疾病。如果累及泪腺上皮，泪液分泌减少，会造成干眼病。

3. 促进生长发育　视黄醇和视黄酸为胚胎发育所必需，促进生长发育。缺乏维生素 A 则体重下降，骨骼生长不良，生长发育受阻。孕妇缺乏维生素 A 可导致胚胎发育不全或流产。

4. 防癌　维生素 A 的重要生理功能之一是使上皮细胞分化成特定的组织。近年来研究证明，维生素 A 与视黄醇类物质能抑制肿瘤细胞的生长与分化而起到防癌、抗癌作用。如维生素 A 缺乏，细胞分化异常，则容易发生肿瘤。维生素 A 还可阻断某些化学物质的致癌作用。类胡萝卜素的抑癌作用比维生素 A 更受人们重视，可能与其抗氧化作用有关。许多研究表明，食物形式（不是补充剂纯品形式）的维生素 A 和 β-胡萝卜素的高摄入可减少肺癌等上皮癌发生的风险。

5. 维持机体正常免疫功能　大量研究表明，维生素 A 对机体免疫系统有重要的作用，维生素 A 缺乏可影响抗体生成、胸腺重量和上皮组织的分化，使机体免疫功能降低，引起呼吸道、消化道感染率增加。

6. 改善铁吸收和铁运转　维生素 A 有改善铁吸收和促进铁运转的作用。体外实验表明，维生素 A 和 β-胡萝卜素可能在肠道内与铁形成溶解度高的络合物，从而减少了植酸和多酚类物质对铁吸收的不利影响。

（三）缺乏与过量

1. 维生素A缺乏　维生素A缺乏是许多发展中国家的一个主要公共卫生问题，发生率很高，在非洲和亚洲的部分地区甚至呈地区性流行。

婴幼儿和儿童维生素A缺乏的发生率远高于成人，这是因为孕妇血中的维生素A不易通过胎盘屏障进入胎儿体内，故新生儿体内维生素A储存量低。一些疾病，如麻疹、肺结核、肺炎、猩红热等消耗性疾病，胆囊炎、胰腺炎、肝硬化、胆管阻塞，慢性腹泻等消化道疾病，血吸虫病和饮酒等，皆可影响维生素A的吸收和代谢，故这些疾病极容易伴发维生素A缺乏。

维生素A缺乏最早的症状是暗适应能力下降，严重者可致夜盲症；维生素A缺乏可引起干眼病，进一步发展可致失明。儿童维生素A缺乏最重要的临床诊断体征是毕脱氏斑（Bitot's spots）。

维生素A缺乏除眼部症状外，还会引起机体不同组织上皮干燥、增生及角化，以至出现各种症状（如皮脂腺及汗腺角化致皮肤干燥，毛囊角化过度致毛囊丘疹与毛发脱落），食欲减退，易感染。特别是儿童、老人容易引起呼吸道炎症，严重时可引起死亡。另外，维生素A缺乏时，血红蛋白合成代谢障碍，免疫功能低下，儿童生长发育迟缓。

2. 维生素A过量　摄入大剂量维生素A可引起急性中毒、慢性中毒及致畸。摄入普通食物一般不会引起维生素A过多，绝大多数系过多摄入维生素A浓缩制剂引起，也有食用狗肝、熊肝或鲨鱼肝引起中毒的报道。极少数对维生素A毒性敏感的人每天摄入6 000～35 000IU的维生素A，也会发生慢性中毒。

（1）急性中毒：产生于一次或多次连续摄入大量维生素A，如成人摄入维生素A超过维生素A RNI的100倍，或儿童摄入维生素A超过其RNI的20倍时，可发生急性中毒。早期症状为恶心、呕吐、头痛、眩晕、视觉模糊、肌肉失调、婴儿囟门突起。当剂量极大时，可发生嗜睡、厌食、少动、反复呕吐。一旦停止服用维生素A症状自行消失。但极大剂量的维生素A（12g）可致命。

（2）慢性中毒：比急性中毒常见，维生素A使用剂量为其RNI的10倍以上时可发生，常见症状是头痛、脱发、肝大、长骨末端外周部分疼痛、肌肉僵硬、皮肤干燥瘙痒、复视、出血、呕吐和昏迷等。

（3）致畸：动物实验证明，维生素A摄入过量，可导致胚胎吸收、流产、出生缺陷。孕妇在妊娠早期每天大剂量摄入维生素A，娩出畸形儿的相对危险度为25.6。

大量摄入类胡萝卜素可出现高胡萝卜素血症（hypercarotenemia），皮肤可出现类似黄疸改变，但停止使用类胡萝卜素，症状会慢慢消失，一般不会引起毒性反应。

（四）营养水平鉴定

1. 血清中维生素A水平　成人正常值为1.5～3 μmol/L（430～860 μg/L）。

2. 视觉暗适应功能测定　暗适应计测定适用于现场调查。维生素A缺乏者暗适应时间延长。事先让 10 名健康人摄入 10 000 IU 维生素 A 连续 7d，然后测定暗适应时间，以 95%上限值作为正常值。有眼部疾患、血糖过低和睡眠不足者暗适应功能也降低，用此法不能真实反映维生素 A 营养水平。

（五）参考摄入量与食物来源

膳食或食物中全部具有视黄醇活性物质（包括已形成的维生素 A 和维生素 A 原）的总量（μg）用视黄醇当量（retinol equivalents，RE）表示。它们常用的换算关系是：

1 μg 视黄醇＝1.0 μg 视黄醇当量（RE）

1IU 维生素 A＝0.3 μgRE

1 μg β-胡萝卜素＝0.167 μgRE

1 μg 其他维生素 A 原＝0.084 μgRE

我国成人维生素 A RNI，男性为 800 μgRE，女性为 700 μgRE。视力要求高，夜间及弱光下工作，皮肤黏膜经常受刺激者维生素 A 的需要量较高，如射击、摩托及游泳运动员的需要量较高。维生素 A 的安全摄入量范围较小，大量摄入有明显的毒性反应。β-胡萝卜素是维生素 A 的安全来源。维生素 A（不包括β-胡萝卜素）的 UL 为 3000 μgRE/d，有人建议膳食中已形成的维生素 A 和维生素 A 原的比例为 1∶2。

维生素 A 最好的来源是各种动物肝脏、鱼肝油、鱼卵、全奶、奶油、禽蛋等；维生素 A 原的良好来源是深色蔬菜和水果，如冬寒菜、菠菜、首宿、空心菜、莴笋叶、芹菜叶、胡萝卜、豌豆苗、红心红薯、辣椒及水果中的芒果、杏子及柿饼等。

除膳食来源之外，维生素 A 补充剂也常使用，其使用剂量不要高于 RNI 的 1.5 倍，用量过大不仅没有必要，反而会引起中毒。

表 1-28 维生素 A 含量较高的食物（μgRE/100g）

名称	含量	名称	含量	名称	含量	名称	含量
牛肝	20 220	鸡蛋粉	525	奶油蛋糕	175	带鱼	29
猪肝	4 972	奶油	297	鸡肉松	90	丁香鱼（干）	119
鸡肝	10 414	鹌鹑蛋	337	鲅鱼	125	冰激凌	48
鸭肝	1 040	鸭蛋	261	全脂牛乳粉	141	肉鸡（肥）	226
羊肝	20 972	鸡蛋	234	青豆	132	鲫鱼	17

三、维生素 D

（一）概念与性质

1. 概念　维生素 D 类是指含环戊氢烯菲环结构、并具有钙化醇生物活性的一大类物质，以维生素 D_2（ergocalciferol，麦角钙化醇）和维生素 D_3（cholecalciferol，胆钙化醇）最为常见。动物皮肤和脂肪的 7-脱氢胆固醇及植物油、酵母菌或麦角中的麦角固醇经紫外线照射后可分别转化为维生素 D_3 和维生素 D_2。

2. 性质 维生素 D 化学性质比较稳定，在中性和碱性环境中耐热，不易被氧化，但在酸性环境中则逐渐分解；故通常的烹调加工不会引起维生素 D 的损失；但脂肪酸败可引起维生素 D 破坏。

（二）生理功能

维生素 D 的主要生理功能是促进小肠对钙、磷的吸收，调节钙、磷代谢，维持血清钙、磷浓度稳定，促进钙、磷在骨骼中的沉积，从而促进骨骼生长发育。儿童缺乏维生素 D 使骨骼和牙齿的生长发育不良，发生佝偻病；成人缺乏维生素 D 可使骨骼脱钙而致骨质疏松或发生骨软化症。

（三）缺乏与过量

1. 维生素 D 缺乏 维生素 D 缺乏可导致肠道吸收钙和磷减少，肾小管对钙和磷的重吸收减少，影响骨钙化，造成骨骼和牙齿矿化异常。缺乏维生素 D 对婴儿将引起佝偻病（rickets）；对成人，尤其是孕妇、乳母和老人，可使已成熟的骨骼脱钙而发生骨质软化症（osteomalacia）和骨质疏松症（osteoporosis）。缺乏维生素 D、钙吸收不足、甲状旁腺功能失调或其他原因造成血清钙水平降低时可引起手足痉挛症，表现为肌肉痉挛，小腿抽筋、惊厥等。

2. 维生素 D 过多症 过量摄入维生素 D 也可引起维生素 D 过多症。维生素 D_3 的中毒剂量虽然尚未确定，但摄入过量的维生素 D 可产生副作用。维生素 D 中毒表现为食欲不振、体重减轻、恶心、呕吐、腹泻、头痛、多尿、烦渴、发热；血清钙磷增高，以至发展成动脉、心肌、肺、肾、气管等软组织转移性钙化和肾结石。严重的维生素 D 中毒可导致死亡。

发生维生素 D 中毒后，首先应停服维生素 D、限制钙摄入，重症者可静脉注射EDTA，促使钙排出。预防维生素 D 中毒最有效的方法是避免滥用。

（四）营养水平鉴定

1. 血浆 25-OH-D_3 正常值为 25～150nmol/L。

2. 血清 1,25-$(OH)_2$-D_3 正常值为 38～144nmol/L。

（五）参考摄入量与食物来源

维生素 D 既来源于膳食，又可由皮肤内的 7-脱氢胆固醇产生维生素 D_3，因此很难精确地确定维生素 D 的膳食供给量。我国推荐的成人维生素 D 的 RNI 为 10 μg，UL 为50 μg。

目前也用国际单位（IU）作为维生素 D 的计量单位，其换算关系为：

1IU 维生素 D＝0.025 μg 维生素 D。

动物性食物和植物性食物中维生素 D 的含量一般都很少，维生素 D 主要存在于海水鱼（如沙丁鱼）、肝、蛋黄等动物性食品及鱼肝油制剂中。人乳和牛奶中维生素 D 含量较低，蔬菜、谷类及其制品和水果只含少量的维生素D或不含维生素D。世界上广泛采用维生素A、D强化牛奶，使维生素D缺乏症得到了有效的控制。

经常晒太阳也是人体获得充足有效的维生素D_3的最好途径，在阳光不足或空气污染严重的地区，也可采用紫外线灯作预防性照射。成年人只要经常接触阳光，在一般膳食条件下一般不会发生维生素D缺乏病。

在用维生素D强化食品时，应该十分慎重。在19世纪30年代初期，用维生素D_3（10μg/quart，1quart=1.14L）强化牛奶的措施消除了存在于美国等国家的一个严重的健康问题——佝偻病。然而在第二次世界大战期间英国儿童牛奶中维生素D的强化量增加了5～10倍，结果在20世纪40、50年代又出现了血钙过多症（hypercalcemia）的流行。现在美国婴儿食品对维生素D的强化剂量又回到原来的10μg/quart。

四、维生素E

早期的动物研究发现，雌鼠缺乏维生素E不能生育，因而称之为“生育酚”。虽然至今还未发现人体因缺乏维生素E而不能生育，但临床上仍用其治疗先兆性或习惯性流产。近年研究发现，维生素E有很强的抗氧化性，而且它在体内的多种生理功能均与其抗氧化性有关。目前对维生素E的研究已成为营养学的一个热点。

（一）概念与性质

1. 概念　维生素E类是指含苯骈二氢吡喃结构、具有α-生育酚生物活性的一类物质。目前已知有四种生育酚（tocopherols，即α-T，β-T，γ-T，δ-T）和四种生育三烯酚（tocotrienols，即α-TT，β-TT，γ-TT，δ-TT），其中α-生育酚的生物活性最高，如以其活性作为100，则β、γ和δ生育酚的活性分别为40、8和20。故通常以α-生育酚作为维生素E的代表进行研究。

2. 性质　α-生育酚对热及酸稳定，对碱不稳定，对氧十分敏感，油脂酸败会加速维生素E的破坏。食物中维生素E在一般烹调时损失不大，但油炸时维生素E活性明显降低。

（二）生理功能

1. 抗氧化作用　维生素E是高效抗氧化剂，在体内保护细胞免受自由基损害。维生素E与超氧化物歧化酶、谷胱甘肽过氧化物酶（glutathione peroxidase）一起构成体内抗氧化系统，保护生物膜（包括细胞膜、细胞器膜）上多烯脂肪酸、细胞骨架及其他蛋白质的巯基免受自由基攻击。维生素E缺乏可使细胞抗氧化功能发生障碍，引起细胞损伤，这一功能与其抗动脉硬化、抗癌、改善免疫功能及延缓衰老等过程有关。

2. 促进蛋白质更新合成　维生素E可促进蛋白质更新合成，促进某些酶蛋白的合成，降低分解代谢酶（如DNA酶、RNA酶、肌酸激酶等）的活性，再加上清除自由基的能力，使其总的效果表现为促进人体正常新陈代谢，增强机体耐力，维持骨骼肌、心肌、平滑肌、外周血管系统、中枢神经系统及视网膜的正常结构和功能。

3. 预防衰老 随着年龄增长体内脂褐质（lipofuscin）不断增加。脂褐质俗称老年斑，是细胞内某些成分被氧化分解后的沉积物。补充维生素 E 可减少脂褐质形成，改善皮肤弹性，使性腺萎缩减轻，提高免疫能力。维生素 E 在预防衰老中的作用已被重视。

4. 其他 维生素 E 可抑制磷脂酶 A_2 的活性，减少血小板血栓素 A_2 的释放，从而抑制血小板的聚集；维生素 E 可抑制体内胆固醇合成限速酶，从而降低血胆固醇水平；维生素 E 还可抑制肿瘤细胞的增殖；维生素 E 可能与动物的生殖功能和精子生成有关。

（三）缺乏与过量

1. 维生素 E 缺乏 维生素 E 缺乏在人类较为少见，但可出现在低出生体重的早产儿和脂肪吸收障碍的患者。长期缺乏者血浆中维生素 E 浓度可降低，红细胞膜受损，红细胞寿命缩短，出现溶血性贫血，给予维生素 E 治疗可好转。缺乏维生素 E 还可出现视网膜退变、肌无力、神经退行性病变等。

流行病学研究结果表明，低维生素 E（及其他抗氧化剂）营养状况可能增加动脉粥样硬化、恶性肿瘤（如肺癌、乳腺癌）、白内障以及其他老年退行性疾病的风险。临床上有人用维生素 E 治疗心绞痛，可使症状减轻或消失。

2. 维生素 E 中毒 在脂溶性维生素中，维生素 E 的毒性相对较小。大剂量维生素 E（每天摄入 800mg～3.2g）可能出现中毒症状，如肌无力、视力模糊、复视、恶心、腹泻以及维生素 K 吸收和利用障碍。目前不少人自行补充维生素 E，但每日摄入量以不超过 400mg 为宜。

（四）营养水平鉴定

1. 血浆维生素 E 水平 正常值为 11.5～46 μmol/L。

2. 红细胞溶血试验 ＜10％为正常，维生素 E 水平偏低者比值为 10％～20％，＞20％为缺乏。

（五）参考摄入量和食物来源

我国成人的维生素 E 的 RNI 为 14mg，UL 为 700mg。维生素 E 需要量还受其他膳食成分的影响，如多不饱和脂肪酸和脂肪酸、口服避孕药、阿司匹林、酒精饮料等都会增加维生素 E 的需要量。当多不饱和脂肪酸摄入量增多时，应相应地增加维生素 E 的摄入量，一般每摄入 1g 多不饱和脂肪酸，应摄入 0.4mg 维生素 E。

维生素 E 在自然界中分布甚广，一般情况下不会缺乏。维生素 E 含量丰富的食品有植物油、麦胚、硬果、种子类、豆类及其他谷类；蛋类、鸡（鸭）肫、绿叶蔬菜中含有一定量维生素 E；肉、鱼类动物性食品、水果及其他蔬菜含量很少。

五、维生素 B_1

维生素 B_1 又称硫胺素（thiamin）或抗脚气病维生素，是人类最早发现的维生素之一。

因其结构中有含硫的噻唑环与含氨基的嘧啶环，故名硫胺素。

（一）性质

在酸性环境中较稳定，加热不易分解。但在碱性环境中极不稳定，紫外线可使其降解而失活，铜离子可加快其破坏。

（二）生理功能

1. 辅酶功能　硫胺素焦磷酸酯（TPP）是硫胺素作为辅酶的主要活性形式，是体内α-酮酸氧化脱羧反应和磷酸戊糖途径中转酮醇酶的辅酶。α-酮酸氧化脱羧反应是发生在线粒体中的生物氧化的关键环节，来自葡萄糖、脂肪和支链氨基酸的丙酮酸和α-酮戊二酸经氧化脱羧产生乙酰辅酶A、琥珀酰辅酶A（succinyl CoA），才能进入三羧酸循环彻底氧化供能。磷酸戊糖途径虽不是葡萄糖氧化供能的主要途径，却是核酸合成所需的戊糖以及脂肪和类固醇合成所需NADPH的重要来源，是维持体内还原能力的重要途径。乙酰辅酶A和琥珀酰辅酶A是体内三大营养素分解代谢的关键环节，同时又是其合成的联接点。正常情况下，神经组织的能量主要靠葡萄糖氧化来供给，所以维生素B_1缺乏首先影响神经组织的能量供应，并伴有丙酮酸及乳酸等在神经组织中的堆积，出现手足麻木、四肢无力等多发性周围神经炎的症状。严重者引起心跳加快、心脏扩大和心力衰竭。

2. 非辅酶功能　维生素B_1在维持神经、肌肉特别是心肌的正常功能以及维持正常食欲、胃肠蠕动和消化液分泌方面也有重要作用。维生素B_1的此功能可能与TPP直接激活神经细胞的氯离子通道、控制神经传导的启动有关。

神经递质乙酰胆碱能促进胃肠蠕动和增加消化液的分泌，胆碱酯酶可使乙酰胆碱分解。维生素B_1能抑制胆碱酯酶的活性，促进乙酰胆碱的合成，有增强胃肠功能的作用。维生素B_1缺乏时，由于胆碱酯酶活性增强，乙酰胆碱水解加速，使神经正常传导受到影响，致胃肠蠕动缓慢，消化液分泌减少，引起食欲不振、消化不良等消化功能障碍。

（三）缺乏与过量

1. 维生素B_1缺乏原因

（1）摄入不足：长期大量食用精白米面，同时又没有补充其他富含维生素B_1的食物，易造成维生素B_1缺乏；煮粥、煮豆、蒸馒头时加入过量的碱会造成维生素B_1破坏；食欲减退，大量饮酒，长期静脉营养患者可致维生素B_1摄入不足。

（2）需要量增加：维生素B_1摄入量与能量的摄入量成正比，在生理情况下，如生长发育旺盛期、妊娠及哺乳期，强体力劳动与运动者，或以高碳水化合物、低脂肪、低蛋白饮食为主者，维生素B_1需求量增加。在病理情况下，如甲状腺机能亢进、长期发热以及慢性消耗性疾病时，维生素B_1需要量亦增加。

（3）吸收障碍：慢性腹泻、肠结核、肠伤寒等疾病可致维生素B_1吸收障碍。酗酒、慢性营养不良及叶酸缺乏者亦可存在吸收障碍。

（4）分解增加：进食某些含硫胺素酶的食物，如生鱼片、牡蛎、虾、咖啡、茶，可

分解破坏维生素 B_1，使体内硫胺素水平下降。

（5）排泄增加：使用利尿剂时，可使维生素 B_1 丢失过多。

2. 维生素 B_1 缺乏症　维生素 B_1 缺乏症又称脚气病（beriberi）。发病早期表现为体弱、疲乏、烦躁、健忘，消化不良或便秘和运动能力下降。根据临床症状分为三型：

（1）干性脚气病：以多发性神经炎为主，出现上行性周围神经炎，表现为指趾麻木、肌肉酸痛、压痛，尤以腓肠肌为甚。

（2）湿性脚气病：以下肢水肿和心脏症状为主。出现心悸、气促、心动过速和水肿，心电图异常，右心室肥大。

（3）混合型脚气病：严重缺乏者可同时出现神经和心血管系统症状。

婴儿脚气病多发生于出生 2～5 个月的婴儿，起病急骤，以心脏累及为主，表现为食欲不振、呕吐、烦躁不安、失眠，严重者可致角弓反张、抽搐、心力衰竭，甚至死亡。患儿母亲常系隐性或有临床表现的脚气病患者。

维生素 B_1 过量中毒很少见。每天服用维生素 B_1 超过 5～10mg 时，可能出现头痛、惊厥、心律失常等症状。

（四）营养水平鉴定

1. 尿负荷试验　成人一次口服 5mg 硫胺素后，收集测定 4h 尿中硫胺素排出总量，＜100μg 为缺乏，100～200μg 为不足，＞200μg 为正常。

2. 任意一次尿硫胺素与肌酐排出量的比值（μg/g）　成人＜27 为缺乏，27～65 为不足，≥65 为正常。儿童、青少年的判定标准有所不同，应予以注意。

3. 红细胞转酮醇酶活力系数（erythrocyte transketolase activity coefficient，ETK-AC）或 TPP 效应　加入 TPP 后该酶活性增加的百分率即为 TPP 效应，在硫胺素缺乏的早期转酮醇酶活性就已经下降，ETK-AC 愈高，则说明硫胺素缺乏愈严重。所以测定 ETK-AC 或 TPP 效应是目前评价硫胺素营养状况应用最广的方法。其活性增加 15%～25%为不足，＞25%为缺乏。

（五）参考摄入量与食物来源

维生素 B_1 供给量与碳水化合物摄入量有关，并与能量消耗成正比。一般认为每 4 184kJ（1 000kcal）能量需要维生素 B_1 0.5mg。老人和儿童的硫胺素需要量较成人高，每 4 184kJ（1 000kcal）能量需要维生素 B_1 0.5～0.6mg。成人维生素 B_1 的 RNI，男性 1.4mg/d，女性 1.2mg/d。运动员的需要量较高，耐力项目尤甚。

谷类是维生素 B_1 的主要来源，杂粮、豆类、干酵母、干果类、动物内脏、蛋类、瘦猪肉也含有较多的维生素 B_1。谷类精制加工、食物过度水洗、烹调时弃汤、加碱、高温等均可使维生素 B_1 有不同程度损失。

六、维生素 B_2

维生素 B_2 分子结构中含核糖醇，且呈黄色，故又名核黄素。

（一）性质

维生素 B_2 在酸性环境中对热稳定，碱性环境中易被分解破坏。游离型核黄素对紫外光高度敏感，易被光解破坏。

（二）生理功能

1. 参与体内生物氧化和能量代谢　维生素 B_2 在体内也是以辅酶形式起作用。维生素 B_2 以黄素单核苷酸（FMN）和黄素腺嘌呤二核苷酸（FAD）形式参与构成体内黄素酶的辅基，通过呼吸链参与体内氧化还原反应和能量代谢。脂酰辅酶 A 脱氢酶、L-氨基酸氧化酶、琥珀酸脱氢酶、黄嘌呤氧化酶等都属于黄素酶，维持碳水化合物、脂肪和蛋白质三大物质正常代谢，促进正常的生长发育，维护皮肤和黏膜的完整性。如果维生素 B_2 长期摄入不足，会出现多种临床症状。

2. 参与维生素 B_6 和烟酸的代谢　FAD 和 FMN 分别作为辅酶参与色氨酸转变为烟酸、维生素 B_6 转变为磷酸吡哆醛的过程。

3. 参与体内抗氧化防御系统和药物代谢　FAD 是谷胱甘肽过氧化物酶的辅酶，参与体内抗氧化防御系统。FAD 还可作为细胞色素 P450 结合，参与药物代谢。

（三）缺乏与过量

摄入不足和酗酒是维生素 B_2 缺乏的主要原因。缺乏可出现多种临床症状，无特异性，维生素 B_2 缺乏的症状主要表现在唇、舌、口腔黏膜和会阴皮肤处，故有“口腔－生殖综合征（orogenital syndrome）”之称。首先出现咽喉炎和口角炎，然后为舌炎、唇炎（红色剥脱唇）、面部脂溢性皮炎、躯干和四肢皮炎，随后出现贫血和神经系统症状。有些病人有明显的角膜血管增生和白内障形成，以及阴囊炎，阴道炎等。但是，舌炎、皮炎不是维生素 B_2 缺乏的特有症状，其他维生素缺乏也可出现皮炎。怀孕期间，尤其是胎儿形成的关键时期，如缺乏维生素 B_2，会出现唇裂、白内障等先天畸形。儿童长期缺乏维生素 B_2 可致生长迟缓、轻中度缺铁性贫血。

由于核黄素辅酶参与叶酸、烟酸及吡哆醛的代谢，因此在严重缺乏时常混杂出现其他 B 族维生素缺乏的表现。

一般来说，由于核黄素溶解度极低，在肠道吸收有限，因而无中毒或过量的担忧。维生素 B_2 在正常肾功能状况下几乎不产生毒性，大量服用时尿呈黄色。

（四）营养水平鉴定

1. 尿负荷测验（4h）　口服核黄素 5mg，测定服后 4h 尿中排出量，＜400μg 为缺乏，400～799μg 为不足，800～1 300μg 为正常，＞1 300μg 为营养状况良好。

2. 任意一次尿核黄素/肌酐比值（μg/g）＜27 为缺乏，27～79 为不足，80～269 为正常。

3. 全血谷胱甘肽还原酶活力系数（glutathione reductase activity coefficient，GR-AC）红细胞谷胱甘肽还原酶属于典型的黄素酶，其活力大小可以准确反映组织核黄素的营养状况。在CoA饱和的溶血试样中，再加入一定量的底物谷胱甘肽，测定加与不加FAD时还原型谷胱甘肽的生成量，以二者的比值来作为评价维生素B_2营养状况的指标。<1.2为充裕，1.2～1.5为正常，1.5～1.8为不足，>1.8为缺乏。

4. 红细胞核黄素含量 红细胞核黄素含量大于400nmol/L或150μg/L为正常，>200μg/L为营养状况良好，<270nmol/L或100μg/L时为缺乏。

（五）参考摄入量与食物来源

维生素B_2供给量与能量摄入成正比。一般每4 184kJ（1 000kcal）能量需维生素B_2 0.5mg，成人核黄素RNI，男性1.4mg/d，女性1.2mg/d。运动员能量消耗大，需要量较高，力量和耐力项目尤甚。

核黄素的良好来源主要是动物性食物，肝、肾、心、蛋黄、奶类尤为丰富。植物性食物中则以绿叶蔬菜如菠菜、韭菜、油菜及豆类含量较多，而粮谷类含量较低，尤其是精制的粮谷。核黄素在食品加工中容易损失，可由于热烫处理或曝光而损失，牛奶在强光下2h后即可损失50%的核黄素。蔬菜经炒煮后能保持60%～90%的核黄素，而碾磨过的谷物可损失60%的核黄素。

七、维生素C

维生素C因早年发现能预防和治疗坏血病，故称为“抗坏血酸”。

（一）性质

维生素C呈酸性，在酸性溶液中较稳定，对热、氧、碱都不稳定，尤其在铜、铁等金属离子存在的情况下，更容易被氧化破坏，在烹调中损失较多。

（二）生理功能

1. 抗氧化作用 维生素C是一种很强的抗氧化剂，可直接与氧化剂作用，以保护其他物质免受氧化破坏，也可还原超氧化物、羟基、次氯酸等活性氧化剂，还可与其他抗氧化剂一起清除自由基，所以维生素C在体内氧化防御系统中起重要作用。

2. 作为羟化反应的底物和酶的辅因子 维生素C作为羟化反应的底物和酶的辅因子参与多种重要的生物合成过程，包括胶原蛋白、肉碱、某些神经介质和肽激素的合成以及酪氨酸代谢等，从而发挥重要的生理功能。维生素C缺乏时，由于胶原基质合成障碍，细胞间不能正常联接，导致毛细血管通透性增加，易出血，牙齿和骨骼发育不良，即坏血病。

3. 其他作用 维生素C促进肠道Fe^{3+}还原为Fe^{2+}，有利于非血红素的吸收。一些流行病学研究显示，增加富含维生素C的新鲜蔬菜和水果的摄入量可降低胃癌以及其他恶性肿瘤的风险。维生素C也可通过促进胆固醇向胆酸转化、减少过氧化物形成等作用防治心血管疾病。

此外，有实验报道维生素C可促进肌肉中磷酸肌酸（creatine phosphate，CP）与糖原的合成，加速乳酸的消除，减少运动时的氧债，缩短恢复时间，故可提高运动能力，减轻疲劳，这对运动员十分重要。

（三）缺乏与过量

人体缺乏维生素C可患坏血病（scurvy）。主要临床表现是毛细血管脆性增加，牙龈肿胀、出血、萎缩，常有鼻出血、月经过多及便血；维生素C缺乏还可导致骨钙化异常、伤口愈合缓慢等。维生素C缺乏早期缺少典型症状，因此有人提出对无原因疲劳的人应考虑维生素C缺乏的可能性。

维生素C在体内的代谢终产物是草酸，长期过量服用维生素C可出现草酸尿，甚至形成草酸结石。如每日摄入维生素C 2g～8g时可出现恶心、腹部痉挛、腹泻、铁吸收过度、红细胞破坏等。

不适当的大量使用维生素C可能造成维生素C依赖症，如果骤然停服，则体内代谢仍维持在高水平，会很快消耗体内贮备。所以若停服维生素C或降低剂量，应当逐渐进行，使机体有适应的过程。

（四）营养水平鉴定

1. 血浆中维生素C含量　只反映近期维生素C的摄入情况，不反映储备水平。

2. 白细胞维生素C含量　白细胞维生素C能反映体内维生素C的储备水平，但操作方法较复杂。

3. 尿负荷试验（4h）　口服500mg还原型维生素C作为负荷剂量，然后收集4h尿液以测定尿中还原型维生素C的含量。一般认为，4h内维生素C排出量＞10mg为正常，＜3mg为维生素C缺乏。

（五）参考摄入量与食物来源

我国成人维生素C　RNI为100mg/d，UL为2000mg/d。在高温、寒冷、缺氧环境下劳动或生活，经常接触铅、苯、汞的有毒作业工种，孕妇、乳母、伤员、高烧患者等应适当增加维生素C的供给量。运动员也应适当增加维生素C的摄入量。

维生素C广泛存在于新鲜水果及绿叶蔬菜中，酸枣、西红柿、橘子、辣椒中含量较多。因维生素C易在烹调和储存过程中被破坏，所以蔬菜水果应尽可能保持新鲜、生吃。加热时温度不应过高，时间不应过长。

第九节
水

水是人体需要量最大、最重要的营养素。人们常说“鱼儿离不开水”，其实人也离不开水。水是人体的重要组成成分，又是维持生命最重要的物质。饥饿或长期不能进食时，机体可消耗自身组织维持生命一周甚至更长时间；然而没有水，任何生物不能生存。由此可见水的重要性。

一、人体内水含量与分布

水在人体内的含量随年龄、性别而异，年幼者含水量高，随年龄增长，水含量相应减少。初生婴儿含水量为75%～87%，成年男性含水量约为体重的55%～65%，女性约为45%～55%。这种性别差异与体内脂肪含量有关。水在不同组织中的含量也不同，血液、淋巴液、脑脊液含水量最高，占90%以上，心脏约80%，肌肉约75%，脂肪组织和骨骼含水量最少，低于30%。两个体重相同的人，胖者因体内脂肪含量多，含水量少于瘦者。

虽然体内含水量很高，但表面上却并不表现出有大量水存在。人体内的水按其存在状态可分为自由水和结合水。自由水具有流动性，结合水是指与细胞内的大分子物质如蛋白质、多糖、磷脂等结合成亲水胶体的水，或与钾、钠、氯以及其他离子结合成水化离子的水，其显著特征是失去流动性。无论是在细胞内液还是细胞外液，水都不是完全以自由水的状态存在，所以，机体得以保持一定的形态。

二、水的生理功能

（一）促进生化反应，参与物质代谢

水是良好的溶剂，许多营养物质必须溶解于水才能被消化吸收；水的电解常数高，可促进电解质的电离，引发化学反应；水在体内还直接参加氧化还原反应，如水解反应、加水反应等，促进体内各种生理活动和生化反应的进行。没有水，一切代谢活动就无法进行。

（二）物质运输

血液和组织液是人体内的“运输工具”，它们能将从食物中吸收的各种营养素运送到全身各部位，同时将细胞代谢产生的废物运送至肾脏和肺，经尿液和呼吸排出体外。

（三）调节体温

水的比热大，1kg水升高1℃需要4.184kJ（1kcal）热能，因此水能吸收较多热能而本身温度却升高不多。水的蒸发热也大，汗液中1g水蒸发要吸收约580cal热量。当气温升高或剧烈运动身体产热过多时，通过汗液蒸发可散发大量热，从而避免体温过高。这一性质有利于人体在炎热季节或环境温度高时通过蒸发散热来维持正常体温，同时借助体液的不断循环，使全身各部分的温度保持均匀。

（四）润滑作用

在身体需要活动的部位，水以体液的形式起润滑剂的作用。如泪液可减轻眼球与眼睑间的摩擦，还可防止角膜干燥；唾液可湿润咽喉；关节液可减轻骨间的摩擦；胸膜腔、

腹膜腔浆液可减轻内脏与胸、腹壁间的摩擦。

三、水平衡和适宜饮水量

（一）水平衡

人体内的水不断排出，又不断补充，处于动态平衡。体内水的排泄途径有肾脏、肺、皮肤、肠道等，其中以肾脏最为重要。肾脏在排泄水的同时，对水有重吸收作用，故肾脏排泄量随体内水量而变化，对调节水平衡起重要作用。正常情况下，各种途径排出的水量基本恒定，约 2 500mL。要维持体内水平衡，不断补充水是必要的。

水的摄入与排出必须保持平衡，否则会出现水肿或脱水。人体缺水或失水过多时，表现为口渴、黏膜干燥、消化液分泌减少、食欲减退、代谢缓慢、精神不振、乏力等症状。当体内失水达体重的 10%时，影响生理功能；失水 20%时，生命将无法维持。然而，饮水过多，会稀释消化液，不利于消化，故饭前、饭后不宜过量饮水。

表 1-29 失水的表现

失水程度（占体重%）	表　现
2%	强烈口渴、不适感、食欲下降、尿少
4%	不适感加重，运动能力下降 20%～30%
6%	全身乏力，无尿
8%以上	烦躁、体温上升、心率加快、血压下降、循环衰竭甚至死亡

（二）适宜饮水量

水的需要量受年龄、体力活动、环境温度、膳食、疾病和损伤等多方面的影响。随年龄增长，水的相对需要量（即每千克体重的需水量）下降。炎热气候、高温环境作业者，水供给量应比正常情况下高 1 倍以上。儿童少年生长发育迅速，组织细胞增长时需蓄积水分，同时由于物质代谢旺盛，排出代谢废物需要较多水分，因此其需水量相对较高。年龄越小，相对需水量越多。

人体所需的水主要来源于三个方面：饮用水及各类饮料、固体食物中的水分和代谢水。体内每 g 脂肪、碳水化合物、蛋白质被彻底氧化后分别产生 1.07g、0.60g、0.41g 水。饮水是人体所需水的主要来源，代谢水和食物中水的变动较小，多以饮水进行调节。饮水时以少量、多次饮用至无口渴感为适量。中国居民适宜饮水量为：男性 1.7L/d，女性 1.5L/d。

四、水的种类

常见的水有以下几种：

（一）普通饮用水

海水含高浓度的钠和氯，不能饮用。自然界中可以饮用的水为“淡水”，即河流、湖泊、泉水或地下水。自来水均来自这些水源，经过过滤、消毒后通过管道输送到户。我国的饮用水标准规定：色度不超过15°，浑浊度不超过1°（水源与净水技术条件有限时为3°），不得有异臭、异味，不得含有肉眼可见物及毒物，pH 6.5～8.5，总硬度不超过450mg/L，氟化物不超过1.0mg/L，细菌总数小于100个/mL，总大肠菌群不得检出。

（二）蒸馏水

将普通饮用水加热成蒸汽，再冷却得到蒸馏水。蒸馏水比普通饮用水含更少的细菌和矿物质，饮用更安全，但长期饮用可能丧失从饮水中获得矿物质的机会。

（三）矿泉水

矿泉水是经地层过滤的地下水，含有较多矿物质，可提供人体需要的矿物质。地壳岩石或土层中含人体所需的元素，也含有害元素。因此，我国饮用矿泉水标准中限定了各种有害元素的含量，并要求其符合饮用水卫生标准。

天然地下水流经人工矿石层，或加入元素级矿物质，使其达到天然矿泉水的饮用标准，称为人工矿化水或人工矿泉水。但必须经有关机构严格审查检验、认可后方可饮用。

（四）纯净水

普通饮用水经多层反复过滤，进一步除去细菌和一些大分子物质，饮用更为安全。但水中的矿物质也被滤掉。

（五）去离子水

水通过阳离子交换树脂和阴离子交换树脂，去掉了所有的矿物质（阴离子和阳离子），就是去离子水。去离子水通常用于科学研究，防止精密分析时干扰物质介入。

第二章

各类食品的营养价值

人体所需能量和营养素的来源是各种食品，要了解膳食质量、摄入充足的营养物质、合理安排膳食，就要了解各类食品的营养价值。

食品（foodstuff）指“各种供人食用或者饮用的成品和原料以及按照传统既是食品又是药品的物品，但是不包括以治疗为目的的物品”，按照《中华人民共和国食品安全法》对食品的这一定义，食品等同于食物，即包括了原料和加工成品。但严格地说，食物是未经特殊加工制作的食物和食品的原料，而食品往往指经加工制作后的具体食物，比如，大米、面粉可称为食物，而面条、粉条称为谷类制品。

食品按其来源和性质可分为三类：①动物性食品，如畜、禽肉类、奶类、蛋类、水产品等；②植物性食品，如粮谷类、豆类、薯类、蔬菜水果等；③各类食品的制品，是指以动物性、植物性天然食品为原料，通过加工制作的食品，如糖、油、酒、罐头、糕点等。

第一节 食品营养价值的评定及意义

一、食品营养价值的评定

（一）食品营养价值

食品营养价值是指某种食品中所含的能量和营养素满足人体营养需要的程度。食品营养价值的高低，取决于食品中营养素种类是否齐全、数量是否充足、相互比例是否合理以及是否容易消化吸收等四方面因素。事实上，食品的营养价值是相对的。如奶、蛋类的蛋白质营养价值较高，但铁的营养价值则较低；蔬菜、水果提供丰富的维生素、矿物质和膳食纤维，但其蛋白质、脂肪的营养价值较低。即使是同一种食品，由于品种、部位、产地和烹调加工方法不同，营养价值也会存在一定差异。

（二）食品营养价值的评定

1. 营养素的种类与含量　对某食品进行营养价值评定时，应对其所含营养素的种类进行分析，并确定其含量。一般来说，食品所提供营养素的种类和含量越接近人体需要，营养价值越高。在实际工作中除用化学分析法、仪器分析法、微生物法、酶分析法等测定食品中营养素的种类和含量外，也可通过查阅食物成分表，初步评定食品的营养价值。

2. 营养素质量　在评价某食品或某营养素的价值时，营养素的质与量是同等重要的。其中质的优劣反映在营养素可被消化利用的程度上。评定营养素质量，主要依靠动物实验及人体试食试验结果，根据生长、代谢、生化等指标，与对照组进行比较分析才能得出结论。

3. 营养素在烹调加工中的变化　蛋白质中除赖氨酸以外的其他氨基酸比较稳定；碳水化合物因其来源丰富，一般不担心损失；脂类的主要损失是必需脂肪酸在脂肪酸败时遭破坏；矿物质除溶于水流失外亦较稳定；维生素最不稳定，在各种烹调加工中都易被破坏，所以通常更关注维生素的损失。

影响维生素稳定性的因素包括：

（1）脂溶性维生素：脂肪酸败、紫外光、氧化剂；

（2）维生素 C：碱、氧气、加热、金属离子和紫外线；

（3）维生素 B_1：碱和加热；

（4）维生素 B_2：光、碱。

（三）营养质量指数

营养质量指数（index of nutrition quality，INQ）是由 Hansen 提出的作为评价食品营养价值的指标。

早在 1973 年，Hansen 及同事根据营养素密度设计了一种食物营养质量指数。他们根据成人最低能量需要 2 000kcal，建立每 1 000kcal 能量单值（single value）营养素供给量（见表 2-1），从而将每种营养素的 RDA 转换为每 1 000kcal 的供给量。具体计算方法如下：

$$每1\ 000\text{kcal}能量单值供给量=\frac{每种营养素的\text{RDA}}{2\ 000\text{kcal}}\times 1\ 000$$

表 2-1　每 1 000kcal 能量单值营养素供给量

营养素	每 1 000kcal 能量单值营养素供给量	营养素	每 1 000kcal 能量单值营养素供给量
维生素 A	400 μgRE	磷	450mg
维生素 D	4 μg	镁	150mg
维生素 E	4mg	铁	8mg
维生素 C	30mg	锌	8mg
维生素 B_1	0.5mg	碘	75 μg
维生素 B_2	0.6mg	蛋白质	25.00g
维生素 PP	7mgNE	碳水化合物	137.50g
维生素 B_6	1.0mg	脂肪	39.00g
叶酸	200 μg	油酸	12.25g
维生素 B_{12}	1.5 μg	亚油酸	10.00g
钙	450mg	饱和脂肪酸	14.25g

Hansen RG，et al. 1980

一份含能量 1 000kcal 的食物所含某种营养素的量与每 1 000kcal 单值营养素供给量的比值即为该营养素的 INQ。例如，一份有 1 000kcal 的全脂奶含蛋白质 54g，而推荐每 1 000kcal的蛋白质供给量为 25g，则牛奶蛋白质的 INQ 约为 2.2（54/25≈2.2）。

INQ 与营养素密度（nutrition density，ND）涵义相同，可互换使用。

食品某种营养素的 INQ 可用公式计算：

$$\text{INQ 或 ND}=\frac{\text{食物中某种营养素含量/该营养素供给量}}{\text{该食物提供的能量/能量供给量}}$$

以轻体力劳动成年男子的营养素供给量标准为例计算出鸡蛋、大米、大豆中蛋白质、视黄醇、硫胺素和核黄素的 INQ 值，见表 2-2。

表 2-2　鸡蛋、大米、大豆中几种营养素的 INQ

	能量（kJ）	蛋白质（g）	视黄醇（μgRE）	硫胺素（mg）	核黄素（mg）
营养素供给量标准	9410	65	800	1.4	1.4
100g 鸡蛋	653	12.8	194	0.13	0.32
INQ		2.85	3.51	1.34	3.31
100g 大米	1456	8.0	—	0.22	0.05
INQ		0.80	—	1.02	0.23
100g 大豆	1502	35.1	37	0.41	0.20
INQ		3.38	0.24	1.83	0.90

选购食品时，应多选 INQ≥1 的食品，因为 INQ≥1 的食品在满足能量供给的同时也满足了营养素的供给，而 INQ<1 的食品，如快餐食品，虽可满足能量需要，却不能满足一些必需营养素的需要，如果通过 INQ<1 的食品来满足必需营养素的需要，势必造成能量摄入过多，导致肥胖。要少购买 INQ＝0 的纯能量食品或净卡路里食品（empty caloric food），如白糖、酒精、纯淀粉，因为这些食品只提供能量而不提供必需营养素。

在营养流行病学研究中，可用 INQ 或 ND 作指标比较分析食物营养素与疾病的相关性。

二、评定食品营养价值的意义

评定食品营养价值的意义，一是全面了解各种食品的天然组成成分，包括营养素、非营养因素、抗营养因素等，提出现有主要食品的营养缺陷，并指出改造或创制新食品的方向，解决抗营养因素问题，充分利用食品资源。二是了解在加工烹调过程中食品营养素的变化和损失，采取相应的措施，最大限度地保存食品中的营养素，提高食品营养价值。三是指导人们科学地选购食品和合理配制营养平衡膳食，以达到增进健康、增强体质及预防疾病的目的。

在评价食物的营养价值时必须注意以下问题：

1. 几乎所有天然食品都含有人体所需的各种营养素。除了为某些特殊人群的全面营养需要而特别设计的特殊食品（如母乳、婴儿配方奶粉和宇航食品等）外，食物的营养价值是相对的。例如，以蛋白质论，鸡蛋的营养价值高，橘子的营养价值低；而以维生素C论，鸡蛋的营养价值低，橘子的营养价值高。对缺乏蛋白质的人来说，豆类的营养价值很高；对蛋白质充足而缺乏维生素C的人来说，豆类的营养价值比不上小白菜。平常所说的“营养价值高”是指多数人容易缺乏的营养素含量较高，或各种营养素比较全面的食品。

2. 不同食品能量和营养素含量不同，同一种食品的不同品种、不同部位、不同产地、不同成熟程度等因素影响也造成能量和营养素含量的差异，在选择时必须注意。

3. 食品的营养价值还受贮存、加工和烹调的影响。如米、面过于精制，会损失大量B族维生素，食盐爆锅会损失碘，水果罐头在生产中破坏了维生素C。科学合理的加工可改善或保持食品的营养价值，如大豆做成豆腐等豆制品可明显提高蛋白质的消化率，面粉经过发酵可减少植酸对钙、铁、锌等矿物质吸收的不良影响。同样，食物贮存、烹调方法是否合理，也直接关系到食品营养价值的高低。

4. 在评定食品营养价值时还应注意一些食品天然存在的抗营养因素或毒性物质。如生大豆中的抗胰蛋白酶因子、鸡蛋中的抗生物素、菠菜中的草酸、高粱中的单宁等，可能影响某些营养素的吸收利用，甚至直接对人体健康产生不良影响，故应通过适当加工、烹调破坏或消除这些抗营养因素。

5. 食品的安全性是首要的，如果食品受到各种污染，就无法考虑其营养价值。

6. 食品的营养价值常常与价格相差甚远。

第二节
谷类食品的营养价值

谷类食品主要包括小麦、稻米、玉米、小米、高粱等，其中以稻米和小麦为主。我国居民膳食中50%～70%的能量、40%～70%的蛋白质和60%以上的维生素B_1主要来源于谷类食品。中国总膳食调查显示谷类食品占我国膳食构成比的49.7%，故被称为“主食”（staple food）。

一、谷类的结构和营养素分布

各种谷类种子的结构基本相似，谷粒的最外层是谷壳，主要成分是硅，对谷粒起保护作用，可防害虫、防微生物、防机械损伤及防潮。去壳以后的谷粒，其结构由外向内可分为谷皮、胚乳和胚芽三部分，分别占谷粒重量的13%～15%、83%～87%、2%～3%。

谷皮为谷粒的外壳，主要由纤维素、半纤维素等组成，含有较多矿物质和脂肪。谷皮不含淀粉，植酸含量较高，不宜食用，在加工中作为糠麸除去，成为动物饲料。在加工精度不高的谷物中，允许保留少量谷皮成分。

糊粉层介于谷皮与胚乳之间，含有较多的B族维生素和矿物质，有重要营养意义。但糊粉层的细胞壁较厚，不易被消化，而且含有较多酶类，影响产品的耐贮藏性。在碾磨加工时，糊粉层易与谷皮同时被除去。

胚乳是谷类的主要部分，含大量淀粉和一定量蛋白质。胚乳周围部分蛋白质含量较高，越接近胚乳中心，含量越低。谷胚容易消化，适口性好，耐贮藏，但维生素和矿物质含量很低。精制米、精制面基本上只剩下胚乳。

胚芽位于谷粒的一端，是种子中生理活性最强、营养价值最高的部分，富含脂肪、蛋白质、矿物质、B族维生素和维生素E。胚芽质地较软而有韧性，不易粉碎，但在加工时易与胚乳分离而丢失。

二、谷类的营养价值

（一）蛋白质

谷类蛋白质由谷蛋白、白蛋白、醇溶蛋白、球蛋白组成，主要是醇溶蛋白（醇溶蛋白中严重缺乏赖氨酸）和谷蛋白。谷类蛋白质含量因品种、气候、地区及加工方法不同而异，一般在7.5%～15%。大米的蛋白质含量在7%～9%，燕麦、荞麦的蛋白质含量较高。糊粉层和谷胚中的蛋白质氨基酸比例合理，生物价较高，越向胚乳内部，蛋白质含量越低，赖氨酸含量也越低。然而外层质量较高的蛋白质在谷类的加工精制中损失较大，保留下来的多是胚乳内部质量较差的蛋白质。一般谷类蛋白质必需氨基酸组成不平衡，赖氨酸含量少，是谷类的第一限制氨基酸，苏氨酸、色氨酸、苯丙氨酸、蛋氨酸含量也偏低，因此谷类蛋白质营养价值低于动物性食品。

小麦蛋白质主要缺乏赖氨酸，玉米和高粱蛋白质中的色氨酸含量也明显不足，生物价比小麦更低。大米的蛋白质含量虽然不高，但因其中醇溶蛋白含量少，质量比小麦蛋白质好，因此蛋白质的综合利用率接近其他谷类。燕麦和荞麦蛋白质中赖氨酸丰富，生物价较高。

由于谷类在膳食中所占比例较大，也是膳食蛋白质的重要来源，为了提高谷类蛋白质的营养价值，常采用氨基酸强化和蛋白质互补的方法。如果与豆类、奶类、蛋类或肉类同食，谷类蛋白质的生物价可通过蛋白质互补作用而大大提高。

（二）碳水化合物

谷类的碳水化合物主要是淀粉，集中在胚乳的淀粉细胞内，含量在70%以上。此外还含有糊精、戊聚糖、葡萄糖和果糖等。淀粉是人类最理想、最经济的能量来源，在我国居民膳食中50%～70%的能量来自谷类碳水化合物。

谷类淀粉因葡萄糖分子的聚合方式不同，按结构可分为直链淀粉和支链淀粉，其含量因品种而异，可直接影响食用风味。直链淀粉易溶于水，可以被β-淀粉酶完全水解成为麦芽糖，易消化；支链淀粉则相反，只有54%能被β-淀粉酶水解，不易消化。与支链淀粉相比，直链淀粉使血糖升高的幅度较小。糯米中含支链淀粉较多。

谷粒中的膳食纤维含量在2%～12%，主要是纤维素和半纤维素，果胶物质较少，主要在壳中，谷皮和糊粉层中也含一部分膳食纤维，胚乳中几乎没有膳食纤维。因此，精制米面中膳食纤维含量极低。

（三）脂肪

谷类脂肪含量低，大米、小麦约为1%～2%，玉米和小米可达4%。主要集中在糊粉层和胚芽。从胚芽中提取的油脂营养价值很高，含有丰富的亚油酸、卵磷脂和植物固醇，并含有大量维生素E。在谷类加工时，大部分脂类转入副产品中。

（四）矿物质

谷类的矿物质约占1.5%～3%，集中在谷皮、糊粉层和胚芽中，主要是磷和钙，钾、镁的含量也较高，铁含量低。小麦中的矿物质含量高于大米，燕麦的钙、铁含量高于一般谷物。谷类所含的植酸常常与钙、铁等矿物质形成不溶性的盐类，对其吸收有不良影响。植酸和矿物质的分布类似，在谷粒的外层较多，胚乳中几乎不含植酸，所以加工精度低的谷类，钙、铁、锌等矿物质利用率低。

（五）维生素

谷类是B族维生素的重要膳食来源，如维生素B_1、烟酸、维生素B_2、泛酸和维生素B_6，主要分布在胚芽、糊粉层和谷皮。谷类加工的精度越高，保留的胚芽和糊粉层越少，维生素损失越多。小麦粉中的维生素B_1含量比大米高，因此以面粉为主食的人较吃精白米的人不易患脚气病。玉米和小麦含有少量胡萝卜素。玉米中烟酸为结合型，不易被人体利用，须经适当加工变成游离型烟酸后才能被吸收利用。鲜玉米中含少量维生素C。谷类中不含维生素A和维生素D。

三、加工、烹调和贮藏对谷类营养价值的影响

（一）加工对谷类营养价值的影响

谷类的加工分为精制加工和食品加工。

1. 精制加工　主要方式是适当碾磨，去除杂质和糠皮，不仅可改善谷类的感官性状，而且有利于消化吸收。由于谷类所含矿物质、维生素、蛋白质、脂肪等多分布在谷

粒的周围和胚芽内，向胚乳中心则逐渐减少，因此这些营养素的存留程度与加工方法和精度关系密切。加工精度越高，糊粉层和胚芽损失越多，营养素损失也越多，尤以B族维生素损失严重。

如果谷类加工粗糙、出粉（米）率高，虽然营养素损失减少，但感官性状差，且消化吸收率也相应降低，由于植酸和纤维素含量较高，还会影响其他营养素的吸收，如植酸与铁、锌、钙等螯合成植酸盐，不能被机体利用。我国于20世纪50年代初制造出的标准米（九五米）和标准粉（八五粉），较精白米、面保留了较多的B族维生素、纤维素和矿物质，在节约粮食和预防某些营养缺乏病方面收到了良好效果。为保障食用者的健康，应采取米面的营养强化及改进谷类加工工艺，提倡粗细粮混食等方法来克服精制米、面的营养缺陷。

2. 食品加工

(1) 发酵：发酵过程中消耗部分淀粉和可溶性糖。酵母是B族维生素的良好来源。酵母菌所含的植酸酶将面粉中大部分植酸水解，从而大大提高了钙、铁、锌的吸收率，同时，伴随酵母发酵的轻度乳酸发酵所生成的乳酸与钙、铁结合，可以形成易为人体利用的乳酸钙和乳酸铁。因此发酵可增加B族维生素的含量，并使各种微量元素的生物利用率增高。

(2) 烘烤：面粉蛋白质中赖氨酸的ε-氨基在烘烤的高温下可与羰基化合物（主要是还原糖）发生美拉德反应产生褐色物质，使蛋白质中赖氨酸的生物利用率降低。高温也可造成B族维生素的损失。

(3) 油炸：油炸的高温会使谷物中的维生素B_1损失殆尽，维生素B_2和烟酸也损失50%以上，是谷物营养素损失最大的一种加工方式。

(4) 糕点制作：以面粉为主料，添加糖、油脂和膨化剂等，含大量简单糖和脂肪，能量高。

(5) 提取淀粉：粉皮、粉丝、凉粉等是由谷类或薯类提取淀粉制成的，通常经过浸泡、磨浆、过滤、沉淀、洗涤、干燥等工序，绝大部分蛋白质、维生素和矿物质随多次洗涤而损失殆尽，剩下的几乎是纯粹的淀粉，仅存少量矿物质，营养价值较低。

(6) 方便面：面粉中的维生素经油炸后损失严重，使方便面的营养不平衡，且容易发生油脂氧化，不利于健康。

（二）烹调对谷类营养价值的影响

经过烹调，谷类淀粉糊化，易于消化吸收，但可能造成营养素的损失，主要是B族维生素的损失较大，以维生素B_1损失最为严重，蛋白质和矿物质在烹调过程中损失不大。不同烹调方式造成的营养素损失程度不同，蒸、烤、烙等烹调方法营养素损失较少。

大米在淘洗过程中水溶性维生素和矿物质流失，维生素B_1可损失30%～60%，维生素B_2和烟酸可损失20%～25%，矿物质损失70%。营养素的损失与淘洗的次数、浸泡的时间、用水量和温度密切相关，淘米时水温高、搓洗次数多、浸泡时间长、营养素的损失就大。因此，洗米时应根据米的清洁程度适当清洗，不要用流水冲洗或用热水烫洗，更不要用力搓洗。

1. 米类食物的烹调　米以煮蒸的烹饪方法最好，捞饭弃米汤的营养素损失最大。米饭在电饭煲中保温时，随时间延长维生素 B_1 损失。

2. 面食的加工与烹调　面食常用的烹饪方法有蒸、煮、炸、烙、烤等。烹饪方法不同，营养素的损失程度也不同。一般蒸馒头、包子、烙饼时营养素损失较少；捞面条时营养素损失较多，大量营养素会随面汤丢弃而损失，所以煮面条和水饺的汤应尽量喝掉；炸制的面食，如油条、油饼，维生素几乎全部破坏。

玉米中的烟酸含量较低，且不易被人体吸收。如果在做玉米粥、蒸窝头、贴玉米饼时加小苏打，则玉米面食品不但色香味俱佳，而且烟酸易被人体吸收利用。

（三）贮藏对谷类营养价值的影响

谷类贮存期间营养素质与量受温度、湿度的影响较大。变化最明显的是脂肪。原粮种子含有天然抗氧化剂，可起保护作用；加工粮则变化较明显，主要变化有两方面：一是氧化产生过氧化物和不饱和脂肪酸氧化产生醛、酮等羰基化合物，因而大米出现陈米臭，玉米粉出现油嚎味等；另一方面是被脂肪酶水解产生甘油和脂肪酸，使粮食酸价增高。随着脂肪酸败，脂溶性维生素如维生素 E 和黄玉米中的胡萝卜素被破坏，B 族维生素在贮存期间也减少。

在正常的贮藏条件下，谷类种子的生命活动缓慢进行，蛋白质、维生素、矿物质的含量变化不大。当环境条件改变，如相对湿度增大、温度升高时，谷粒内酶活性增高、呼吸作用增强，使谷粒发热，促进霉菌生长，引起蛋白质、脂肪、碳水化合物分解产物堆积，发生霉变，不仅影响感官性状，而且降低食用价值。由于谷类贮藏条件和水分含量不同，各种维生素在贮存过程中变化不尽相同。故谷类应贮存在避光、通风、干燥和阴凉的环境下，控制霉菌及昆虫的生长繁殖条件，减少氧气和紫外光对营养素的破坏，保持谷类原有的营养价值。

第三节
豆类、豆制品及坚果类的营养价值

一、豆类的营养价值

豆类包括大豆类（黄豆、黑豆和青豆）和其他豆类（包括豌豆、蚕豆、绿豆、小豆等），是我国居民膳食中优质蛋白质的重要来源。

（一）大豆的营养价值

1. 蛋白质 大豆蛋白质含量为35%～45%，是植物中蛋白质质量和数量佳的作物之一。大豆蛋白质的氨基酸组成接近人体需要，具有较高的营养价值，为优质蛋白质，而且富含谷类蛋白质缺乏的赖氨酸，是与谷类蛋白质互补的理想食品。大豆蛋白质蛋氨酸含量低。

大豆与谷类不同，营养成分主要集中在籽粒内部的子叶中，种皮基本上不含营养成分，因此在加工中去除种皮不影响其营养价值。

2. 碳水化合物 大豆含25%～30%的碳水化合物，其中只有一半是可利用的淀粉、阿拉伯糖、半乳糖和蔗糖，另一半是人体不能消化吸收的棉子糖和水苏糖，存在于大豆细胞壁，在肠道细菌作用下发酵产生二氧化碳、甲烷、氢气等，可引起腹胀，因此被称为胀气因子。但近年来发现这些低聚糖是肠内双歧杆菌的生长促进因子，对健康有益。目前已将大豆低聚糖作为功能性食品基料，可部分代替蔗糖应用于清凉饮料、酸奶、面包等多种食品。

3. 脂类 大豆的脂肪含量为15%～20%，其中不饱和脂肪酸高达85%，亚油酸占50%以上，油酸为30%，维生素E和磷脂的含量也很高，且易消化吸收，是一种优质的食用油脂。

大豆中的亚麻酸含量因品种而异，多在2%～10%。目前，人们倾向低亚麻酸、高油酸和亚油酸的品种，因为高亚麻酸的油脂容易发生脂肪氧化，不利于加工和贮藏。

4. 矿物质 大豆中含有丰富的矿物质，约占4.5%～5.0%，其中钙含量高于谷类食品，铁、锰、锌、铜、硒等微量元素含量也较高。豆类是一类高钾、高镁、低钠的碱性食品，能纠正饮食中矿物质的摄入不平衡，并维持血液酸碱平衡。

5. 维生素 大豆的B族维生素含量较高，黄豆中含有少量胡萝卜素，大豆油的黄色是含有类胡萝卜素的缘故。干大豆中不含维生素C和维生素D。

青豆（毛豆）是鲜嫩未完全成熟的大豆，含蛋白质13.6%，脂肪5.7%，矿物质和维生素也很丰富，唯一缺点是含草酸较高，妨碍食物中钙和铁的吸收。

（二）其他豆类的营养价值

其他豆类蛋白质含量在20%左右，脂肪含量极低，碳水化合物占50%～60%，主要为淀粉，故被称为淀粉类干豆。其他营养素的含量与大豆近似。

（三）豆类的抗营养因素

豆类中含有一些抗营养因素，可影响人体对某些营养素的消化吸收，甚至对健康有害。

1. 蛋白酶抑制剂（protease inhibitor，PI） 蛋白酶抑制剂是存在于大豆、棉籽、花生、油菜籽等植物中，能抑制胰蛋白酶、糜蛋白酶、胃蛋白酶等13种蛋白酶的物质的总称。其中以抗胰蛋白酶（或抗胰蛋白酶抑制剂）存在最为普遍，对人体胰蛋白酶的活性有部分抑制作用，妨碍蛋白质的消化吸收，有抑制动物生长的作用。常压蒸汽加热 30 分钟，或 1kg 压力加热 10～25 分钟，即可破坏大豆中的抗胰蛋白酶。大豆中脲酶的抗热能力较抗胰蛋白酶强，且测定方法简单，故常用脲酶反应来判定大豆中抗胰蛋白酶是否已被破坏。我国食品卫生标准中明确规定，含有豆粉的婴幼儿代乳食品，脲酶试验必须是阴性。然而，近年来国外一些研究表明，蛋白酶抑制剂作为植物化学物可能具有预防肿瘤和抗氧化作用，因此对其具体评价与应用有待深入。

2. 豆腥味　大豆中含有丰富的脂肪氧化酶，在该酶作用下脂肪部分氧化产生乙醛、乙醇及羰基化合物，从而出现豆腥味。脂肪氧化酶不仅是豆腥味的原因之一，而且在贮藏中容易造成不饱和脂肪酸的氧化酸败。95℃以上加热 10～15 分钟，或用乙醇处理后减压蒸发，以及采用纯化大豆脂肪氧化酶等方法均可脱去部分豆腥味。

3. 胀气因子　由于人体内缺乏水苏糖和棉子糖的水解酶，占大豆碳水化合物一半的水苏糖和棉子糖，经肠道微生物发酵产气。大豆加工制成豆制品时，胀气因子已被除去。

4. 植酸　大豆中存在的植酸可与铁、锌、钙、镁等螯合而影响其吸收利用。在 pH4.5～5.5 时可得到含植酸很少的大豆蛋白质，因为在此条件下 35%～75%的植酸可溶解，而对蛋白质影响不大。

5. 皂甙和异黄酮　大豆中的皂甙可引起胃肠道不适，过去认为它是有害物质，但目前已确定此两类物质具有抗氧化、降低血脂和血胆固醇的作用，特别是大豆皂甙、大豆异黄酮（主要为金雀异黄酮）还具有雌激素样作用和抗溶血、抗真菌、抗细菌及抑制肿瘤等作用。

6. 植物红细胞凝集素（phytohematoagglutinin，PHA）　植物红细胞凝集素是一种糖蛋白，能与人和动物的红细胞特异性结合，使其凝集，可影响动物的生长，对人体有一定毒性。加热即可破坏。

二、豆制品的营养价值

传统豆制品包括非发酵性豆制品，如豆浆、豆腐、豆腐干、干燥豆制品（如腐竹），以及发酵性豆制品，如腐乳、豆豉、臭豆腐等。

（一）豆浆、豆腐脑和豆奶

1. 豆浆　大豆经浸泡、碾磨、过滤、煮沸后就成为豆浆。1∶8 豆浆（1 斤豆出 8 斤浆）含蛋白质 4.4%，比牛奶略高，蛋白质利用率可达 90%，含铁 2.5mg/100g，是牛奶含铁量的 25 倍，其他营养成分则不如牛奶。生豆浆中含有皂甙，饮后可致恶心、呕吐、头晕、头痛、腹泻等，充分煮沸可将其破坏。

2. 豆腐脑　豆浆加石膏水（含硫酸钙）搅匀静置，浆中蛋白质凝固即为豆腐脑，其营养成分与豆浆相同。

3. 豆奶 用加热钝化脂肪氧化酶的方法，或用浸出法提取豆油后的低温脱溶豆粕为原料，经水浸、加热，加入精制的大豆磷脂、油脂或高营养调和油，再经均质或超声共振作用使其中的大豆蛋白、油脂和磷脂三者结合成脂蛋白复合体并充分乳化，可获得组分、感官、口感类似牛奶的豆奶。随着脱除豆腥味技术的实际应用，豆奶在色泽、口感、风味等方面都优于传统豆浆，且营养丰富，8 种必需氨基酸比较平衡，不含胆固醇。在豆奶中加入维生素或用其他配方制作婴儿食品，可供对牛奶、乳糖有过敏反应的婴幼儿食用。豆奶还可与其他各种饮料相混合，配制成营养和口味不同的饮料，如果汁豆奶、菜汁豆奶、肉汁豆奶、低糖豆奶、可可豆奶、芝麻豆奶、花生豆奶、橘汁豆奶、草莓豆奶、咖啡豆奶等。

（二）豆腐、豆腐干和千张（百页）

煮沸的豆浆加卤水（主要成分为硫酸镁、硫酸钙等）或石膏水使蛋白质凝固，再经压榨去水就成为豆腐、豆腐干、千张等豆制品。

1. 豆腐 豆腐蛋白质消化率达 92%～96%，大豆本身含有较多的钙，并因加入石膏或卤水作为凝固剂，豆腐钙、镁含量大大增加。大豆中的微量元素基本上都保留在豆腐中。大豆中的水溶性维生素在豆腐的制作过程中有较大损失，维生素 B_1、B_2 和烟酸含量下降。

近年来，国内外使用新型凝固剂——葡萄糖酸内酯，所产豆腐色白如玉，不流失黄浆水，每斤大豆出豆腐 5～6 斤，含蛋白质 5%。

2. 豆腐干 豆腐干、豆腐丝等比豆腐含水更少，蛋白质含量在 20%左右，相当于瘦牛肉和鸡肉，高于鸡蛋和瘦猪肉。其他营养成分与豆腐相似。

（三）腐竹和油皮

豆浆煮沸冷却后，一部分凝固蛋白质连同部分脂肪浮于豆浆表面，取出晾干成片为豆皮（或称油皮），成条为腐竹。两者都含有极高的蛋白质（50%以上）和脂肪（23.7%），属于高蛋白、高能量的优质食品。矿物质和维生素含量也相当高。用油皮做的素鸡、素火腿，不仅口味鲜美，而且营养价值超过真正的鸡和火腿。

（四）发酵豆制品

豆酱、豆豉、臭豆腐、各种腐乳（红、白、臭及酒糟腐乳）都是大豆及豆制品经接种霉菌发酵后制成的传统食品。豆制品经微生物作用后，产生多种具有香味的有机酸、醇、酯、氨基酸而更易消化吸收。发酵过程增加了维生素 B_{12} 的含量，促进造血功能，并具有营养神经作用。

（五）豆芽

豆芽是大豆经水泡发芽制成，除原有营养成分外，维生素 C 含量增加，可作为冬季维生素 C 的良好来源。其他营养成分与青豆相似，但矿物质和 B 族维生素含量较低。

（六）新型大豆制品

大豆还可制成蛋白制品，如浓缩蛋白、分离蛋白和组织化蛋白等，利用蛋白制品可制成一系列新型大豆制品，如素肉、素蟹、大豆蛋白饮料等。

新型豆制品的蛋白质、不饱和脂肪酸和B族维生素含量丰富，但缺乏某些维生素，钙含量较低。在加工中可强化维生素A、D、C和钙等，以提高其营养价值。分离蛋白质含量达90%，可以用来强化或制成各种食品；浓缩蛋白含蛋白质70%；组织化蛋白可做成肉丝状，有肉的口感，故俗称人造肉。

三、坚果类的营养价值

坚果又称壳果，这类食品食用部分多为坚硬果核内的种仁子叶或胚乳。植物的干种子在商业上常与坚果放在一起。一般将坚果类食品分成两类，一类是树坚果，包括杏仁、腰果、榛子、山核桃、松子、核桃、板栗、白果（银杏）、开心果、夏威夷果等；另一类是种子，包括花生、葵花子、南瓜子、西瓜子等。

坚果类食品的营养素含量较高，但各种坚果之间差异较大。

表2-3 常见坚果的营养素含量（每100g可食部）

食品名称	蛋白质 (g)	脂肪 (g)	碳水化合物 (g)	膳食纤维 (g)	V_{B1} (mg)	V_{B2} (mg)	V_E (mg)	磷 (mg)	钙 (mg)	铁 (mg)	锌 (mg)
杏仁	22.5	45.4	23.9	8.0	0.08	0.56	18.53	27	97	2.2	4.30
腰果	17.3	36.7	41.6	3.6	0.27	0.13	3.17	395	26	4.8	4.30
榛子（炒）	30.5	50.3	13.1	8.2	0.21	0.22	14.30	423	815	5.1	3.75
山核桃（干）	18.0	50.4	26.2	7.4	0.16	0.09	65.55	521	57	6.8	6.42
松子（炒）	14.1	58.5	21.4	12.4	…	0.11	25.20	227	161	5.2	5.49
核桃（干）	14.9	58.8	19.1	9.5	0.15	0.15	43.21	294	56	2.7	2.17
板栗（熟）	4.8	1.5	46.0	1.2	0.19	0.13	—	91	15	1.7	—
白果（干）	13.2	1.3	72.6	—	…	0.10	24.70	23	54	0.2	0.69
花生（炒）	21.7	48.0	23.8	6.3	0.13	0.12	12.94	326	47	1.5	2.03
葵花子（炒）	22.6	52.8	17.3	4.8	0.43	0.26	26.64	564	72	6.1	5.91
南瓜子（炒）	36.0	46.1	7.9	4.1	0.08	0.16	27.28	—	37	6.5	7.12
西瓜子（炒）	32.7	44.8	14.2	4.5	0.04	0.08	1.23	765	28	8.2	6.76

注：…未测出；—未检测

（一）蛋白质

坚果的蛋白质含量多在13%～35%，栗子较低，仅5%左右。其蛋白质的限制氨基酸因品种而异（见表2-4）。

表 2-4 常见坚果的必需氨基酸含量（mg/100g **可食部**）

食品名称	赖氨酸	亮氨酸	异亮氨酸	苯丙氨酸	苏氨酸	色氨酸	缬氨酸	组氨酸	精氨酸
杏仁	730	…	923	1 192	716	…	…	558	2 004
榛子（干）	677	1 396	681	927	420	…	814	530	2 311
山核桃（熟）	259	526	233	391	226	…	362	161	…
松子（仁）	556	879	400	475	402	161	500	246	2 080
核桃（干）	494	1 183	632	735	517	198	770	383	2 599
板栗（鲜）	242	323	167	225	175	78	226	123	353
白果（干）	364	622	425	425	501	197	698	197	1 457
花生（炒）	752	1 400	725	1058	543	200	846	460	2 474
葵花子（炒）	680	1 323	839	942	735	321	1 107	522	1 907
南瓜子（炒）	959	1 862	1 003	1 304	860	638	1 427	710	4 306
西瓜子（炒）	805	1 881	1 023	1 372	904	600	1 351	742	4 680

注：…未测出

（二）碳水化合物

坚果的碳水化合物含量占 8%～73%，以淀粉为主。栗子、莲子、白果等树坚果淀粉含量高。坚果类食品膳食纤维含量较高，甚至高于一般的谷类、蔬菜和水果。

（三）脂肪

大多数坚果脂肪含量高，占 1.3%～60%。坚果类食品的不饱和脂肪酸占总脂肪酸的较大比例，必需脂肪酸含量高，特别富含卵磷脂。

表 2-5 常见坚果的脂肪酸含量（g/100g **可食部**）

食品名称	总脂肪酸	饱和脂肪酸	单不饱和脂肪酸	多不饱和脂肪酸
榛子（炒）	48.1	10.0	11.4	25.7
山核桃（熟）	48.6	3.6	36.0	8.7
松子（仁）	67.5	9.0	26.8	31.7
核桃（干）	56.2	4.8	8.8	42.8
板栗（鲜）	0.7	0.1	0.2	0.4
花生（炒）	45.6	9.0	17.6	17.6
葵花子（炒）	50.5	6.9	10.1	33.0
南瓜子（炒）	44.1	7.9	16.5	19.8
西瓜子（炒）	42.8	7.1	5.5	28.7

（四）矿物质

坚果含有镁、铜、锗、磷和锌。

（五）维生素

高油坚果类的维生素 E 十分丰富，B 族维生素含量也较高。杏仁中含较多核黄素。淀粉类坚果的维生素含量不高。

（六）合理食用坚果

坚果类虽然营养价值高，但因大部分坚果含大量脂肪，能量较高，不宜大量食用，以免引起消化不良或肥胖等问题。因而食用坚果需注意以下问题：

1. 因其油脂含量过高，因而不适合高脂血症、冠心病、动脉硬化、糖尿病等患者食用；

2. 有些食用坚果果仁含有毒物质，如马拉巴栗，脂肪酸中含有毒甚至能致癌的环丙烯酸，味虽香甜但少吃为宜；木波罗的种仁含植物红细胞凝集素，煮熟煮透食用才安全；

3. 坚果出现油嚎味表示变质，不应食用；

4. 应避免高温油炸，否则易产生微量毒素；

5. 儿童应小心食用，避免噎住。

四、加工和贮藏对豆类和坚果类营养价值的影响

（一）加工对豆类营养价值的影响

豆类经过不同的加工方法可制成多种豆制品，经过加工的豆类蛋白质消化率、吸收率都有所提高，如大豆经浸泡、制浆、凝固等多道工序后，不仅去除了大豆中的纤维素、抗营养因素，而且大豆蛋白质的结构由致密变为疏松状态，蛋白酶容易进入分子内部而使蛋白质消化率提高。整粒大豆的蛋白质消化率为 65%左右，加工成豆腐后蛋白质消化率为 92%～96%，营养价值提高。

大豆经发酵工艺可制成豆腐乳、豆瓣酱、豆豉等，蛋白质因部分分解而易于消化吸收，某些营养素含量也会增加，如豆豉在发酵过程中，由于微生物作用可合成维生素 B_2，每 100g 豆豉中含维生素 $B_2$0.61mg，明显高于其他豆类食品。

大豆和坚果类都是食用油脂的良好来源，但在油脂精炼过程中会造成磷脂、维生素 E、胡萝卜素的损失。

（二）贮藏对坚果类营养价值的影响

在一定的贮藏期间内，由于坚果内含有大量维生素 E，能够保证其中油脂的安全，但如果贮藏时间过长，尤其是去壳或破损后，容易发生脂肪氧化。因此应将油脂密闭储存于避光、阴凉处。

花生如在高湿环境下贮藏，容易被黄曲霉毒素污染，而一般烹调方式不能去除黄曲霉毒素，因此需要引起重视。

第四节
蔬菜、水果的营养价值

蔬菜和水果在我国居民膳食中分别占食物构成比的33.7%和8.4%，是膳食中的重要组成部分。蔬菜、水果除含有丰富的碳水化合物、维生素和矿物质外，还富含各种有机酸、芳香物质和色素等成分，使其具有良好的感官性状，对增进食欲、促进消化、丰富食品多样性具有重要意义。蔬菜、水果的蛋白质和脂肪含量很低。

一、蔬菜、水果的营养价值

（一）碳水化合物

蔬菜、水果中所含碳水化合物包括糖、淀粉、纤维素和果胶等物质。

含糖较多的蔬菜有胡萝卜、番茄、南瓜和甜薯。水果含糖量高于蔬菜，但因其种类和品种不同，含糖的种类和数量有较大差异，如苹果和梨以果糖为主，桃、李、柑橘以蔗糖为主，葡萄、草莓则以葡萄糖和果糖为主。根茎类蔬菜含较多淀粉，如土豆、藕等。

蔬菜、水果所含纤维素、半纤维素、木质素和果胶是膳食纤维的主要来源，在体内不参与代谢，但可促进肠蠕动而利于排便，减少或阻止胆固醇等物质的吸收，有益健康。水果中的果胶对果酱、果冻的加工有重要意义。

（二）维生素

新鲜蔬菜、水果是维生素C、胡萝卜素、核黄素和叶酸的重要来源。

维生素C一般在蔬菜代谢旺盛的叶、花、茎内含量丰富，与叶绿素的分布平行。一般深色蔬菜维生素C含量较浅色蔬菜高，叶菜维生素C含量较瓜菜高。

胡萝卜素在绿色、黄色或红色蔬菜中含量较高，如胡萝卜、南瓜、苋菜等。

水果中鲜枣、草莓、橘子、猕猴桃中维生素C含量较高，芒果、柑橘、杏等含胡萝卜素较多。

（三）蛋白质

蔬菜、水果的蛋白质含量很低。

（四）矿物质

蔬菜、水果中含丰富的钙、磷、铁、钾、钠、镁、铜等，是膳食矿物质的主要来源，对维持体内酸碱平衡起重要作用。

绿叶蔬菜一般每100g含钙在100mg以上，含铁1～2mg，如菠菜、雪里蕻、油菜、苋菜含钙较多。但蔬菜中存在的草酸不仅影响蔬菜本身钙和铁的吸收，还影响其他食品中钙和铁的吸收。因此选择蔬菜时，不能只考虑钙和铁的绝对含量，还应注意其草酸含量（表 2-6）。草酸是一种有机酸，能溶于水，故食用含草酸较多的蔬菜时，可先在开水中烫一下，去除部分草酸，以利钙、铁的吸收。

表 2-6　常见蔬菜中钙和草酸含量（mg/100g）

食物名称	钙	草酸	理论上计算可利用的钙量	食物名称	钙	草酸	理论上计算可利用的钙量
冬苋菜	230	161	160	芋头	73	63	45
芫菜	252	231	150	葱	95	115	44
红萝卜缨	163	75	130	蒜	65	42	44
圆白菜（未卷心）	123	22	114	豌豆（连荚）	102	142	39
乌鸡白	137	76	104	球茎甘蓝	85	99	41
小白菜	159	133	100	大白菜	67	60	38
马铃薯	149	99	99	蒜苗	105	151	38
青菜	149	109	86	小白萝卜	49	27	37
芹菜	181	231	79	韭菜	105	162	34
红油菜	116	94	74	蕹菜	224	691	−83
茼蒿	108	106	61	厚皮菜	64	471	−145
绿豆芽	53	19	45	圆叶菠菜	102	606	−147

$$\text{理论上可利用钙量（mg/100g）}=\left(\frac{\text{钙含量}}{40\text{（钙相对原子质量）}}-\frac{\text{草酸含量}}{126\text{（草酸相对分子质量）}}\right)\times 40$$

（五）芳香物质、有机酸和色素

蔬菜水果中常含有各种芳香物质和色素，使食品具有特殊的香味和颜色，赋予蔬菜水果良好的感官性状。

芳香物质为油状挥发性物质，称为精油，主要成分为醇、酯、醛和酮等。有些芳香物质以糖苷或氨基酸状态存在，必须经酶的作用分解成精油才具有香味（如蒜油）。

水果中的有机酸以苹果酸、柠檬酸和酒石酸为主，因水果种类、品种和成熟度不同而异。未成熟果实中琥珀酸和延胡索酸较多，柑橘类和浆果类柠檬酸含量丰富。有机酸能刺激人体消化腺的分泌，增进食欲，有利于食物的消化。此外，有机酸使食物保持一定的酸度，对维生素 C 的稳定性有保护作用。

蔬菜、水果中还含有一些酶类、杀菌物质和具有特殊生理活性的植物化学物。如萝卜含有淀粉酶，生食有助于消化；大蒜中含有植物杀菌素和含硫化合物，具有抗菌消炎、降低血清胆固醇的作用；苹果、洋葱、番茄等含有生物类黄酮，为天然抗氧化剂，除具有保护心脑血管、预防肿瘤等多种生物学作用外，还可保护维生素 C、维生素 A、维生素

E等不被氧化破坏；南瓜、苦瓜已被证实有降血糖作用等。

水果的营养价值较蔬菜逊色，但水果食用前不经烹调，营养素不会损失，而且含有保护维生素C的有机酸，因此营养学意义同样重要。

有些野生蔬菜和野生水果的营养素含量比栽培蔬菜和水果高。

二、菌藻类的营养价值

菌藻类包括食用菌和藻类，在我国日常膳食中通常归为蔬菜类。食用菌是指可供人们食用的真菌，又称真菌食物。我国的食用菌品种很多，据调查，我国的食用菌资源有625种、127属、41科。食用菌一般分为野生菌、（人工）栽培菌两大类，目前为止经栽培利用的大约有22种，仅占我国食用菌总数的3.5%。因此食用菌的开发潜力很大。我国经栽培而常食用的食用菌主要有蘑菇、香菇、草菇、银耳、木耳、猴头及金针菇等。食用量较大的藻类主要是海带和紫菜。菌类和藻类不同于一般的动植物性食品，由于都含有丰富的蛋白质，习惯上常将其归为一类。

（一）蛋白质

新鲜食用菌含蛋白质较少，约3%～4%，干菌藻类蛋白质含量高达20%以上，且大多数菌藻类蛋白质富含人体必需氨基酸，赖氨酸和亮氨酸含量尤为丰富。

（二）碳水化合物

菌藻类的碳水化合物随种类不同而异，研究发现多种菌藻类含有真菌多糖和海藻多糖。菌类中的碳水化合物主要是菌类多糖，如香菇多糖、银耳多糖等，具有提高人体免疫力的作用；海藻类中的碳水化合物主要是海藻多糖，能促进体内多余的胆固醇和某些有毒物质的排出。菌藻类膳食纤维含量较丰富。

（三）脂肪

食用菌的脂肪含量较低；约2%左右；且多为不饱和脂肪酸。

（四）矿物质和维生素

菌藻类矿物质含量丰富，黑木耳富含铁，紫菜镁含量高，海带钙、铁含量丰富。藻类含丰富的碘，是碘的良好来源。

菌藻类含有多种维生素，菌藻类维生素C含量不高，但核黄素、烟酸和泛酸等B族维生素的含量比普通蔬菜高。菌类还含有维生素B_{12}。

三、加工、烹调和贮藏对蔬菜水果营养价值的影响

（一）加工对蔬菜水果营养价值的影响

蔬菜、水果经加工可制成罐头食品、果脯、菜干、干果等，加工过程中易受损失的主要是维生素和矿物质，特别是维生素C。

（二）烹调对蔬菜水果营养价值的影响

根据蔬菜水果的营养特点，在烹调中应注意水溶性维生素及矿物质的损失和破坏，特别是维生素C。维生素C是在蔬菜烹调中最易被破坏的营养素。烹调对蔬菜维生素C的影响与烹调过程中洗涤方式、切碎程度、用水量、pH、加热温度及时间有关。蔬菜清洗不科学，如先切后洗或长时间浸泡会使维生素C严重损失；在80℃以上快速烹调，维生素C损失较少；凉拌加醋可减少维生素C的损失；烹调后的蔬菜放置时间过长，不仅感官性状有改变，维生素也会有损失。采用合理的加工烹调方法，即先洗后切，急火快炒，现做现吃，可有效保存蔬菜中的维生素。

（三）合理的家庭烹调

由于蔬菜主要在家庭中烹调食用，烹调方法对营养素的影响较大，必须加以重视。

1. 择菜　择菜是营养素保存的关键。许多家庭丢弃外层叶片，只留下较嫩的菜心，或者削皮过厚，造成较大浪费。因为蔬菜外面的绿色叶片的营养价值高于中心的黄白色叶片，马铃薯等蔬菜靠皮的外层部分的营养素浓度高于中心部分。如圆白菜外层绿叶中胡萝卜素的浓度比白色的心部高20多倍，矿物质和维生素C高数倍。大白菜、生菜等蔬菜与此类似。

2. 洗菜　洗菜是另一道重要的工序。正确的方法是先洗后切，洗菜时不要损伤叶片。如果先切后洗，大量营养素溶于水而流失。特别是切菜后不宜长时间地在水中浸泡，否则可溶性营养素将损失严重。

切菜时，如果蔬菜需要长时间熬煮，可切大块；如果切小片或丝，应迅速烹调，以减少营养素在高温下氧化的时间。

3. 烹调　烹调时适当加些醋，可提高维生素C对热的稳定性，减少损失。蔬菜烹调的较好方法是凉拌、急火快炒和快速蒸煮。适合生吃的蔬菜应尽量凉拌生吃，或在沸水中焯1分钟后再拌。胡萝卜素含量较高的绿叶蔬菜可以用急火快炒的方法，因为油炒能促进胡萝卜素的吸收。炒菜时的油温不应过高，时间不应过长，以蔬菜刚刚变软为好，以免维生素C损失过多。一般绿叶蔬菜炒2～3分钟即可。用带油的热汤来烫熟蔬菜也是较好的方法。

（四）贮藏对蔬菜水果营养价值的影响

蔬菜、水果在采收后仍会不断发生生物、物理和化学变化，如呼吸、发芽、抽薹、后熟、老化等。如贮藏条件不当时，蔬菜、水果的鲜度和品质会发生改变，使食用价值和营养价值降低。

1. 蔬菜、水果的呼吸作用　呼吸作用是蔬菜、水果生命活动必不可少的，但旺盛的有氧呼吸会加速氧化过程，使蔬菜、水果中的碳水化合物、有机酸等物质分解，降低蔬菜、水果的风味和营养价值。在贮藏过程中应避免厌氧呼吸和过旺的有氧呼吸，以减少营养素的损失。

2. 蔬菜的春化作用　春化作用是指蔬菜打破休眠期而发生发芽或抽薹变化，如马铃薯发芽、洋葱抽薹等。春化作用会大量消耗蔬菜内的养分，使其营养价值降低。

3. 水果的后熟　后熟是水果脱离果树后的成熟过程。水果经过后熟进一步增加芳香和风味，果肉软化宜食用，对改善水果质量有重要意义。香蕉、鸭梨等水果只有达到后熟才有较高的食用价值，但后熟以后的水果不宜贮藏。因此贮藏水果时采收应在未完全成熟期，贮藏在适宜温度和条件下，延缓其后熟过程，便于贮藏和运输。

第五节
畜、禽、鱼类的营养价值

畜肉、禽肉和鱼类食品是居民膳食的重要组成部分，提供优质蛋白质、脂肪、矿物质和维生素，是食用价值较高的食品。

一、畜、禽、鱼类的营养价值

（一）畜肉类的营养价值

畜肉是指猪、牛、羊等牲畜的肌肉、内脏、头、蹄、骨、血及其制品。主要提供蛋白质、脂肪、矿物质和维生素。营养素的分布，因动物的种类、年龄、肥瘦程度及部位不同而异。肥瘦不同的肉中脂肪和蛋白质的变动较大，动物内脏脂肪含量少，蛋白质、维生素、矿物质和胆固醇含量较高。畜肉类食品经适当加工烹调后不仅味道鲜美，饱腹作用强，而且易于消化吸收。

1. 蛋白质　畜肉蛋白质大部分存在于肌肉组织中，含量为10%～20%，按照蛋白质在肌肉组织中存在的部位不同，又分为肌浆中的蛋白质（占20%～30%）、肌原纤维中的蛋白质（占40%～60%）、间质蛋白（占10%～20%）。

畜肉类蛋白质含丰富的人体必需氨基酸，而且在种类和比例上接近人体需要，易消化吸收，所以蛋白质营养价值很高，为利用率高的优质蛋白质。但存在于结缔组织中的间质蛋白，主要是胶原蛋白和弹性蛋白，必需氨基酸组成不平衡，如色氨酸、酪氨酸、蛋氨酸含量很少，蛋白质的利用率低。

此外，畜肉中含有可溶于水的含氮浸出物，包括肌凝蛋白原、肌肽、肌酸、肌苷、嘌呤、尿素和氨基酸等非蛋白含氮浸出物，使肉汤具有鲜味，成年动物含量高于幼年动物。

2. 脂肪　畜肉的脂肪含量因牲畜的肥瘦程度及部位有较大差异。如肥猪肉脂肪含量达90%，猪里脊肉为7.9%，猪前肘31.5%．猪五花肉35.3%，牛五花肉5.4%，瘦牛肉 2.3%。

畜肉类脂肪以饱和脂肪酸为主，熔点较高，其主要成分是甘油三酯，少量卵磷脂、胆固醇和游离脂肪酸。胆固醇多存在于动物内脏，如猪瘦肉胆固醇为 81mg/100g，猪脑为 2 571mg/100g，猪肝为 288mg/100g，猪肾 354mg/100g，牛瘦肉 58mg/100g，牛肝 297mg/100g，牛脑 2 447mg/100g。

3. 碳水化合物　畜肉中的碳水化合物以糖原形式存在于肌肉和肝脏中，含量极少。宰后的动物肉尸在保存过程中，由于酶的分解作用糖原含量逐渐下降。

4. 矿物质　畜肉矿物质总含量占 0.8%～1.2%，其中钙含量低，含铁、磷较多，铁以血色素铁的形式存在，生物利用率高，是膳食铁的良好来源。

5. 维生素　畜肉中 B 族维生素含量丰富，内脏如肝脏中富含维生素 A、维生素 B_2。

（二）禽肉的营养价值

禽肉包括鸡、鸭、鹅、鸽子、鹌鹑等的肌肉、内脏及制品。

禽肉的营养价值与畜肉相似，不同在于脂肪含量较少，脂肪中不饱和脂肪酸含量高于畜肉，含有 20%的亚油酸，熔点较低，易于消化吸收。水禽类的脂肪含量较鸡、鸽子、鹌鹑等高。禽类脂肪中的胆固醇含量与畜肉相当。禽肉蛋白质的氨基酸组成接近人体需要，含量约为 20%，质地较畜肉细嫩，含氮浸出物多，故禽肉炖场的味道较畜肉鲜美。

（三）鱼类的营养价值

1. 蛋白质　鱼类肌肉蛋白质含量一般为 15%～25%。肌纤维细短，间质蛋白少，含水量高，故组织柔软细嫩，较畜、禽肉更易消化，其营养价值与畜、禽肉近似。氨基酸组成中，色氨酸含量偏低。存在于鱼类结缔组织和软骨中的含氨浸出物主要是胶原和粘蛋白，是鱼汤冷却后形成凝胶的主要物质。

2. 脂肪　鱼类含脂肪很少，一般为 1%～3%。鱼的种类不同，脂肪含量差别也较大，如鳀鱼含脂肪 10.4%，鳕鱼仅 0.5%。鱼类脂肪在肌肉组织中含量很少，主要分布在皮下和内脏周围。

鱼类脂肪多由不饱和脂肪酸组成（占 80%），熔点低，常温下为液态，消化吸收率达 95%。鱼类脂肪中含有的长链多不饱和脂肪酸，如二十碳五烯酸（EPA）和二十二碳六烯酸（DHA），具有降低血脂、防治动脉粥样硬化的作用。

鱼类的胆固醇含量一般约为 100mg/100g，但鱼子含量较高，如鲳鱼子胆固醇含量为 1670mg/100g，虾子含胆固醇 896mg/100g。

3. 矿物质　鱼类矿物质含量为 1%～2%，磷占总灰分的 40%，此外钙、钠、氯、钾、镁含量丰富。钙的含量较畜肉高，为钙的良好来源。海产鱼类含碘丰富。

4. 维生素　鱼类是维生素 B_2 的良好来源，如黄鳝丝含维生素 B_2 2.08mg/100g，河蟹为 0.28mg/100g，海蟹为 0.10mg/100g。海鱼的肝脏含丰富的维生素 A 和维生素 D。一些生鱼中含有硫胺素酶，在生鱼存放或生吃时可破坏维生素 B_1，但加热可破坏此酶。

二、加工、烹调对畜、禽、鱼类营养价值的影响

（一）加工对畜、禽、鱼类营养价值的影响

经加工可制成罐头食品、熏制品、干制品（肉松、肉干）、熟肉制品等，较新鲜食品易保藏且有独特风味。在加工过程中对蛋白质影响不大，但高温制作时B族维生素会有损失。

（二）烹调对畜、禽、鱼类营养价值的影响

畜、禽、鱼类食品在烹调加热过程中蛋白质变化不大，而且经过烹调后蛋白质更易消化吸收。矿物质和维生素在炖、煮时损失不大，在高温制作过程中B族维生素损失较多。

急火快炒方式可保存较多的B族维生素；炖、煮使原料中的B族维生素溶入汤汁中，猪肝在烹调后维生素A有一定损失。

加醋烹调连骨肉，可溶出一部分骨中的钙。因而，骨头汤、糖醋排骨等是钙的良好来源。

在带骨肉罐头和鱼罐头中，由于长时间的加热使骨头酥软，其中的钙、磷、锌等矿物质溶入汤汁中。加醋烹调后溶解量更高。

在油炸温度适当时，表层蛋白质迅速变性，保护了中间部分。熏烤时情况与此类似。油炸和熏烤食品表层的蛋白质利用率下降，B族维生素损失。为避免在高温热油中把蛋白质炸焦和破坏营养素，可以采用挂糊和上浆的方法，不仅使菜肴鲜嫩，而且大大减少了营养素的破坏。

肉类制品应在-18℃以下贮藏，而且时间不可过长。时间过长或温度较高可导致蛋白质分解和脂肪氧化、B族维生素损失等，尤其是脂肪氧化问题较严重。切得越细的肉类食品，其贮藏期越短。

第六节 奶及奶制品的营养价值

奶类是一种营养成分齐全、组成比例适宜、易消化吸收、营养价值高的天然食品，能满足初生幼仔迅速生长发育的全部需要。奶类食品中以牛奶食用最为普遍，适合于母乳不足的婴儿、病人和老年人等。与人乳相比，牛奶含蛋白质较多，而乳糖含量低于人乳，故以牛奶代替母乳时，应适当调整使其接近人乳组成，有益婴儿的生长发育。

奶类食品主要提供优质蛋白质、维生素A、核黄素和钙。

除牛奶外，还有羊奶和马奶。

一、奶的营养价值

奶类是由水、脂肪、蛋白质、乳糖、矿物质、维生素等组成的复杂乳胶体。奶呈乳白色，味温和，稍有甜味，具有由低分子化合物如丙酮、乙醛、二甲硫、短链脂肪酸和内酯形成的特有的香味。牛奶的比重（D_4^{20}）平均为1.032，比重大小与奶中固体物质含量有关。奶的各种成分除脂肪含量变动较大外，其他成分基本稳定，故比重可作为评价鲜奶质量的简易指标。

（一）蛋白质

牛奶中蛋白质平均含量为3.0%，主要由79.6%的酪蛋白、11.5%的乳清蛋白和3.3%的乳球蛋白组成。酪蛋白是一种优质蛋白质，氨基酸构成合理，容易被消化吸收。

由于牛奶中蛋白质含量较人乳高3倍，而且酪蛋白与乳清蛋白的构成比与人乳的构成比恰好相反。一般利用乳清蛋白改变其构成比，使之近似母乳的构成，以满足婴幼儿生长发育的需要。

表2-7　不同奶营养素比较（每100g）

	人乳	牛乳	羊乳
水分（g）	87.6	89.8	88.9
蛋白质（g）	1.3	3.0	1.5
脂肪（g）	3.4	3.2	3.5
碳水化合物（g）	7.4	3.4	5.4
能量（kJ）	272	226	247
钙（mg）	30	104	82
磷（mg）	13	73	98
铁（mg）	0.1	0.3	0.5
视黄醇（μgRE）	11	24	84
硫胺素（mg）	0.01	0.03	0.04
核黄素（mg）	0.05	0.14	0.12
烟酸（mg）	0.2	0.1	2.1
抗坏血酸（mg）	5	1	—

（二）碳水化合物

乳糖是牛奶中唯一的碳水化合物，其含量比人乳少，甜度为蔗糖的1/6，有调节胃酸、促进胃肠蠕动和消化液分泌的作用，还能促进钙的吸收和肠道乳酸菌繁殖，抑制腐败菌的生长。用牛奶喂养婴儿时，除调整蛋白质含量和构成外，还应注意适当增加甜度。

有人饮用牛奶后发生腹痛、腹泻等症状，是因为肠道内缺乏乳糖酶，无法消化乳糖，小肠内未消化的乳糖在大肠经细菌发酵分解产生大量气体，这种症状称为乳糖不耐受。

（三）脂肪

乳脂肪含量约为3.0%，以微脂肪球的形式存在，呈现很好的乳化状态，容易消化吸收。乳脂肪中脂肪酸组成复杂，短链脂肪酸（如丁酸、己酸、辛酸）含量较高，是乳脂肪良好风味及易于消化的原因。油酸占30%，亚油酸和亚麻酸分别占5.3%和2.1%，此外还有少量的卵磷脂、胆固醇。

（四）矿物质

牛奶中含有丰富的矿物质，是动物性食品中唯一的碱性食品。100g牛奶中含钙104mg，且吸收率高，是钙的良好来源。牛奶中磷、钾、钠、镁等元素含量也较高。奶中铁含量低，用牛奶喂养婴儿时，应注意补铁。

（五）维生素

牛奶中含有人体所需的各种维生素，可提供相当数量的维生素 B_1、B_{12}、A、B_6 和泛酸。牛奶中的烟酸含量不高，但由于牛奶蛋白质中的色氨酸含量高，可转化成烟酸。牛奶中维生素含量与奶牛的放牧方式有关，放牧期牛奶中维生素A、D、胡萝卜素和维生素C含量较冬春季在棚内饲养明显增多。

二、奶制品的营养价值

奶制品包括巴氏杀菌乳（消毒牛乳）、奶粉、炼乳、酸奶、奶油、奶酪等。

（一）巴氏杀菌乳（pasteurized milk）

巴氏杀菌乳亦称消毒牛奶，是新鲜生牛奶经过滤、加热杀菌后分装出售的饮用奶。巴氏杀菌乳除维生素 B_1 和维生素C有损失外，营养价值与新鲜生奶差别不大，市售巴氏杀菌乳中常强化了维生素A和维生素D等营养素。

（二）奶粉（milk powder）

根据食用要求，奶粉可分为全脂奶粉、脱脂奶粉、加糖奶粉、调制奶粉。

1. 全脂奶粉（whole milk powder） 鲜奶消毒后除去70%～80%水分，采用喷雾干燥法将奶喷成雾状微粒。该法生产的奶粉溶解性好，对奶的色香味、蛋白质及其他营养成分影响很小。

2. 脱脂奶粉（skimmed milk powder） 生产工艺同全脂奶粉，但原料奶需经过脱脂过程，使脂溶性维生素损失。此种奶粉适合于腹泻的婴儿及要求低脂膳食的人群。

3. 调制奶粉（formula milk powder）又称母乳化奶粉，是以牛奶为基础，参照母乳组成的模式和特点加以调制，使营养成分的种类、含量和比例接近母乳。如改变牛奶中酪蛋白的含量和酪蛋白与乳清蛋白的比例、补充乳糖、去掉一部分矿物质、以适当比例强化各种维生素和微量元素等。这种奶粉易于消化吸收，利用率高，不仅能促进婴儿的正常生长发育，还可提高其抗感染能力。

（三）酸奶（cultured milk）

酸奶是一种发酵奶制品，是以新鲜奶、脱脂奶、全脂奶粉、脱脂奶粉或炼乳等为原料接种乳酸菌，经过不同工艺发酵而成，其中以酸牛奶最为普遍。奶经过乳酸菌发酵后，乳糖变成乳酸，蛋白质凝固和脂肪不同程度的水解，形成独特的风味。酸奶营养丰富，易消化吸收，还可刺激胃酸分泌。乳酸菌中的乳酸杆菌和双歧杆菌为肠道益生菌，可抑制肠道腐败菌的生长繁殖，调节肠道菌相，防止腐败胺类产生，对维护人体健康有重要作用。酸奶适合于消化功能不良的婴幼儿、老年人，并能使成人原发性乳糖酶缺乏者的乳糖不耐受症状减轻。

（四）炼乳（condensed milk）

炼乳是一种浓缩乳，种类较多，按其成分可分为甜炼乳、淡炼乳、全脂炼乳、脱脂炼乳，若添加维生素 D 等营养物质可制成各种强化炼乳。目前市场上炼乳的主要品种是甜炼乳和淡炼乳。

1. 甜炼乳（sweetened condensed milk） 是在巴氏杀菌乳中加入 15%～16%的蔗糖，并经减压浓缩到原体积的 40%的一种奶制品。成品中蔗糖含量达 40%～45%，渗透压大，能抑制大部分细菌生长繁殖，保质期较长。但不能消灭奶中的细菌，故成品只能放在阴凉处。甜炼乳多以罐头的形式保藏。甜炼乳因糖分过高在食用前需加大量水冲淡，造成蛋白质等营养成分相对较低，故不宜用于婴儿喂养。

2. 淡炼乳（evaporated milk） 即无糖炼乳，又称蒸发乳。将消毒奶浓缩到原体积 1/3 后装罐密封，经加热灭菌制成的乳制品。与甜炼乳的差别在于：①不加糖；②进行均质操作，即为防止脂肪上浮，使用适当的压力和温度，使脂肪球变小，表面积变大，增加了脂肪球表面酪蛋白的吸附，脂肪球比重增大，上浮能力变小；③装罐密封后再经过一次灭菌消毒。

淡炼乳经过高温灭菌后维生素 B_1 损失，若予以增补，其营养价值与鲜奶几乎相同，高温处理后形成的软凝乳块经均质化处理可使脂肪球微细化，有利于消化吸收，所以淡炼乳适合于喂养婴儿。

（五）复原乳（reconstituted milk）

为调节市场鲜奶供应，在鲜奶生产旺季，将部分鲜奶先加工制成脱脂奶粉和无水奶油贮存备用。当鲜奶生产淡季或市场需求量增加时，将贮备的脱脂奶粉和无水奶油分别溶解，按正常比例混合，再加入 50%的鲜奶即成复原乳。复原乳的营养成分与鲜奶基本相似。

（六）奶油（butter）

奶油又称黄油，是由牛奶中分离的乳脂肪制成的产品。脂肪含量在 80%以上，而含水量低于 16%。牛奶中的脂溶性营养成分基本上保留在奶油中，也含有少量矿物质，但水溶性营养成分含量较低。黄油以饱和脂肪酸为主，并含有一定量的胆固醇。主要用于佐餐和面包、糕点制作。

（七）奶酪

奶酪是牛奶经过发酵、凝乳、除去乳清、加盐压榨、后熟等处理后得到的产品。除部分乳清蛋白和水溶性维生素随乳清流失外，其他营养素得以保留，并浓缩。经后熟发酵，蛋白质和脂肪部分分解，提高了消化吸收率，并产生奶酪特有的风味。有的维生素经细菌发酵而增加。奶酪中蛋白质、维生素 A、B 族维生素和钙等营养素含量丰富，并含较多脂肪，能量较高。

三、加工、贮藏对奶和奶制品营养价值的影响

合理加工对奶和奶制品中蛋白质的影响不大，但其中的维生素和矿物质等有不同程度的损失。

（一）加热对奶和奶制品营养价值的影响

奶制品最常用的加工工艺是均质和杀菌，这些处理都需要加热。牛奶消毒杀菌可采取：62℃～65℃30 分钟的低温巴氏杀菌、80℃～85℃10～30 秒的高温巴氏杀菌和 120℃～150℃2～8 秒的超高温瞬时杀菌等。高压灭菌因为加热时间长，温度高，维生素损失较多。超高温杀菌对蛋白质的生物价无显著影响，而且有利于提高蛋白质的消化率。

长时间加热或高温贮藏导致美拉德反应，使赖氨酸损失。但因牛奶本身富含赖氨酸，所以影响不大。

煮牛奶时，如果长时间沸腾，会在容器壁上留下“奶垢”，奶垢的产生是牛奶营养素的重大损失。因此，加热牛奶时应注意避免煮沸时间过长。微波炉加热 1～2 分钟的方式比较合理。

（二）发酵对奶和奶制品营养价值的影响

酸奶、奶酪是乳酸发酵产物，乳酸发酵对奶制品的营养价值没有不良影响，还可提高蛋白质的消化吸收率，以及微量元素的生物利用率；乳酸菌还可抑制肠内的腐败菌，促进双歧杆菌的繁殖，对健康有益。

（三）脱水对奶和奶制品营养价值的影响

奶制品主要的脱水方法有喷雾干燥、滚筒干燥和真空冷冻浓缩三种。喷雾干燥法营养素损失较少，蛋白质生物价和产品风味与鲜奶差别不大，但水溶性维生素有 20%～30%受到破坏；滚筒干燥使赖氨酸和维生素损失严重，蛋白质的水合能力也大大降低，因而速溶性不佳；真空冷冻浓缩对产品品质影响较小。

（四）储藏对奶和奶制品营养价值的影响

鲜牛奶中含有溶菌酶等抑菌物质，在 24 小时内能防止微生物的大量繁殖。但牛奶营养丰富，在抑菌物质耗尽后，微生物的繁殖速度加快。因此，鲜牛奶必须储存在 4℃以

下，且时间不宜过长。

牛奶是维生素 B_2 的良好来源，但维生素 B_2 见光易损失。故牛奶应用不透光的容器盛装，并存放在避光处。

由于浓缩或干燥后的奶制品含有浓度较高的蛋白质、糖类和脂类，保存不当易发生褐变，使赖氨酸等氨基酸受到损失，也容易发生脂肪氧化而影响脂溶性维生素的稳定性。因此，脱脂奶粉比全脂奶粉的保存期长。为避免脂肪氧化和褐变，奶粉应用隔氧、避光的包装，并贮藏在阴凉处。奶酪应贮藏在4℃以下，奶油应贮藏在0℃以下。

第七节 蛋类的营养价值

蛋类主要指鸡、鸭、鹅、鹌鹑、鸽子等禽类的蛋，其中食用最普遍、销量最大的是鸡蛋。虽然其形状、大小、色泽各异，但各种蛋的构造、成分和营养价值基本相似。蛋类在我国居民膳食构成中占1.4%，主要提供优质蛋白质。鲜蛋类制成的蛋制品有皮蛋、咸蛋、糟蛋、冰蛋、干全蛋粉、干蛋白粉、干蛋黄粉等。

一、蛋的结构

各种蛋类都由蛋壳、蛋清和蛋黄三部分构成。以鸡蛋为例，每只鸡蛋平均重50g，蛋壳占全蛋重的11%，由96%的碳酸钙、2%的碳酸镁、2%的蛋白质组成，壳厚约300～340μm，布满直径为15～65μm的细孔。新鲜蛋蛋壳外有一层厚约10μm的胶质薄膜。壳内面紧贴一层厚约70μm的间质膜。在蛋的钝端间质膜与蛋壳分离形成一气室。蛋壳的颜色因鸡的品种而异，由白色到棕色，与蛋的营养价值无关。

蛋清包括两部分，即外层的稀蛋清和包在蛋黄周围胶冻样的稠蛋清。蛋黄表面包围有蛋黄膜，由两条韧带将蛋黄固定在蛋的中央。

二、蛋的营养价值

蛋清和蛋黄分别占鸡蛋可食部分的57%和32%。鸡蛋各部分的主要营养组成见表2-8。蛋的营养成分分布不均匀，蛋黄集中了鸡蛋中大部分矿物质、维生素和脂肪，而蛋清是比较纯粹的蛋白质。

（一）蛋白质

蛋类含蛋白质约为12.8%，蛋黄含蛋白质较蛋清高。蛋清中蛋白质为胶状性水溶液，由卵白蛋白、卵胶粘蛋白、卵球蛋白等组成；蛋黄中蛋白质主要是卵黄磷蛋白和卵黄球蛋白。鸡蛋蛋白质含有人体所需的各种氨基酸，其中赖氨酸和蛋氨酸含量较丰富，而且氨基酸组成模式与合成人体组织蛋白质所需模式相近，易消化吸收，生物价达 95，是最理想的优质蛋白质。在评价食物蛋白质营养价值时，常以鸡蛋蛋白质作为参考蛋白质。

表 2-8　鸡蛋各部分的主要营养组成（%）

	全蛋	蛋清	蛋黄
水分	73.8～75.8	84.4～87.7	44.9～51.5
蛋白质	12.8	8.9～11.6	14.5～15.5
脂肪	11.1	0.1	26.4～33.8
糖	1.3	1.8～3.2	3.4～6.2
矿物质	1.0	0.6	1.1

（二）碳水化合物

蛋类含糖少，蛋清中主要含甘露糖和半乳糖，蛋黄中主要含葡萄糖，多与蛋白质结合。

（三）脂肪

蛋类脂肪主要集中在蛋黄内，呈乳融状，大部分为中性脂肪，还有一定量的卵磷脂和胆固醇，每个鸡蛋含胆固醇约 290mg，是胆固醇含量较高的食品。脂肪分散成细小颗粒，易消化吸收。

（四）矿物质

蛋类含有各种矿物质，但钙主要以碳酸钙的形式存在于蛋壳中。虽然鸡蛋中铁含量较高，但因与卵黄磷蛋白结合而吸收率不高，仅为 3%左右。

（五）维生素

蛋类含有多种维生素，其中维生素 A、D、B_1、B_2、B_6、B_{12} 等较为丰富，多集中在蛋黄内。蛋黄的颜色来自核黄素、胡萝卜素和叶黄素。其颜色深浅因饲料、类胡萝卜素含量不同而异。

三、加工、烹调和贮藏对蛋类营养价值的影响

（一）加工对蛋类营养价值的影响

蛋类可以制成各种蛋制品。蛋类加工制品主要有皮蛋、咸蛋、糟蛋等。

1. 皮蛋（松花蛋）　为我国独具风味的加工蛋制品。其加工一直沿用两种方法，一种为液浸法，即用纯碱 3.5kg、石灰 12kg、茶末 1kg、盐 3.25kg、氧化铅（俗称金生粉、黄丹粉、密陀僧）100～150g，用 50℃热水 50kg 拌料成液，可浸蛋约 1 000 只，再外包泥糠即成。一般在 21℃～27℃室温下，20～40 天左右成熟。另一种方法是生包皮蛋。每 1 000 只蛋用料为纯碱 1.65kg、石灰 4kg、茶叶 150g、五香粉 250g、热水 15kg、干泥

11.5kg、氧化铅 50g，搅拌均匀成泥，包在蛋外，封入缸中。

制作过程中加入纯碱、石灰、盐等配料可使蛋白质凝固，并分解部分蛋白质生成二氧化碳和氢等。二氧化碳可与蛋清中的黏液蛋白反应形成暗褐色的透明体。蛋黄中生成硫化氢或硫化铁，故呈褐绿色。皮蛋中的结晶是蛋白质分解所析出的氨基酸类物质。皮蛋在 20℃室温下可存放 2 个月。

在加工中加入烧碱等碱性物质，使 B 族维生素破坏，但维生素 A、D 保存尚好。传统的皮蛋腌制中为了保持风味，要加黄丹粉即氧化铅作为品质改良剂，使皮蛋的铅含量升高。目前已有多种“无铅皮蛋”问世。

2. 咸蛋　咸蛋是将蛋放在浓盐水中或以黏土食盐混合物敷在蛋的表面，经 1 个月左右而成。咸蛋的营养成分与鲜蛋一样，无大变化，且味道鲜美，容易消化，可保存 2～4 个月。

3. 糟蛋　糟蛋是将蛋埋在酒糟中，经 2 个月制成。在糟渍过程中产生的醇类可使蛋黄和蛋清凝固变性，糟渍过程中还产生醋酸使蛋壳软化，蛋壳中的钙盐渗到糟蛋中，故糟蛋钙含量较高，是鲜蛋的 40 倍。

（二）烹调对蛋类营养价值的影响

一般烹调加工方法，如煮蛋、油煎、油炒、蒸蛋等，除维生素 B_1 少量损失外，对其他营养素影响不大。烹调过程中的加热不仅具有杀菌作用，而且具有提高其消化吸收率的作用。鸡蛋经蒸、煮、炒后，蛋白质的消化吸收率在 95％以上，但煎炸过焦的蛋消化率略微降低，维生素损失较大。

生蛋清的消化吸收率仅为 50％左右，而且含有抗营养因素，如抗生物素（生物素结合蛋白）和抗胰蛋白酶等。此外，生蛋可能被沙门菌污染。因此，鲜蛋不宜生吃，应加热到蛋清完全凝固为好。抗生物素和抗胰蛋白酶经加热被破坏。

（三）贮藏对蛋类营养价值的影响

新鲜蛋清中有溶菌酶，因而鲜蛋有一定抑菌作用，与贮藏时间和温度有关。如果保存在较高温度下，鲜蛋的抑菌作用会很快消失，以致微生物大量繁殖，使蛋腐败变质。鲜蛋最好保存在 1℃～5℃，相对湿度 87％～97％的环境中，可保存 4～5 个月。鲜蛋在储藏过程中，应尽可能保持恒温，避免温度波动幅度过大。若无冷藏条件可将蛋短期保存在木屑和米糠中，或将石蜡涂在蛋壳表面，以隔绝空气防止细菌侵入。鲜蛋放在 3％石灰水中，封闭蛋壳气孔可保存半年，但用此法保存的蛋在煮蛋时常常发生破裂，还有一种令人不愉快的气味。鲜蛋还可以用水玻璃（又称泡花碱）来保存。水玻璃的主要成分为硅酸钠和硅酸钾。用 10％水玻璃浸泡鲜蛋，可保存一年。水玻璃本身无毒，与蛋接触也不起化学反应，缺点是浸泡后的蛋容易散黄。

在 0℃冰箱中保存鸡蛋，对维生素 A、D、B_1 无明显影响，但维生素 B_2、烟酸和叶酸有一定损失。

第三章

合理膳食

第一节
膳食模式

一、膳食模式的概念

膳食是由多种食物组成的，构成居民膳食的主要食物种类、数量及其比例称为膳食模式（diet pattern），也称膳食组成或食物结构。从宏观而言，居民的膳食模式反映一个国家的综合国力水平，决定一个地区食物生产供应规划，是衡量一个国家或地区经济发展和文明程度的重要标志之一。从微观而言，膳食模式是居民营养状况和体质健康的决定因素，也是对广大居民进行有效营养干预的重要环节。

二、膳食模式分类及特点

（一）世界各国的膳食模式

一个国家的膳食模式受很多因素影响，其中包括社会经济状况、人口和农业资源状况、农业和食品生产水平、居民消费能力、人体营养需要和饮食习惯等。由于国情不同，膳食模式也有所不同。根据动、植物性食物在膳食中所占的比重，以及能量、蛋白质、脂肪和碳水化合物的摄入量，可将世界各国的膳食模式分为四种类型。

1. 东方膳食模式　该膳食模式以植物性食物为主，动物性食物为辅。大多数发展中国家如印度、巴基斯坦、孟加拉和非洲一些国家属此类型。其特点是：谷物食物消费量大，动物性食物消费量小，植物性食物提供的能量占总能量近 90%，动物性蛋白质一般低于蛋白质摄入总量的 10%～20%。平均能量摄入为 2 000～2 400kcal，蛋白质仅 50g 左右，脂肪仅 30～40g，膳食纤维充足，来自动物性食物的营养素如铁、钙、维生素 A 的摄入量常不足。这类膳食模式容易出现蛋白质、能量营养不良，易致体质较弱，健康状况不良，劳动能力降低，但有利于血脂异常和冠心病等营养慢性病的预防。

2. 经济发达国家膳食模式　该膳食模式以动物性食物为主，是多数欧美发达国家如美国、西欧、北欧诸国的典型膳食结构，属于营养过剩型膳食。食物摄入特点是：粮谷类食物的消费量小，动物性食物及食糖的消费量大。肉类摄入 300g 左右，食糖甚至高达 100g，奶和奶制品 300g，蛋类 50g。人均日摄入能量高达 3 300～3 500kcal，蛋白质 100g 以上，脂肪 130～150g，以提供高能量、高脂肪、高蛋白质、低膳食纤维为主要特点。这种膳食模式容易造成肥胖、高血压、冠心病、糖尿病等营养过剩性慢性病发病率上升。

3. 日本膳食模式　该膳食模式是一种动植物食物较为平衡的膳食结构，以日本为代表。膳食中动物性食物与植物性食物比例比较适当。其特点是谷类的消费量平均每天 300～400g，动物性食品消费量平均每天 100～150g，其中海产品比例达到 50%，奶类 100g 左右，蛋类、豆类各 50g 左右。能量和脂肪的摄入量低于欧美发达国家，平均每天能量摄入 2 000kcal 左右，蛋白质 70～80g，动物性蛋白质占蛋白质摄入总量的 50%左右，脂肪 50～60g。该膳食模式既保留了东方膳食的特点，又吸取了西方膳食的长处，少油、少盐、多海产品，蛋白质、脂肪和碳水化合物的供能比合适，有利于避免营养缺乏病和营养过剩性疾病，膳食结构基本合理。

4. 地中海膳食模式　该膳食模式以地中海命名是因为该膳食结构是居住在地中海地区的居民所特有的，意大利、希腊可作为该种膳食模式的代表。膳食结构的主要特点是富含植物性食物，包括谷类（每天 350g 左右）、水果、蔬菜、豆类、果仁等；每天食用适量的鱼、禽、少量蛋、奶酪和酸奶；每月食用畜肉（猪、牛和羊肉及其产品）的次数不多，主要的食用油是橄榄油；大部分成年人有饮用葡萄酒的习惯。脂肪提供能量占膳食总能量的 25%～30%，饱和脂肪所占比例较低，约 7%～8%。此膳食结构的突出特点是饱和脂肪摄入量低，不饱和脂肪摄入量高，膳食含大量复合碳水化合物，蔬菜、水果摄入量较高。地中海地区居民心脑血管疾病发生率很低，已引起了西方国家的注意，并纷纷参照这种膳食模式改进各自国家的膳食结构。

（二）我国的膳食结构及存在的问题

我国传统的膳食结构以植物性食物为主，谷类、薯类和蔬菜摄入量较高，肉类摄入较低，奶类食物消费较少。这种膳食模式的特点为高碳水化合物、高膳食纤维、低动物脂肪，是一种东方膳食模式，容易出现营养不良，但有利于血脂异常和冠心病等慢性病的预防。近二十年来，随着经济的发展和居民生活水平的提高，我国的膳食结构正逐渐向西方化转变，城市和经济发达地区的膳食结构不尽合理。畜、禽、蛋等动物性食物及油脂消费过多，谷类食物消费偏低，尤以杂粮摄入量下降明显。

虽然膳食质量明显提高，但膳食高能量、高脂肪和体力活动减少造成超重、肥胖和糖尿病、血脂异常等慢性病的发病率快速上升。

第二节
中国居民营养与慢性病状况

国民营养与健康状况是反映一个国家或地区经济与社会发展、卫生保健水平和人口素质的重要指标。良好的营养和健康状况既是社会经济发展的基础，也是社会经济发展的重要目标。世界上许多国家，尤其是发达国家均定期开展国民营养与健康状况调查，及时颁布调查结果，并据此制定和评价相应的社会发展政策，以改善国民营养和健康状况，促进社会经济的协调发展。

我国曾于1959年、1982年、1992年和2002年分别进行过四次全国营养调查；1959年、1979年和1991年分别开展过三次全国高血压流行病学调查；1984年和1996年分别开展过两次糖尿病抽样调查。上述调查对于了解我国城乡居民膳食结构和营养水平及其相关慢性疾病的流行病学特点及变化规律、评价城乡居民营养与健康水平、制定相关政策和疾病防治措施发挥了积极的作用。十年来，随着我国经济社会发展和卫生服务水平的不断提高，居民人均预期寿命逐年增长，健康状况和营养水平不断改善，疾病控制工作取得巨大的成就。与此同时人口老龄化、城镇化、工业化的进程加快，以及不健康的生活方式等因素也影响着人们的健康状况。为了进一步了解十年间我国居民营养和慢性病状况的变化，根据中国疾病预防控制中心、国家心血管病中心、国家癌症中心近年来监测、调查的最新数据，结合国家统计局等部门人口基础数据，国家卫生计生委组织专家综合采用多中心、多来源数据系统评估、复杂加权和荟萃分析等研究办法，编写并于2015年6月30日发布了《中国居民营养与慢性病状况报告（2015年）》。

一、我国居民膳食营养与体格发育状况

1. 膳食能量供给充足，体格发育与营养状况总体改善

十年间居民膳食营养状况总体改善，2012年居民每人每天平均能量摄入量为2 172kcal，蛋白质摄入量为65g，脂肪摄入量为80g，碳水化合物摄入量为301g，三大营养素供能充足，能量需要得到满足。全国18岁及以上成年男性和女性的平均身高分别为167.1cm和155.8cm，平均体重分别为66.2kg和57.3kg，与2002年相比，居民身高、体重均有所增长，尤其是6～17岁儿童青少年身高、体重增幅更为显著。成人营养不良率为6.0%，比2002年降低2.5个百分点。儿童青少年生长迟缓率和消瘦率分别为3.2%和9.0%，比2002年降低3.1和4.4个百分点。6岁及以上居民贫血率为9.7%，比2002年下降10.4个百分点。其中6～11岁儿童和孕妇贫血率分别为5.0%和17.2%，比2002年下降了7.1和11.7个百分点。

2. 膳食结构有所变化，超重肥胖问题凸显

过去10年间，我国城乡居民粮谷类食物摄入量保持稳定。总蛋白质摄入量基本持平，优质蛋白质摄入量有所增加，豆类和奶类消费量依然偏低。脂肪摄入量过多，平均膳食脂肪供能比超过30%。蔬菜、水果摄入量略有下降，钙、铁、维生素A、D等部分营养素缺乏依然存在。2012年居民平均每天烹调用盐10.5g，较2002年下降1.5g。全国18岁及以上成人超重率为30.1%，肥胖率为11.9%，比2002年上升了7.3和4.8个百分点，6～17岁儿童青少年超重率为9.6%，肥胖率为6.4%，比2002年上升了5.1和4.3个百分点。

二、我国居民慢性病状况

1. 重点慢性病患病情况

2012 年全国 18 岁及以上成人高血压患病率为 25.2%，糖尿病患病率为 9.7%，与 2002 年相比，患病率呈上升趋势。40 岁及以上人群慢性阻塞性肺病患病率为 9.9%。根据 2013 年全国肿瘤登记结果分析，我国癌症发病率为 235/10 万，肺癌和乳腺癌分别位居男、女性发病首位，十年来我国癌症发病率呈上升趋势。

2. 重点慢性病死亡情况

2012 年全国居民慢性病死亡率为 533/10 万，占总死亡人数的 86.6%。心脑血管病、癌症和慢性呼吸系统疾病为主要死因，占总死亡的 79.4%，其中心脑血管病死亡率为 271.8/10 万，癌症死亡率为 144.3/10 万（前五位分别是肺癌、肝癌、胃癌、食道癌、结直肠癌），慢性呼吸系统疾病死亡率为 68/10 万。经过标化处理后，除冠心病、肺癌等少数疾病死亡率有所上升外，多数慢性病死亡率呈下降趋势。

3. 慢性病危险因素情况

我国现有吸烟人数超过 3 亿，15 岁以上人群吸烟率为 28.1%，其中男性吸烟率高达 52.9%，非吸烟者中暴露于二手烟的比例为 72.4%。2012 年全国 18 岁及以上成人的人均年酒精摄入量为 3L，饮酒者中有害饮酒率为 9.3%，其中男性为 11.1%。成人经常锻炼率为 18.7%。吸烟、过量饮酒、身体活动不足和高盐、高脂等不健康饮食是慢性病发生、发展的主要行为危险因素。经济社会快速发展和社会转型给人们带来的工作、生活压力，对健康造成的影响也不容忽视。

第三节
中国居民膳食指南

一、膳食指南的概念与意义

膳食指南（dietary guideline），又称膳食指导方针或膳食目标，是针对各国各地区存在的问题而提出的一个通俗易懂、简明扼要的合理膳食基本要求，是一个有效的宣传普及材料。它每隔几年根据人群营养的新问题、新趋势修订一次。在一个国家，膳食指南可有几个，我国有《中国居民膳食指南》和《特定人群膳食指南》，它们的目的是指导居民采用平衡膳食，获取合理营养和促进身体健康。为了帮助人们在日常生活中实践该指南，中国居民膳食指南专家委员会进一步提出了食物定量指导方案，并以宝塔图形表示，即中国居民平衡膳食宝塔，直观地告诉居民食物分类的概念及每天各类食物的合理摄入范围，每天应吃食物的种类及相应数量，对合理调配平衡膳食进行具体指导。

二、中国居民膳食指南

我国于 1989 年制定了第一个膳食指南，1997 年中国营养学会对其进行修订。根据全国营养调查和卫生统计资料，我国居民因食物单调或不足而造成的营养缺乏病，如儿童生长迟缓、缺铁性贫血、佝偻病等虽逐渐减少，但仍不可忽视。而与膳食不合理有关的慢性病如心血管疾病、脑血管疾病、恶性肿瘤等的患病率与日俱增。我国居民维生素 A、维生素 B_2 和钙的摄入量普遍不足，部分居民膳食中谷类、薯类、蔬菜所占比例明显下降，油脂和动物性食物摄入过高，能量过剩、超重在城市居民中日益突出；食品卫生问题也受到普遍关注并亟待改善。针对上述问题，为了给居民提供最基本、科学的健康膳食信息，卫生部委托中国营养学会组织专家，制定了《中国居民膳食指南》(2007)。《中国居民膳食指南》以先进的科学证据为基础，密切联系我国居民膳食营养的实际，对各年龄段的居民摄取合理营养，避免由不合理的膳食带来疾病具有普遍的指导意义。今后 10～20 年，是中国改善国民营养健康的关键战略时期。希望全社会的广泛参与，大力推广和运用《中国居民膳食指南》，科学改善国民营养健康素质，为全面建设小康社会奠定坚实的人口素质基础。

（一）一般人群膳食指南

一般人群膳食指南适用于 6 岁以上人群，共有 10 个条目。

1. 食物多样，谷类为主，粗细搭配　人类的食物是多种多样的，各种食物所含的营养成分不完全相同，每种食物都至少可提供一种营养物质。没有不好的食物，只有不合理的膳食，关键在于平衡；平衡膳食必须由多种食物组成，才能满足人体各种营养需求，达到合理营养、促进健康的目的。

谷类食物是中国传统膳食的主体，是人体能量的主要来源。谷类包括米、面、杂粮，主要提供碳水化合物、蛋白质、膳食纤维及 B 族维生素。坚持谷类为主是为了保持我国膳食的良好传统，避免高能量、高脂肪和低碳水化合物膳食的弊端。人们应保持每天适量的谷类食物摄入，一般成年人每天摄入 250g～400g 为宜。另外要注意粗细搭配，经常吃一些粗粮、杂粮和全谷类食物。稻米、小麦不要研磨得太精，以免所含维生素、矿物质和膳食纤维流失。

2. 多吃蔬菜水果和薯类　新鲜蔬菜水果是人类平衡膳食的重要组成部分，也是我国传统膳食重要特点之一。蔬菜水果能量低，是维生素、矿物质、膳食纤维和植物化学物质的重要来源。薯类含有丰富的淀粉、膳食纤维以及多种维生素和矿物质。富含蔬菜、水果和薯类的膳食对保持身体健康，保持肠道正常功能，提高免疫力，降低患肥胖、糖尿病、高血压等慢性疾病风险具有重要作用。推荐我国成年人每天吃蔬菜 300g～500g，水果 200g～400g，并注意增加薯类的摄入。

3. 每天吃奶类、大豆或其制品　奶类营养成分齐全，组成比例适宜，容易消化吸收。奶类除含丰富的优质蛋白质和维生素外，含钙量较高，且利用率也很高，是膳食钙质的极好来源。各年龄人群适当多饮奶有利于骨健康，建议每人每天平均饮奶 300mL，饮奶量多或有高血脂和超重肥胖倾向者应选择低脂、脱脂奶。

大豆含丰富的优质蛋白质、必需脂肪酸、多种维生素和膳食纤维，且含有磷脂、低聚糖，以及异黄酮、植物固醇等多种植物化学物质。应适当多吃大豆及其制品，建议每人每天摄入 30g～50g 大豆或相当量的豆制品。

4. 常吃适量的鱼、禽、蛋和瘦肉　鱼、禽、蛋和瘦肉均属于动物性食物，是人类优质蛋白、脂类、脂溶性维生素、B 族维生素和矿物质的良好来源，是平衡膳食的重要组成部分。瘦畜肉铁含量高且利用率好。鱼类脂肪含量一般较低，且含有较多的多不饱和脂肪酸；禽类脂肪含量也较低，且不饱和脂肪酸含量较高；蛋类富含优质蛋白质，各种营养成分比较齐全，是很经济的优质蛋白质来源。

目前我国部分城市居民食用动物性食物较多，尤其是食入的猪肉过多。应适当多吃鱼、禽肉，减少猪肉摄入。相当一部分城市和多数农村居民平均吃动物性食物的量还不够，还应适当增加。动物性食物一般都含有一定量的饱和脂肪和胆固醇，摄入过多可能增加患心血管病的风险。

5. 减少烹调油用量，吃清淡少盐膳食　脂肪是人体能量的重要来源之一，并可提供必需脂肪酸，有利于脂溶性维生素的消化吸收，但是脂肪摄入过多是引起肥胖、高血脂、动脉粥样硬化等多种慢性疾病的危险因素之一。膳食盐的摄入量过高与高血压的患病率密切相关。食用油和食盐摄入过多是我国城乡居民共同存在的营养问题。为此，建议我国居民应养成吃清淡少盐膳食的习惯，即膳食不要太油腻，不要太咸，不要摄食过多的动物性食物和油炸、烟熏、腌制食物。

6. 食不过量，天天运动，保持健康体重　进食量和运动量是保持健康体重的两个主要因素，食物提供人体能量，运动消耗能量。如果进食量过大而运动量不足，多余的能量就会在体内以脂肪的形式积存下来，增加体重，造成超重或肥胖；相反若食量不足，可由于能量不足引起体重过低或消瘦。正常生理状态下，食欲可以有效控制进食量，不过有些人食欲调节不敏感，满足食欲的进食量常常超过实际需要。食不过量对他们意味着少吃几口，不要每顿饭都吃到十成饱。由于生活方式的改变，人们的身体活动减少，目前我国大多数成年人体力活动不足或缺乏体育锻炼，应改变久坐少动的不良生活方式，养成天天运动的习惯，坚持每天多做一些消耗能量的活动。

7. 三餐分配要合理，零食要适当　合理安排一日三餐的时间及食量，进餐定时定量。早餐提供的能量应占全天总能量的 25%～30%，午餐应占 30%～40%，晚餐应占 30%～40%，可根据职业、劳动强度和生活习惯进行适当调整。一般情况下，早餐安排在6：30～8：30，午餐在11：30～13：30，晚餐在18：00～20：00进行为宜。要天天吃早餐并保证其营养充足，午餐要吃好，晚餐要适量。不暴饮暴食，不经常在外就餐，尽可能与家人共同进餐，并营造轻松愉快的就餐氛围。零食作为一日三餐之外的营养补充，可以合理选用，但来自零食的能量应计入全天能量摄入之中。

8. 每天足量饮水，合理选择饮料　水是膳食的重要组成部分，是一切生命必需的物质，在生命活动中发挥着重要功能。体内水的来源有饮水、食物中含的水和体内代谢产生的水。水的排出主要通过肾脏，以尿液的形式排出，其次是经肺呼出、经皮肤和随粪便排出。进入体内的水和排出来的水基本相等，处于动态平衡。饮水不足或过多都会对人体健康带来危害。饮水应少量多次，要主动，不要感到口渴时再喝水。饮水最好选择白开水。

饮料多种多样，需要合理选择，如乳饮料和纯果汁饮料含有一定量的营养素和有益膳食成分，适量饮用可以作为膳食的补充。有些饮料添加了一定的矿物质和维生素，适合热天户外活动和运动后饮用。有些饮料只含糖和香精香料，营养价值不高。有些人尤其是儿童青少年，每天喝大量含糖的饮料代替喝水，是一种不健康的习惯，应当改正。

9. 如饮酒应限量　在节假日、喜庆和交际的场合，人们饮酒是一种习俗。高度酒含能量高，白酒基本上是纯能量食物，不含其他营养素。无节制的饮酒，会使食欲下降，食物摄入量减少，以致发生多种营养素缺乏、急慢性酒精中毒、酒精性脂肪肝，严重时还会造成酒精性肝硬化。过量饮酒还会增加患高血压、中风等疾病的危险；并可导致事故及暴力的增加，对个人健康和社会安定都是有害的，应该严禁酗酒。另外饮酒还会增加患某些癌症的危险。若饮酒尽可能饮用低度酒，并控制在适当的限量以下，建议成年男性一天饮用酒的酒精量不超过25g，成年女性一天饮用酒的酒精量不超过15g。孕妇和儿童青少年应忌酒。

10. 吃新鲜卫生的食物　食物放置时间过长就会引起变质，可能产生对人体有毒有害的物质。另外，食物中还可能含有或混入各种有害因素，如致病微生物、寄生虫和有毒化学物等。吃新鲜卫生的食物是防止食源性疾病、实现食品安全的根本措施。正确采购食物是保证食物新鲜卫生的第一关。烟熏食品及有些加色食品可能含有苯并芘或亚硝酸盐等有害成分，不宜多吃。食物合理储藏可以保持新鲜，避免受到污染。高温加热能杀灭食物中大部分微生物，延长保存时间；冷藏温度常为4℃～8℃，只适于短期贮藏；而冻藏温度低达-12℃～-23℃，可保持食物新鲜，适于长期贮藏。烹调加工过程是保证食物卫生安全的一个重要环节。需要注意保持良好的个人卫生以及食物加工环境和用具的洁净，避免食物烹调时的交叉污染。食物腌制要注意加足食盐，避免高温环境。有一些动物或植物性食物含有天然毒素，为了避免误食中毒，一方面需要学会鉴别这些食物，另一方面应了解对不同食物去除毒素的具体方法。

（二）特定人群膳食指南

特定人群膳食指南是根据各人群的生理特点及其对膳食营养需要而制定的。特定人群包括孕妇、乳母、婴幼儿、学龄前儿童、儿童青少年和老年人群。其中6岁以上各特定人群的膳食指南是在一般人群膳食指南10条的基础上进行增补形成的。

1. 孕前期妇女　①多摄入富含叶酸的食物或补充叶酸；②常吃含铁丰富的食物；③保证摄入加碘食盐，适当增加海产品的摄入；④戒烟、禁酒。

2. 孕早期妇女　①膳食清淡、适口；②少食多餐；③保证摄入足量富含碳水化合物的食物；④多摄入富含叶酸的食物并补充叶酸；⑤戒烟、禁酒。

3. 孕中、末期妇女　①适当增加鱼、禽、蛋、瘦肉、海产品的摄入量；②适当增加奶类的摄入；③常吃含铁丰富的食物；④适量身体活动，维持体重的适宜增长；⑤禁烟戒酒，少吃刺激性食物。

4. 哺乳期妇女　①增加鱼、禽、蛋、瘦肉及海产品摄入；②适当增饮奶类，多喝汤水；③产褥期食物多样，不过量；④忌烟酒，避免喝浓茶和咖啡；⑤科学活动和锻炼，保持健康体重。

5. 0月～6月龄婴儿　①纯母乳喂养；②产后尽早开奶，初乳营养最好；③尽早抱婴儿到户外活动或适当补充维生素D；④给新生儿和1月～6月龄婴儿及时补充适量维生素K；⑤不能用纯母乳喂养时，宜首选婴儿配方食品喂养；⑥定期监测生长发育状况。

6. 6月～12月龄婴儿　①奶类优先，继续母乳喂养；②及时合理添加辅食；③尝试多种多样的食物，膳食少糖、无盐、不加调味品；④逐渐让婴儿自己进食，培养良好的进食行为；⑤定期监测生长发育状况；⑥注意饮食卫生。

7. 1岁～3岁幼儿　①继续给予母乳喂养或其他代乳食品，逐步过渡到食物多样；②选择营养丰富、易消化的食物；③采用适宜的烹调方式，单独加工制作膳食；④在良好环境下规律进餐，重视良好饮食习惯的培养；⑤鼓励幼儿多做户外游戏与活动，合理安排零食，避免过瘦与肥胖；⑥每天足量饮水，少喝含糖高的饮料；⑦定期监测生长发育状况；⑧确保饮食卫生，严格餐具消毒。

8. 学龄前儿童　①食物多样，谷类为主；②多吃新鲜蔬菜和水果；③经常吃适量的鱼、禽、蛋、瘦肉；④每天饮奶，常吃大豆及其制品；⑤膳食清淡少盐，正确选择零食，少喝含糖高的饮料；⑥食量与体力活动要平衡，保证正常体重增长；⑦不挑食、不偏食，培养良好饮食习惯；⑧吃清洁卫生、未变质的食物。

9. 儿童青少年　①三餐定时定量，保证吃好早餐，避免盲目节食；②吃富含铁和维生素C的食物；③每天进行充足的户外运动；④不抽烟、不饮酒。

10. 老年人　①食物要粗细搭配、松软、易于消化吸收；②合理安排饮食，提高生活质量；③重视预防营养不良和贫血；④多做户外活动，维持健康体重。

三、中国居民平衡膳食宝塔

中国居民平衡膳食宝塔是根据中国居民膳食指南的核心内容，结合中国居民膳食的实际状况，把平衡膳食的原则转化成各类食物的重量，并以宝塔形式表现出来，直观地反映食物分类的概念及每天各类食物的合理摄入范围，便于人们在日常生活中实行。

膳食宝塔共分五层，包含每天应吃的主要食物种类。宝塔各层位置和面积不同，在一定程度上反映出各类食物在膳食中的地位和应占的比重。谷类食物位居底层，每人每天应吃 250g～400g；蔬菜和水果居第二层，每天应吃 300g～500g 和 200g～400g；鱼、禽、肉、蛋等动物性食物位于第三层，每天应吃 125g～225g（鱼虾类 50g～100g，畜、禽肉 50g～75g，蛋类 25g～50g）；奶类和豆类食物合占第四层，每天应吃相当于鲜奶 300g 的奶类及奶制品和相当于干豆 30g～50g 的大豆及制品。第五层塔尖是烹调油和食盐，每天烹调油不超过 25g 或 30g，食盐不超过 6g。宝塔建议的各类食物的摄入量都是指食物可食部分的生重。各类食物的重量不是指某一种具体食物的重量，而是一类食物的总量。

膳食宝塔图外侧有水和身体活动的形象，强调足量饮水和增加身体活动的重要性。水是膳食的重要组成部分，是一切生命必需的物质，其需要量受年龄、环境温度、身体活动等因素的影响。在温和气候条件下生活的轻体力活动的成年人每日至少饮水 1 200mL（约 6 杯）。在高温或强体力劳动的条件下，应适当增加。饮水应少量多次，要主动，不要感到口渴时再喝水。目前我国大多数成年人身体活动不足或缺乏体育锻炼，应改变久坐少动的不良生活方式，养成天天运动的习惯，坚持每天多做一些消耗体力的活动。建议成年人每天进行累计相当于步行 6 000 步以上的身体活动，如果身体条件允许，最好进行 30 分钟中等强度的运动。

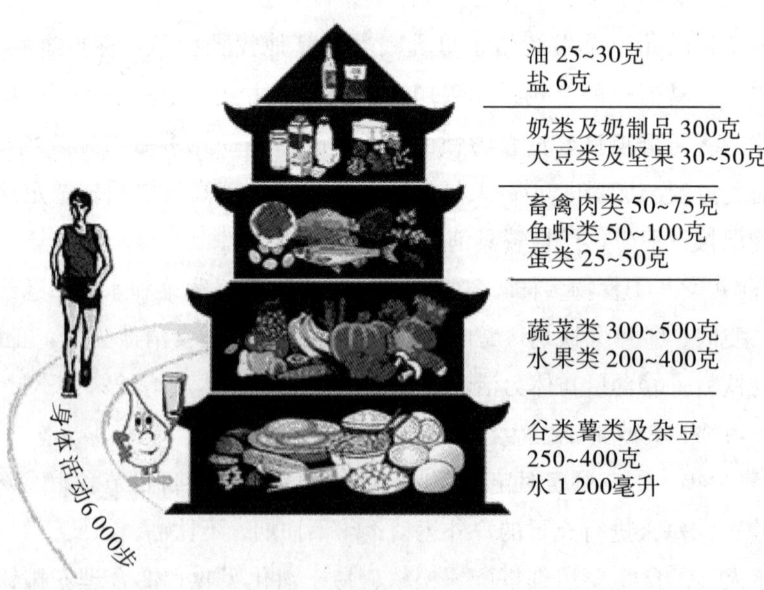

中国居民平衡膳食宝塔

膳食宝塔提出了一个在营养上比较理想的膳食模式，同时注意了运动的重要性。它所建议的食物量，特别是奶类和豆类食物的量可能与大多数人当前的实际摄入量还有一定距离，对某些贫困地区来讲可能距离还很远，但为了改善中国居民的膳食营养状况，应把它看作是一个奋斗目标，努力争取，逐步达到。

第四节 食谱编制

一、食谱的概念

根据合理膳食的原则，把一天或一周各餐中主、副食的品种、数量、烹调方式、进餐时间作详细的计划并编排成表格形式，称为食谱。食谱有一日食谱和一周食谱之分。

二、食谱编制的目的

编制食谱是为了把膳食营养素参考摄入量和膳食指南等营养原则与要求具体化并纳入用膳者的一日三餐，使其按照人体的生理需要摄入适宜的能量和营养素，以达到合理营养、促进健康的目的。食谱编制是家庭和社区营养的重要工作内容，对正常人来说是保证其合理营养的具体措施；对各种疾病患者来说可作为重要的治疗或辅助治疗措施。同时，食谱也是炊事人员和膳食制备者配餐的依据。

根据人体对营养素的需要，结合当地食物的品种、生产情况、经济条件和个人饮食习惯合理选择各类食物，编制符合营养原则与要求的食谱，可达到使用有限的经济开支取得最佳的营养效果的目的，并起到节约食物资源、提高居民的生活质量和健康水平的作用。

三、食谱编制的原则

编制食谱总的原则是满足平衡膳食及合理营养的要求，并同时满足膳食多样化的原则，并尽可能照顾用膳者的饮食习惯和经济能力。

（一）满足营养素及能量供给量

根据用膳者的年龄、性别、生理特点和劳动性质与强度，选用食物并计算其用量，使一周内平均每日能量及营养素摄入量能达到膳食供给量标准，以满足人体需要。

（二）各营养素之间比例适宜

除全面达到能量和各种营养素的需要量外，还应考虑到营养素之间的适宜比例，充分利用不同食物中各种营养素之间的互补作用，使其发挥最佳协同作用。

（三）食物多样化

中国居民膳食宝塔中将食物分为谷薯、蔬菜、水果、豆类、奶、肉（含鱼虾）、蛋、油脂等八类，每天应从这八大类食物中选用1～3种适量食物，组成平衡膳食。对同类食物可更换不同品种和烹调方法。尽量做到主食粗细搭配，粮豆混杂，有米有面，副食荤素兼备，有菜有汤，注意菜肴的色、香、味、形。

（四）食物安全无害

选用新鲜和清洁卫生的食物；注意防止食物再污染。

（五）减少营养素的损失

尽量选择营养素损失较少的烹调和加工方法。

（六）其他因素

考虑用膳者饮食习惯、进餐环境、用膳目的和经济能力，结合季节、食物供应情况、食堂或家庭的设备条件和炊事人员的烹调技术等因素，编制切实可行的食谱。

（七）及时更换调整食谱

每1～2周应调整或更换一次食谱。食谱执行一段时间后应对其效果进行评价，不断加以调整和完善。

四、食谱编制的方法

编制食谱的方法有营养成分计算法和食品交换份法。

（一）营养成分计算法编制食谱的步骤

以一位20岁的男大学生为例，用营养成分计算法编制食谱。

1. 查出能量和蛋白质供给量　从膳食营养素参考摄入量中找出20岁轻体力劳动成年男性能量供给量为2 250kcal（9.41MJ），蛋白质为65g。

2. 计算蛋白质、脂肪、碳水化合物供给量　蛋白质为65g，供能比为12%；脂肪供能比为25%；碳水化合物供能比为63%。

脂肪＝2 250×25%÷9＝62（g）

碳水化合物＝2 250×63%÷4＝354（g）

3. 确定牛奶、鸡蛋、蔬菜、水果等常用食物的用量　参照3-1。通常为牛奶250mL，鸡蛋1个（60g左右），蔬菜约500g，水果约200g。

4. 计算主食用量　主食以粮谷类为主，用每日碳水化合物摄入总量（354g）减去以上常用食物中碳水化合物量，得粮谷类碳水化合物量（307g），再除以粮谷类碳水化合物含量（75%）得粮谷类用量（410g），为方便起见，选择主食用量为440g。另一种主食用量计算方法是：一般每100g粮谷类产热350kcal左右，故可根据所需的碳水化合物量计算出主食为：2 250×63%÷350/100＝405g。两种计算方法差异不大。

表 3-1 食物用量计算表

食物	用量（g）	蛋白质（g）	脂肪（g）	碳水化合物（g）
牛奶	250	250×3.0%[A]≈8	250×3.2%[A]=8	250×4.6%[A]≈12
鸡蛋	60	60×87%[B]×12.7%≈7	60×87%×9%[A]≈5	
蔬菜	500			500×93%[B]×3.2%[A]≈15
水果	200			200×75%[B]×13%[A]≈20
谷类	410	410×8%[A]≈33		354－（12+15+20）=307
瘦肉类	85	65－（8+7+33）=17	85×28%[A]=24	
食用油	25		62－（8+5+24）=25	

注：A 查“食物成分表”得营养素含量；B 可食部

表 3-2 20 岁男大学生粗配食谱

餐次	饭菜名称	食物名称	重量（g）	蛋白质（g）	脂肪（g）	碳水化合物（g）	能量（kcal）
早餐	馒头	小麦标准粉	100	11.2	1.5	71.5	344.0
	牛奶	牛奶	250	7.5	8.0	8.5	135.0
	鸡蛋	鸡蛋	50	5.6	4.9	0.6	68.6
	水果	苹果	100	0.2	0.2	9.3	39.5
		小　计		24.5	14.6	89.9	587.1
午餐	米饭	大米	100	7.4	0.8	77.2	346.0
	青椒肉丝	青椒	100	0.8	0.2	3.3	18.0
		猪肉	50	6.6	18.5	1.2	197.5
		色拉油	5		5.0		44.9
	番茄蛋花汤	番茄	100	0.9	0.2	3.4	18.4
		鸡蛋	50	5.6	4.9	0.6	68.6
		色拉油	5		5.0		44.9
	水果	梨	150	0.5	0.1	8.2	36.0
		小　计		21.8	34.7	93.9	774.3
晚餐	米饭	大米	100	7.4	0.8	77.2	346.0
	青笋炒鸡丁	莴笋	100	0.6	0.1	1.4	8.7
		鸡肉	50	9.7	4.7	0.7	84.0
		色拉油	5		5.0		44.9
	小白菜豆腐汤	小白菜	100	1.2	0.2	1.3	12.2
		内酯豆腐	50	2.5	1.0	1.5	25.0
	零食	酸奶	250	6.3	6.8	23.3	180.0
		小　计		27.7	18.6	105.4	700.8
合计				74.0	67.9	289.2	2062.2

5. 计算副食、油脂用量 计算方法同上，瘦肉蛋白质含量以 20%计，食用油的脂肪含量以 99%计。

6. 以步骤 3～5 计算出来的主、副食用量为基础，粗配一日食谱（见表 3-2）。

7. 调整食谱 根据粗配食谱中选用食物的用量，计算该食谱的营养成分，并与食用者的营养素供给量标准进行比较，如果不在 80%～100%之间，则应进行调整，直至符合要求。

8. 编排一周食谱 一日食谱确定以后，可根据食用者饮食习惯、市场供应情况等因素在同一类食物中更换品种和烹调方法，编排成一周食谱。

（二）食品交换份法

从 20 世纪 50 年代开始，美国将食品交换份法用于糖尿病人的营养治疗。目前该方法已被很多国家广泛采用，只是设计内容有所不同。除糖尿病外，食品交换份法也适用于其他疾病病人的营养治疗以及健康人的食谱编制。

食品交换份法是一种较为粗略的计算方法。它的优点是简单、实用，并可根据等能量的食物。在蛋白质、脂肪、碳水化合物含量相近的情况下进行食品交换，避免摄入食物过于固定化，使营养更加平衡，并能增加生活乐趣。

将常用食品分为四个组共九类（见表 3-3）。每个食品交换份的任何食品所含的能量相当（多定为 90kcal，即 377kJ），一个交换份的同类食品中蛋白质、脂肪、碳水化合物等营养素含量相似。因此，在制定食谱时同类的各种食品可以相互交换（见表 3-5～表 3-11）。

表 3-3 不同能量所需的各组食品交换份数

能量（kcal）	交换份	谷薯组	蔬果组	肉蛋组	供能组
1 200	13.5	8	2	1.5	2
1 400	16	10	2	2	2
1 600	18	12	2	2	2
1 800	20.5	14	2	2.5	2
2 000	22.5	15	2	2.5	3
2 200	25	17	2	3	3
2 400	27	19	2	3	3
2 600	29.5	20	2	4	3.5
2 800	32	22	2	4.5	3.5
3 000	34	24	2	4.5	3.5

食品交换份法编制食谱举例：如为一位 20 岁男大学生编制食谱，其每天所需能量为 2 250kcal，从表 3-3 可知，2 250kcal 共需 25 个交换份，其中谷类 17 份，蔬果类 2 份，肉、乳、蛋、豆类 3 份，供能食品 3 份。具体到每类食品中则应吃谷类食品 425g，蔬果

类可安排蔬菜 500g、水果 200g，肉蛋类可选择鸡蛋 1 个，瘦肉 50g，牛奶 250g，供能食品可用植物油 20g，糖类 20g。将这些食品安排到一日三餐中，即可制成食谱。

表 3-4 各类食品交换份的营养价值

组别	类别	每份重量（g）	能量（kcal）	蛋白质（g）	脂肪（g）	碳水化合物（g）	主要营养素
谷薯组	谷薯类	25	90	2.0	—	20.0	碳水化合物、膳食纤维
蔬果组	蔬菜类	500	90	5.0	—	17.0	矿物质、维生素、膳食纤维
	水果类	200	90	1.0	—	21.0	
肉蛋组	大豆类	25	90	9.0	4.0	4.0	蛋白质
	奶 类	160	90	5.0	5.0	6.0	
	肉蛋类	50	90	9.0	6.0	—	
供能组	硬果类	16	90	4.0	7.0	2.0	脂肪
	油脂类	10	90	—	10.0	—	
	纯糖类	20	90	—	—	20.0	碳水化合物

表 3-5 等值谷薯类食品交换表

分类	重量（g）	食 品
糕点	20	饼干、蛋糕、江米条、麻花、桃酥等
米	25	大米、小米、糯米、薏米、米粉
面	25	面粉、干挂面、龙须面、通心粉、油条、油饼
杂粮	25	高粱、玉米、燕麦、荞麦、莜麦
杂豆	25	绿豆、红豆、干豇豆、干豌豆、干蚕豆、芸豆
面食	35	馒头、面包、花卷、窝头、烧饼、烙饼、切面
鲜品	100	马铃薯、红薯、白薯、鲜玉米
	200	鲜玉米（中个带棒心）
其他熟食	75	燕米饭、煮熟的面条

表 3-6 等值蔬菜类食品交换表

分类	重量（g）	食品（市品）
叶茎类	500	大（小）白菜、圆白菜、菠菜、韭菜、茼蒿、芹菜、生菜、莴笋（叶）、苋菜、豆瓣菜、冬寒菜、软浆叶、瓢儿白、蕹菜
苔、花类	500	油菜（苔）、花菜（白、绿色）、绿豆芽
瓜、茄类	500	西葫芦、番茄、冬瓜、苦瓜、黄瓜、丝瓜、青椒、南瓜、茄子
菌藻类	500	鲜蘑菇、湿海带、水发木耳

续表

分类	重量（g）	食品（市品）
根茎类	500	白萝卜、茭白、竹笋、子姜（300）
鲜豆类	300	豇豆、豆角、四季豆、豌豆苗
	75	毛豆、豌豆、蚕豆（均为食部）
其他	200	胡萝卜
	150	藕
	100	芋头、慈姑

表 3-7 等值水果类食品交换表

重量（g）	食品（市品）
500	西瓜、芒果、梨
250	橙、柑、橘、柚、李子、苹果、桃、枇杷、葡萄、猕猴桃、草莓、菠萝、杏、柿子
150	香蕉、山楂、荔枝
100	鲜枣

表 3-8 等值大豆类食品交换表

重量（g）	食品
20	腐竹
25	大豆（粉）
50	豆腐丝、豆腐干、油豆腐
100	豆腐
150	嫩豆腐
250	豆浆（黄豆：水=1：8）

表 3-9 等值奶类食品交换表

重量（g）	食品
20	全脂奶粉、低脂奶粉
25	脱脂奶粉、奶酪
160	牛奶、羊奶、酸奶（125）

表 3-10 等值肉蛋类食品交换表

分类	重量（g）	食品（市品）
畜肉类	20	香肠、熟火腿、熟腊肉、卤猪杂
	25	肥、瘦猪肉

续表

分类	重量（g）	食品（市品）
禽肉类	35	火腿肠、小红肠、叉烧肉、午餐肉、熟酱牛肉、大肉肠
	50	瘦猪肉、瘦牛肉、瘦羊肉、带骨排骨
	100	兔肉
	100	鸡肉
	50	鹅肉、鸭肉
蛋类	60	鸡蛋、鸭蛋、松花蛋、鹌鹑蛋（6 个带壳）
鱼虾类	150	草鱼、带鱼、鲫鱼、鲢鱼、基围虾、鳝鱼、泥鳅、大黄鱼、对虾、河虾、蟹、水浸鱿鱼、鲜贝
	350	水浸海参

表 3-11　等值供能类食品交换表

重量（g）	食品（市品）
10	各种植物油和动物油
15	核桃仁、花生仁（干、炒，30 粒）、南瓜子、葵瓜子、西瓜子、松子、杏仁、黑芝麻、芝麻酱
20	白糖、红糖

同类等能量的食品可以进行交换，在四组食品内部可以互换，若跨组进行交换将影响平衡膳食原则。水果一般不和蔬菜交换，水果含糖量高，故不能用水果代替蔬菜。坚果类食品脂肪含量高，如食用少量坚果可减少烹调油摄入。

第四章

营养与慢性病防治

随着社会经济的发展，我国城乡居民的膳食、营养状况有了明显改善，营养不良和营养缺乏患病率继续下降，营养过剩的发生率逐渐增加，与此同时慢性非传染性疾病患病率上升迅速。2002 年中国居民营养与健康状况调查结果表明，膳食高能量、高脂肪和体力活动减少与超重、肥胖、糖尿病和血脂异常的发生密切相关；高盐饮食与高血压的患病风险密切相关；饮酒与高血压和血脂异常的患病风险密切相关。脂肪摄入最多、体力活动最少的人，患上述各种慢性病的机会最多。

慢性病的发生是遗传基因和环境因素相互作用或共同作用的结果。具有遗传基因缺陷者，在不利的环境因素作用下易患慢性病，其发病年龄提前，病情严重；但遗传基因缺陷者如能注意合理营养、适量体力活动和健康生活方式，可能不发病或病情轻。相反，无基因缺陷者，如长期处于不利的环境因素下（包括缺乏体力活动、膳食不合理、吸烟、酗酒等不健康的生活方式）也可引起发病。凡营养因素起一定作用的慢性病也可能伴有遗传或其他环境因素的影响，但并非所有环境危险因素都已明确定性，大多数易感性基因型尚未鉴定出来，遗传和环境因素相互作用的机制目前尚待深入研究。但肯定的是膳食营养和体力活动是大多数慢性病发生发展的重要影响因素。合理膳食和适量运动能降低慢性病的风险。

第一节 营养与肥胖

肥胖不仅是一种危害健康的慢性病，而且是 2 型糖尿病、心脑血管疾病和呼吸系统疾病等多种慢性非传染性疾病和社会心理障碍的重要危险因素，成为早死、致残、影响生命质量和增加各国政府财政负担的重要公共卫生问题。

一、概述

（一）定义

出生时，人体约含 12%的脂肪，以后迅速增加，在 6 月龄时达高峰，大约占 25%，在青春期前下降到 15%～18%；在青春期，女性的脂肪比例显著增加，而男性则显著下降，18 岁时，男性脂肪占 15%～18%，女性占 20%～25%；成人脂肪可达到 30%～40%。体脂比例与身体活动量和进食量有关。

肥胖（obesity）是指体内脂肪堆积过多和（或）分布异常，体重增加，是一种多因素的慢性代谢性疾病。组织形态学表现为脂肪细胞数目增多和（或）体积增大，临床表现为体重超过相应的正常体重及由此引起的一系列临床症状。一般成年女性体内脂肪组织超过 30%，成年男性超过 20%～25%，即为肥胖。

（二）肥胖的判定标准和方法

目前已建立了许多判定肥胖的标准和方法，常用的方法可分为人体测量法、物理测量法和化学测量法三大类。人体测量法简单易行，测量的参数通常包括：

1. 身高标准体重法　体重是脂肪组织与瘦体质之和。与身高相应的理想体重称为标准体重，根据实测身高，按一定公式算出标准体重。

Broca 公式：标准体重（kg）＝身高（cm）－100

我国用 Broca 改良公式：标准体重（kg）＝身高（cm）－105

或用平田公式：标准体重（kg）＝［身高（cm）－100］×0.9

评价标准：

＜标准体重 60%	严重营养不良
标准体重 60%～80%	中度营养不良
标准体重 80%～90%	轻度营养不良
标准体重 90%～110%	正常范围
标准体重 110%～120%	超重
＞标准体重 120%	肥胖

2. 体质指数（body mass index，BMI）　常用于评价成人肥胖程度。

$$\mathrm{BMI}=\frac{\text{体重（kg）}}{\text{身高}^2\text{（m}^2\text{）}}$$

评价标准见表 4-1。

表 4-1　成人肥胖程度评价标准

分级	WHO 标准	亚洲人标准	中国人标准*
体重过轻	＜18.5	＜18.5	＜18.5
体重正常	18.5～24.9	18.5～22.9	18.5～23.9
超重	25～29.9	23～24.9	24～27.9
一级肥胖	30～34.9	25～29.9	≥28
二级肥胖	35～39.9	≥30	
三级肥胖	≥40		

（*来源于 2001 年中国人群肥胖与疾病危险研讨会推荐标准）

3. 皮褶厚度　皮下脂肪约占全身脂肪总量的一半，并与体脂的消耗和储备密切相关，所以测量皮褶厚度可推算体脂的含量，间接反映能量营养状况。测量最多的是三头肌皮褶厚度，其他部位如肩胛下部、腹壁等皮褶也较常用。皮褶厚度一般不单独作为判定肥胖的标准，而是与身高标准体重结合起来使用。

判定标准：凡肥胖度＞20％，三头肌皮褶厚度和肩胛下皮褶厚度都≥80 百分位数，或其中一处皮褶厚度＞95 百分位数者为肥胖；凡肥胖度＜20％，无论两处皮褶厚度如何，均为体重正常。

4. 腰围和腰臀围比　肥胖者体脂分布部位不同，对健康的影响显著不同。上身性肥胖或中心性肥胖（以腹部或内脏脂肪增多为主），患心血管疾病和糖尿病的风险显著增加，同时死亡率亦明显增加；而下身性肥胖（以臀部和大腿脂肪增多为主）患上述疾病的风险相对较低。因此肥胖者身体脂肪分布类型是比肥胖本身更重要的健康危险因素。WHO 建议采用腰围和腰臀比作为中心性肥胖的标准。中国居民的评价标准为：

腰围：男性≥85cm，女性≥80cm 为中心性肥胖。

腰臀围比：男性＞0.95，女性＞0.85 为中心性肥胖。

5. 其他　人体密度或比值测定法、放射性核素 K 全身扫描等，需要特殊设备，多用于科研。

（三）分类

1. 单纯性肥胖　为各类肥胖症中最常见的一种，肥胖者全身脂肪分布比较均匀，没有内分泌紊乱现象，也无代谢障碍性疾病，往往有肥胖家族史。

2. 继发性肥胖　主要是指由于下丘脑－垂体－肾上腺轴发生病变、内分泌紊乱或其他疾病、外伤引起的内分泌障碍而导致的肥胖。

3. 药物引起的肥胖　一些药物在治疗某种疾病的同时，还有使患者身体肥胖的副作用，如肾上腺皮质激素类药物治疗风湿病，病人往往会发生向心性肥胖。

（四）发病情况

目前全世界有肥胖患者 2.5 亿人，欧美国家肥胖极其普遍，尤其是东欧和地中海国家，美国人男女肥胖患病率分别为 32％和 33.5％。我国 2002 年营养调查结果显示，超重和肥胖患病率呈明显上升趋势，成人超重率为 22.8％，肥胖率为 7.1％，估计人数分别为 2.0 亿和 6 000 多万。大城市成人超重率与肥胖现患率分别高达 30.0％和 12.3％，儿童肥胖率已达 8.1％，应引起高度重视。与 1992 年全国营养调查资料相比，成人超重率上升 39％，肥胖率上升 97％，预计今后肥胖患病率将会有较大幅度增长。成人特别是中年人的超重率和肥胖率，在分布上北方高于南方、女性高于男性、城市高于农村。

二、单纯性肥胖的危险因素

肥胖的病因较复杂，可能与遗传、神经系统、饮食生活习惯等导致代谢紊乱有关。

（一）遗传因素

动物实验发现，鼠的肥胖基因 ob（obese）可产生相应的蛋白质瘦素（leptin），由脂肪组织随血流向中枢神经系统发出饱食信号。基因突变时，导致瘦素缺乏，引起肥胖。

研究还发现，肥胖鼠对产热有体质性缺陷，当暴露在寒冷中时，不能像正常鼠那样增加能量的生成。这可能与肌肉和肝脏中 Na^+,K^+-ATP 酶水平下降有关。这种体质性缺陷最终导致能量消耗减少，贮存增多。

体内脂蛋白脂酶增加可使脂肪细胞增大而易贮存甘油三酯。酶的产生也受基因控制。

不少肥胖症患者有家族史。在人类肥胖中，遗传因素主要表现在两方面：①第 15 号染色体缺陷，可导致罕见的畸形肥胖；②在环境因素的作用下遗传基因表达改变而形成的肥胖。一般认为，肥胖是遗传因素和环境因素综合作用的结果。有资料显示，在影响肥胖的因素中，遗传因素占 40%～70%，环境因素占 30%～60%或遗传因素只占 30%，而环境因素占 60%以上。近年来，发现与人类进食及肥胖有关的物质有瘦素（leptin）、解偶联蛋白（uncoupling proteins，UCP）、神经肽（NPY）、刺蛋白（agoutin protein）、黑质素（melancortin，MC）等。

（二）神经内分泌因素

下丘脑有两种调节摄食活动的神经核，腹内侧核为饱觉中枢，受控于交感神经中枢，兴奋时引起饱感而拒食，所以交感兴奋时食欲受抑制而消瘦；腹外侧核为饥饿中枢，受控于副交感神经中枢，兴奋时食欲亢进，迷走神经兴奋时摄食增加，导致肥胖。

（三）膳食因素

膳食构成不合理、饮食习惯不良、喂养不当等，导致营养素过剩。如孕妇能量摄入过多导致婴儿出生体重较重、出生后人工喂养过量、添加固体辅食过早，进食速度快、食量大以及偏食、喜食油腻和甜食、吃零食等均与肥胖密切相关。有研究表明，儿童少年早餐行为也与肥胖发生有关，每周食用 0～1 次早餐组的肥胖率为 18.6%，每周食用 2～4次早餐组的肥胖率为 13.5%。

（四）体力活动

最轻和最重的体力活动之间能量消耗差别约 8 368kJ（2 000kcal），表明增加体力活动可增加能量消耗，减少脂肪在体内积聚。一些流行病学调查显示，肥胖与体力活动呈负相关。有人能量摄入并不多，但因为缺少体力活动，能量仍相对过剩。不同性质的体力活动，对体脂含量有不同的影响。有氧代谢为主的体力活动，降脂效果最明显。一些无氧代谢为主的静力型运动项目，虽然也增加能量消耗，但由于可促进糖酵解，使肌糖原消耗和乳酸生成增加，引起血糖和体液 pH 值降低，从而导致食欲亢进和脂肪酸动员受阻。所以，减肥效果不理想。如果长期从事坐、立工作，基本属于静力的活动，易引起体脂积累与肥胖。

（五）社会、心理因素

在工业化、城市化的社会中，工作和生活机械化程度增高，各种体力活动减少，能量消耗明显小于摄入，能量代谢处于正平衡。

肥胖儿童自卑感强，不愿参加集体活动，而喜欢独处，这些行为心理的异常又常常以进食得到安慰。

三、肥胖对健康的影响

（一）肥胖对儿童健康的影响

1. 与心脑血管疾病的关系　肥胖可使儿童血脂和血压增高，心血管功能异常，提示肥胖儿童有心功能不全、动脉粥样硬化的趋势。

2. 与内分泌及免疫系统的关系　肥胖可使生长激素和泌乳素处于较低水平、甲状腺素 T_3增高、性激素水平异常、胰岛素水平增高、糖代谢障碍以及超重率增高等。免疫功能紊乱，细胞免疫功能低下最为突出。

3. 与生长、智力和心理发育的关系　肥胖儿童骨龄均值大于正常体重儿童，男女第二性征发育明显早于正常体重儿童。智商、反应速度、阅读量及大脑工作能力等指标低于正常体重儿童。心理上倾向于抑郁、自卑和不协调等。

（二）肥胖对成人健康的影响

1. 与心血管病和高血压的关系　肥胖容易使人患高血压、血胆固醇升高和糖耐量受损，这些均为心血管病的重要危险因素。

2. 与某些癌症的关系　研究发现肥胖与许多癌症的发病率呈正相关，肥胖女性患子宫内膜癌、卵巢癌、宫颈癌和绝经后乳腺癌等激素依赖性肿瘤的风险较大；另外，结肠癌和胆囊癌等消化系统肿瘤的发生也与肥胖有关。

3. 与糖尿病的关系　流行病学研究表明，腹部脂肪堆积是 2 型糖尿病的一个独立危险因素，常表现为葡糖耐量受损，胰岛素抵抗。

4. 与胆囊疾病的关系　肥胖者发生胆结石的风险是非肥胖者的 4～5 倍，而上身性肥胖发生胆结石的风险更大。有 1/3 肥胖女性中可能发生胆囊炎，可能是由于肥胖者胆汁过饱和、胆囊收缩功能下降。

5. 与内分泌和代谢的关系　肥胖者内分泌和代谢发生异常，血中生长激素浓度明显下降，男性的血浆睾酮浓度下降，女性表现为月经周期规律性下降、月经失调、过早闭经。

6. 与死亡率的关系　研究表明，BMI22～25 者死亡率最低，BMI≥27 者死亡率明显增加，BMI40 者死亡率最高，且也以上身性肥胖为明显。

四、肥胖的膳食调控

（一）目的

调整膳食结构，保证机体蛋白质及其他营养素的需要，维持机体能量负平衡状态。

（二）膳食调控原则

1. 严格控制能量摄入　限制高脂肪和高能量食物的摄入。减少能量必须以保证人体能从事正常的活动为原则，一般成人每天摄入 4.20MJ（1 000kcal）能量为最低安全水平。能量限制要逐渐下降，避免骤然下降。建议减轻体重速度：轻度肥胖 0.5～1.0kg/周，减少能量摄入 0.53～1.05MJ（125～250kcal）/d；中度以上肥胖 0.5～1.0kg/周，减少能量摄入 2.31～4.62MJ（552～1 104kcal）/d。建议三大产能营养素的供能比为：蛋白质 15%，脂肪 20%，碳水化合物 65%。

表 4-2 低能量膳食食物分配表（g/d）

能量（kcal）	谷类	肉鱼类	蛋类	豆腐干*	蔬菜类	水果类	奶类	植物油
1 100	150	70	40	40	400	100	250	10
1 300	200	80	50	50	400	100	250	14
1 500	240	90	50	60	400	100	250	16
1 700	280	90	50	60	500	100	250	18
1 900	320	90	50	60	500	100	250	20
2 100	350	90	50	60	500	100	250	20

其他豆制品按水分含量折算，豆腐干 50g=素什锦 50g=北豆腐 65g=南豆腐 120g

2. 选择优质蛋白质　在严格限制膳食能量供给的基础下，蛋白质供给不宜过多。应多吃高生物价蛋白质食物，如奶、鱼、鸡、鸡蛋清和瘦肉等。

3. 限制脂肪　必须限制膳食脂肪的摄入，尤其是动物脂肪，过多的脂肪沉积在皮下和内脏，易引起脂肪肝、高脂血症和冠心病等并发症。

4. 限制碳水化合物　过多摄入单糖或双糖，可以转化为脂肪。应少吃蔗糖、麦芽糖、果糖、蜜饯及甜点。为防止饥饿感，可吃膳食纤维含量高的食品。

5. 限制食盐与嘌呤　食盐可引起口渴和刺激食欲，能增加体重，以 3～6g/d 为宜；嘌呤可增进食欲和加重肝肾代谢负担，要限制高嘌呤食物，如肝、心和肾等。

6. 烹调方法及餐次　宜用蒸、煮、烧和烤等，忌用油煎、炸；餐次可因人而宜，通常每日 3～5 餐。

（三）食物选择

食物选择及忌食见表 4-3。

表 4-3 肥胖者的食物选择及忌食

食物种类	允许进食的食物	忌用食物
谷类	大米、面粉、玉米、莜面、荞面、小米等	奶油蛋糕及各种含高糖、脂肪的糕点蜜饯等
肉禽鱼类（适量）	猪牛羊瘦肉、兔、鸡肉及少脂肪的鱼	肥肉、各种动物脂肪、腊肉、肥肠、肥鸭等
奶、蛋类（适量）	奶、脱脂奶粉、鸡蛋（1 个/日）	全脂奶粉、奶油、奶酪

续表

食物种类	允许进食的食物	忌用食物
蔬菜类（不限）	各种新鲜蔬菜、有色的叶、茎菜、花菜	含淀粉高的薯类、芋头
豆类（适量）	各种豆类，尤其豆制品	含糖较高的水果、高脂肪干果、水果罐头、蜜饯
水果类（适量）	各种新鲜水果，如山楂、鲜枣、瓜类等	
饮料及其他	茶、咖啡、海带、蕈类	含高糖饮料及酒精饮料、巧克力

（四）减肥食谱举例

表 4-4 减肥参考食谱

餐次	食物名称	原料名称	重量（g）
早餐	牛奶麦片粥	牛奶	250
		燕麦片	30
	凉拌小白菜	小白菜	100
午餐	米饭	大米	100
	萝卜炒豆干	白萝卜	100
		豆腐干	50
	番茄蛋汤	番茄	50
		鸡蛋	50
	水果	苹果	100
晚餐	杂粮粥	荞麦	40
		小米	30
	鸡丝芹菜	芹菜	150
		鸡胸脯肉	70
	全天烹调用油		14

食谱总能量 5 283kJ（1 264kcal），蛋白质 68g，脂肪 31g，碳水化合物 176g

五、肥胖的运动处方

（一）减肥的运动原则

1. 科学节食与运动相结合　一般限制饮食，适当减少碳水化合物及脂肪摄入，仅对轻度肥胖者有效。对重度肥胖者严格限制饮食减肥效果不能持久，单纯限制饮食能控制体重者一般不到 20%，约 50%的人在 2～3 年内恢复以前的体重。实践证明严格限制饮食常引起营养缺乏症、乏力、嗜睡，日常活动减少，基础代谢率下降，这实际上保存了能量，使减肥效果减弱。如果只限制饮食而不进行有氧代谢运动锻炼，还会导致肌肉减少。

2. 减体重 1kg 所需要的运动量　1g 脂肪供能 37.67kJ（9kcal），但体脂肪含水分和其他物质，故 1g 体脂肪约含能量 29.30kJ（7kcal），lkg 体脂肪含能量 29.3MJ（7 000kcal）。可选择适当的运动消耗这些能量。用下列公式粗略计算运动量：

运动量（kJ）＝RMR×运动时间（分钟）

例如，以 140m/min 的速度轻松慢跑时，RMR7.0 左右。消耗费 29.3MJ 能量需要跑步 1 000 分钟，1 天 30 分钟，1 周 6 次的跑步 40 天。按此比例减 10kg 体重，要用 1 年以上。其他运动也可同样计算。一般每小时慢跑 8.8km 可消耗 3 034.5kJ（725kcal）能量，每小时步行 6.4km，可消耗 1 611kJ（385kcal）能量。

3. 减肥运动的强度　长时间、中低强度的运动（40%～60%VO_2max）对减肥效果最好。运动后心率可达［（170－年龄）～（210－年龄）］。

4. 运动项目　包括三类运动：①锻炼体力和耐力的有氧运动，如长距离步行、慢跑、自行车和游泳等；②锻炼肌力、肌肉耐力为目标的拉力器等静态运动；③准备活动和整理活动的伸展体操。尤应注意不断更换运动内容、以免厌烦。但有高血压和冠心病时，不要做等长（静力）运动，以免引起心率过快和血压升高。

5. 制定减肥目标和计划　减肥必须采取理智和稳健的方法，即根据个人的实际情况制定切实可行的减肥目标和计划，然后逐渐调整能量消耗和饮食。在 1 周内减体重不应超过 0.45kg，否则不能真正长久坚持。

0.45kg 脂肪可产生 14.6MJ（3500kcal）能量，平均每天要多消耗 2.09MJ（500kcal）能量，最佳办法是：每天摄入 8 371kJ（2 000kcal）能量，再通过运动消耗 12.5MJ（3 000kcal)能量。

（二）减肥运动处方

1. 运动锻炼目的　①减轻体重、防止肥胖；②保持和增强体力，预防肥胖合并症。

2. 运动种类　耐力运动项目为主，如步行、慢跑、自行车、游泳、滑冰等。辅助项目：太极拳（套路）、乒乓球、羽毛球、网球、广场舞、健身操等。力量性锻炼根据肥胖者脂肪蓄积的部位选择：①脂肪蓄积在腹部者，主要进行仰卧起坐、双腿直抬高及抗阻性抬腿运动等，每个动作做 20 次。②脂肪蓄积在肩、胸、背部者，可做哑铃操及拉力器练习等。

3. 运动强度：慢跑速度由 100～110m/min，逐渐增到 120～130m/min。运动时心率控制在 40 岁 140 次/分，50 岁 130 次/分；60 岁 120 次/分以内为宜。

4. 运动时间和频度：每次 30～45 分钟，每周 3～5 次。

5. 锻炼方法

（1）准备活动 5 分钟，可作些腰、腿、髋关节轻微活动。

(2) 慢走与快走交替 20 分钟，如步行由慢—快—慢，用 10 分钟走完 1 200m，速度 2 步/秒，再用 10 分钟走完 1 300m。

(3) 基础体力练习 15 分钟：仰卧起坐 20 个（手抱头或不抱均可）；俯卧撑 30 个；俯卧抬起上体 20 个；提脚跟 50 次；立卧撑 20 次；蹲跳起 20 次。

(4) 以上全部内容锻炼 45 分钟，共消耗能量约 12 556.5kJ（3 000kcal），相当于米饭 90g，或 3 个煎鸡蛋。

6. 注意事项

(1) 锻炼时轻松或过于吃力，可稍调节内容和次数。

(2) 锻炼后以第二天不感到疲劳为宜，可每周适当增加运动量。

(3) 严寒、酷暑或身体不适时，应停止锻炼，不可蛮干。

第二节
营养与动脉粥样硬化

常见的与膳食营养关系密切的心血管疾病包括高血压、脑卒中和冠心病，这是一组以血压升高和动脉粥样硬化为病理基础的心血管疾病。大量流行病学研究表明，生活方式是这些心血管疾病发病率和病死率的决定因素，而膳食因素和体力活动又是其中的重要环节。

动脉粥样硬化（atherosclerosis，AS）是指以动脉壁变厚进而失去弹性为特征的一组疾病，动脉粥样硬化是动脉硬化症的一种类型。在中等及大动脉血管内膜和中层形成的脂肪斑块主要是由胆固醇和胆固醇酯构成，这些脂质与动脉壁上的泡沫细胞及巨噬细胞结合，进一步钙化和坏死，这些损伤通常被纤维组织和平滑肌细胞所覆盖，产生的病变伸向血管腔内导致血管变窄，并阻碍血液流动，称为动脉粥样硬化。动脉粥样硬化涉及冠状动脉、脑动脉、股动脉、髂动脉和主动脉。

一、概述

（一）血浆脂蛋白分类和功能

血脂中的主要成分是甘油三酯和胆固醇。甘油三酯和胆固醇是疏水性物质，不能直接在血液中被运转，也不能直接进入组织细胞。它们必须与特殊的蛋白质和极性类脂（如磷脂）一起组成一个亲水性的球状大分子脂蛋白，才能在血液中被运输，并进入组织细胞。

1. 血浆脂蛋白的种类　应用超速离心法，可将血浆脂蛋白分为五大类或六大类（表

4-5)；乳糜微粒（chylomicron，CM）、极低密度脂蛋白（very low density lipoprotein，VLDL）、中等密度脂蛋白（intermediate density lipoprotein，IDL）、低密度脂蛋白（low density lipoprotein，LDL）、高密度脂蛋白（high density lipoprotein，HDL）。后来还发现了脂蛋白（a）[lipoprotein(a)，Lp(a)]。

表 4-5 脂蛋白的组成和功能（%）

种类	乳糜微粒	VLDL	LDL	HDL
甘油三酯	80～90	55～65	10	5
胆固醇	2～7	10～15	45	20
磷脂	3～6	15～20	22	30
蛋白质	1～2	5～10	25	45～50
合成部位	小肠黏膜细胞	肝细胞	血浆	肝、肠、血浆
功能	转运外源性甘油三酯及胆固醇	转运内源性甘油三酯及胆固醇	转运内源性胆固醇	逆向转运胆固醇

2. 血浆脂蛋白的临床意义

(1) CM：正常人空腹 12 小时后，血浆中 CM 已完全被清除。CM 颗粒大，不能进入动脉壁内，一般不致动脉粥样硬化。近年来研究表明，餐后高脂血症（主要是 CM 浓度升高）亦是冠心病的危险因素。CM 的代谢残骸可被巨噬细胞表面受体识别并摄取，因而可能与动脉粥样硬化有关。

(2) VLDL：血浆 VLDL 升高是冠心病的危险因素。

(3) LDL：是首要的致动脉粥样硬化性脂蛋白。研究证明，粥样硬化斑块中的胆固醇来自血液循环中的 LDL。LDL 直径相对较小，能很快穿过动脉内膜层。LDL 易被氧化修饰，形成氧化型 LDL，失去其原有的构型，不能被受体识别，具有更强的致动脉粥样硬化作用。

(4) HDL：是一种抗动脉粥样硬化的血浆脂蛋白。HDL 能将周围组织包括动脉壁内的胆固醇转运到肝脏进行代谢，还具有抗 LDL 氧化的作用，能促进损伤内皮细胞修复，还能稳定前列环素的活性，因此是冠心病的保护因子。

(二) 动脉粥样硬化的发病情况

动脉粥样硬化是造成冠心病和脑血管意外的主要原因，是生命的老化现象，它是一种慢性炎症过程，其特征是发病缓慢，在主要病变出现之前症状轻微，后期主要造成三种临床表现：卒中、冠心病和周围性血管性疾病。

动脉粥样硬化发病率随年龄而增加，可能与随年龄增长而暴露于其他危险因素的时间延长有关；其次，动脉粥样硬化的发病率与性别有关，男性发病率比女性高，60 岁以前男性发病率是女性的 2 倍。酗酒会增加冠心病的发病率。

从1919年起动脉血管硬化症就成为美国致死和致残的首要原因，1991年死亡人口中43%是由心血管疾病引起的。据估计，每5个美国人中就有1人患心血管疾病，心肌梗死是目前导致死亡的首要原因，卒中是美国的第三位死因。据报道，我国北京地区15～39岁年轻人中1/4有中晚期病变，若不控制，可造成猝死或冠心病。

二、膳食因素与血胆固醇代谢

（一）膳食脂类

1953年Keys等首先提出膳食总脂肪摄入量是影响血浆胆固醇水平的主要因素。此后，许多大规模的流行病学调查均证实，人群血清胆固醇与其膳食总脂肪和饱和脂肪酸供能比呈正相关。我国调查资料表明，当动物性食品和油脂消费量增加，脂肪供能增加5%，人群平均血胆固醇水平升高10%。

膳食脂肪的“质”比“量”对血脂的影响更大。

1. 饱和脂肪酸　含饱和脂肪酸高的食物会导致血胆固醇浓度升高，这可能是由于LDL的清除速率减缓的结果。但通常短链脂肪酸（6～10个碳原子）和硬脂酸（18个碳原子）对血胆固醇浓度的影响很小。硬脂酸不升高血胆固醇作用的机制可能是摄入后迅速转化为油酸。豆蔻酸（C14：0）、棕榈酸（C16：0）和月桂酸（C12：0）具有升血脂的作用。

2. 单不饱和脂肪酸　动物实验和人群研究均证实单不饱和脂肪酸有降低血清LDL水平的作用，同时可升高血清HDL。膳食中单不饱和脂肪酸主要是油酸（C18：1），橄榄油中油酸含量达84%，花生油、玉米油、芝麻油中油酸含量也较高，分别为56%、49%、45%。地中海地区人群血清胆固醇水平低，可能与其膳食中橄榄油摄入量高有关。

3. 多不饱和脂肪酸　包括n-6的亚油酸和n-3的亚麻酸以及长链的EPA、DHA。研究表明，用亚油酸和亚麻酸替代膳食中饱和脂肪酸，血清中胆固醇、LDL水平显著降低，但同时也使HDL水平降低。EPA和DHA具有明显降低甘油三酯水平，而且能升高HDL。流行病学研究表明，膳食中海洋鱼类的摄入量与心血管疾病的发病率和死亡率呈负相关。生活在格陵兰岛的因纽特人保持传统的饮食习惯，海洋哺乳动物和鱼类食品摄入量多，血清胆固醇、甘油三酯、LDL、VLDL水平均低，其心血管疾病死亡率仅为移居到欧洲的因纽特人的1/8。日本渔区居民鱼类摄入量达200～300g/d，其血液黏滞性和心血管疾病发病率均较农业区居民低，后者鱼类的摄入量仅为90g/d。其他国家和地区的研究也得到相似的结果。

4. 反式脂肪酸　增加反式脂肪酸的摄入量，可使LDL水平升高，HDL降低，增加冠心病的风险。反式脂肪酸主要来自氢化油脂，如人造奶油。典型的西餐含反式脂肪酸15g/d，美国膳食中含8g/d，我国传统膳食中反式脂肪酸的含量较低。

5. 膳食胆固醇　摄入高胆固醇膳食是引起血清胆固醇升高的主要因素，并增加心脑血管疾病的风险。但是膳食胆固醇诱发高胆固醇血症的敏感性在不同种族和人群中有差异。人体中胆固醇 30%～40%属于外源性，即直接来源于食物，而大部分在肝脏内源性合成。尽管如此，由于含胆固醇高的动物性食品，其饱和脂肪酸含量也高，因此限制膳食胆固醇有利于预防高胆固醇血症。

（二）膳食碳水化合物及其构成

过多摄入碳水化合物，特别是双糖或单糖，使糖代谢加强，细胞内 ATP 增加，脂肪合成增加，可使血清 VLDL、甘油三酯、胆固醇、LDL 水平升高。高碳水化合物还可使血清 HDL 下降，膳食碳水化合物供能比与血清 HDL 水平负相关。我国膳食中碳水化合物的含量较高，人群中高甘油三酯血症较为常见。

膳食纤维有调节血脂的作用，可降低血清胆固醇和 LDL。可溶性膳食纤维比不溶性膳食纤维的作用更强，前者主要存在于大麦、燕麦、豆类、水果中。

（三）微量元素

流行病学研究表明，水的硬度与冠心病的发病率、死亡率呈负相关。水的硬度与钙、镁、锌等含量有关。镁对心血管系统有保护作用，具有降低胆固醇、降低冠状动脉张力、增加冠状动脉血流量等作用。动物实验发现，缺钙可引起血胆固醇和甘油三酯升高，补钙后，可使血脂恢复正常。缺锌可引起血脂代谢异常，血清锌含量与胆固醇、LDL 呈负相关，而与 HDL 呈正相关。

铬是葡萄糖耐量因子的组成成分，是葡萄糖和脂质代谢的必需微量元素。缺铬可使血清胆固醇增高，并使 HDL 下降。补充铬后，使血清 HDL 升高，胆固醇和甘油三酯水平降低，血清铬与 HDL 呈正相关。

（四）维生素

目前认为对血脂代谢有影响的维生素主要是维生素 C 和维生素 E。

维生素 C 对血脂的影响可能通过以下机制实现：①促进胆固醇降解、转变为胆汁酸，从而降低血清胆固醇水平；②增加脂蛋白脂酶活性，加速血清 VLDL、甘油三酯降解。维生素 C 在体内参加胶原的合成，使血管韧性增加，脆性降低，可防止血管出血。同时维生素 C 还具有抗氧化作用，防止脂质过氧化反应。老年人补充维生素 C，大多数人血清胆固醇水平降低，HDL 升高。但是补充维生素 C 对体内维生素 C 水平较高的年轻人效果不明显。

维生素 E 是脂溶性抗氧化剂，可抑制细胞膜脂类的过氧化反应，增加 LDL 的抗氧化能力，减少氧化型 LDL 的产生。维生素 E 能影响参与胆固醇分解代谢的酶的活性，有利于胆固醇的转运和排泄，对血脂水平起调节作用。此外维生素 E 还有扩张血管、抑制血小板凝集，保护血管内皮细胞，预防动脉粥样硬化的作用。

（五）饮酒

许多研究证明，酒精可升高血清 HDL 水平，而且无性别差异，确切机制不明，可能与酒精对促进 HDL 在肝脏合成和代谢的脂蛋白脂酶、脂肪酶的活性有关。但值得注意的是，饮酒引起血浆 HDL 升高的同时，也使血浆甘油三酯升高。膳食中如经常有一部分能量来自酒精，即使食物中其他成分比例适宜，酒精仍会影响脂质代谢。因为酒精除提供能量外，还可刺激脂肪细胞释放脂肪酸，使肝脏合成胆固醇的前体 VLDL 增加，并使 VLDL 及乳糜微粒从血中清除减慢，导致血清甘油三酯升高。如饮酒同时摄入大量脂肪，这种现象会更明显。所以限制饮酒是控制高甘油三酯血症，尤其是高 VLDL 血症患者的首要治疗措施。权衡饮酒对血脂的有利与不利影响，通常认为少量饮酒（指每日摄入酒精 15g），尤其是葡萄酒对冠心病有保护作用，但不提倡用饮酒来提高血清 HDL 水平。

（六）茶和咖啡

茶叶中含茶多酚、多种维生素和微量元素，动物实验和流行病学调查表明饮茶有降低胆固醇在动脉壁沉积，抑制血小板凝集，促进纤维溶解，清除自由基等作用。

饮用咖啡是否对血脂有影响尚未取得共识。少数报道认为喝大量咖啡可能使血中游离脂肪酸增加，血清胆固醇升高。

（七）其他食物

大蒜和洋葱有降低血清胆固醇，提高 HDL 的作用，可能与其含有硫化物有关。香菇和木耳含有多糖类物质，也有降低血清胆固醇，防止动脉粥样硬化的作用。

三、膳食预防原则

饮食控制是预防动脉粥样硬化的主要措施。

（一）保持能量平衡

通过能量平衡来维持理想体重。如果超重或肥胖，不仅要减少能量摄入，还应增加体力活动，促进能量消耗。

（二）限制脂肪和胆固醇摄入

脂肪供能比应在 25%以下，降低饱和脂肪酸的摄入，少吃动物油脂，适当增加单不饱和脂肪酸和多不饱和脂肪酸的摄入。限制含胆固醇较高的食物的摄入量，如蛋黄、水产贝类（龙虾、小虾、牡蛎）及动物内脏。

（三）科学烹调

最好采用烧、煮、蒸等烹调方式，不用或少用油煎或油炸。

（四）合理的进餐制度

吃饭要定时，两顿饭之间不要加小吃，如果加餐，可选择苹果、生胡萝卜、饼干或其他低脂肪的食品。不吃或少吃奶油、糖果或酸味饮料，少吃甜食，少吃精制糖，多吃粗粮。降低能量摄入，也减少肠道对脂肪和胆固醇的吸收。饮茶、咖啡和含咖啡因的饮料要适量。

（五）食谱举例

表 4-6 血脂异常参考食谱

餐次	食物名称	原料名称	重量（g）
早餐	花卷	标准粉	100
	豆浆麦片粥	豆浆	100
		燕麦片	20
		白糖	10
午餐	米饭	粳米	100
	清蒸鲳鱼	鲳鱼	100
	炒油菜	油菜	150
加餐	水果	苹果	150
晚餐	馒头	标准粉	100
	土豆烧鸡块	土豆	150
		鸡胸脯肉	50
	白菜豆腐汤	白菜	100
		南豆腐	50
加餐	水果	苹果	125
	全天烹调用油	大豆油	18

食谱总能量 6 700kJ（1 603kcal），蛋白质 72g，脂肪 28g，碳水化合物 265g，胆固醇 142mg

表 4-7 冠心病参考食谱

餐次	食物名称	原料名称	重量（g）
早餐	玉米花卷	玉米面	50
	小米粥	小米	30
	牛奶	脱脂牛奶	250
午餐	米饭	粳米	125
	虾仁豆腐	豆腐	100
		虾仁	50
	番茄炒蛋	番茄	80
		鸡蛋	50
晚餐	米饭	粳米	100
	炒青菜	青菜	250
	鲫鱼汤	鲫鱼	100
	全天烹调用油	大豆油	20

食谱总能量 6 909kJ（1 653kcal），蛋白质 76g，脂肪 36g，碳水化合物 257g，胆固醇 257mg，钠 2 023mg

表 4-8 脑卒中参考食谱

餐次	食物名称	原料名称	重量（g）
早餐	花卷	标准粉	50
	牛奶	牛奶	200
加餐	水果	苹果	100
午餐	米饭	粳米	125
	清蒸鱼	青鱼	100
	炒小白菜	小白菜	100
	冬瓜汤	冬瓜	150
加餐	水果	橙	100
晚餐	米饭	粳米	100
	西芹牛柳	西芹	100
		牛肉	100
	炒苦瓜	苦瓜	100
加餐	豆浆	豆浆	150
	全天烹调用油	大豆油	25

食谱总能量 7 674kJ（1 836kcal），蛋白质 79g，脂肪 46g，碳水化合物 271g

第三节 营养与高血压

高血压（hypertension）是以体循环动脉血压持续性升高为主，常伴心、脑、肾、视网膜功能性或器质性变化的全身性疾病。高血压发病率高、致死致残率高，属于全球性常见病，高血压又是脑卒中、冠心病、心功能衰竭、肾功能衰竭等的危险因素，也是需要特别关注的公共卫生问题。

一、概述

（一）高血压的诊断与分级

高血压的诊断与分级主要根据体循环动脉收缩压和（或）舒张压的测量结果，当收缩压≥140mmHg 和（或）舒张压≥90mmHg，即可诊断为高血压。目前我国对高血压的诊断与分级采用 2010 年新修订的《中国高血压防治指南》的标准，见表 4-9。

表 4-9 高血压的诊断与分级

类别	收缩压（mmHg）	舒张压（mmHg）
正常	<120	<80
正常高值	120～139 和（或）	80～89
高血压	≥140 和（或）	≥90
1 级高血压（轻度）	140～159 和（或）	90～99
2 级高血压（中度）	160～179 和（或）	100～109
3 级高血压（重度）	≥180 和（或）	≥110
单纯收缩期高血压	≥140 和	<90

注：1mmHg=0.133kPa。

（二）高血压的分类及危险因素

高血压分为原发性和继发性。

1. 原发性高血压 原发性高血压是以血压升高为特征，原因不明的独立疾病，占高血压的 95%以上。原发性高血压病因复杂，一般认为遗传因素占 40%. 环境因素约占 60%，如受到年龄、性别、种族、吸烟、饮酒、肥胖、胰岛素抵抗，及其他如精神刺激、居住环境等许多因素的影响。环境因素中，高血压主要与营养膳食有关。

2. 继发性高血压 有 5%～10%的患者，因肾脏、内分泌和神经系统疾病引起血压升高，多为暂时性，在原发疾病治愈后，高血压症状会随之消失，则称为继发性高血压。

（三）发病情况

全球大部分地区人群高血压患病率及个体血压平均水平随年龄增长而增高，一般在 35 岁以后增长幅度较大，年幼时血压偏高者其血压随年龄增高的趋势更为明显。女性在更年期前患病率略低于男性，而更年期后患病率迅速升高甚至超过男性。高血压患病率存在明显的地区差异，高纬度寒冷地区患病率高于低纬度温暖地区。在我国呈现自南向北患病率逐渐升高的趋势，北方患病率高于南方，东部高于西部，城市高于农村，经济发达地区高于不发达地区。

2002 年中国居民营养与健康状况调查结果显示，我国 18 岁及以上居民高血压患病率为 18.8%，估计全国患病人数为 1.6 亿多，与 1991 年相比，患病人数增加 7000 多万。更令人担忧的是，公众高血压知晓率只有 30.2%，治疗率和控制率仅为 24.7%和 6.1%。

高血压与心脑血管疾病关系密切，我国人群监测数据显示，心脑血管病死亡占总死亡人数的 40%，其中高血压是首位危险因素，每年 300 万心脑血管病死亡中至少一半与高血压有关。临床资料显示，脑卒中/心肌梗死比值，在我国高血压人群约为5∶1～8∶1，而在西方高血压人群约 1∶1。提示脑卒中是我国高血压人群最主要的心血管病结局。

二、营养因素与原发性高血压

除遗传因素和精神紧张外，一些膳食营养因素被认为与高血压有密切关系，如高能量摄入导致的肥胖、钠盐、饮酒、某些矿物质等。

（一）能量

大量数据显示，肥胖或超重是血压升高的重要危险因素，尤其是中心性肥胖。肥胖者罹患高血压的风险明显高于体重正常者。

（二）矿物质

1. 钠　食盐的摄入量与高血压患病率有显著正相关关系。食盐摄入量高的地区，高血压发病率也高；限制食盐摄入可改善高血压。因纽特人饮食清淡，食盐摄入约 4g/d，很少患高血压；日本北部居民食盐摄入 26g/d，高血压发病率为 40%。

2. 钾　钾盐摄入量与血压水平呈负相关，膳食补钾对高钠引起的高血压降压效果明显。

3. 钙　膳食钙摄入不足可使血压升高。

4. 镁　一般认为镁的摄入量与高血压发病呈负相关。提高膳食镁的摄入有助于降血压。

（三）脂肪

增加多不饱和脂肪酸和减少饱和脂肪酸的摄入有利于降血压，尤其是 n-3 脂肪酸的作用备受关注。

（四）酒精

少量饮酒有扩张血管作用，但大量饮酒反而导致血管收缩。

三、高血压的营养防治

（一）饮食治疗原则

控制体重、低盐低饱和脂肪酸低胆固醇饮食、充足摄入钾钙镁、戒烟限酒、有氧运动。

（二）控制体重

控制体重可使高血压的发生率降低 28%，可通过限制能量摄入和增加体力活动来实现。通过饮食控制和体育锻炼使能量达到平衡，在此基础上，尽量使超重或肥胖者体重下降 5%～10%并维持该体重。

（三）合理膳食

1. 限制钠盐摄入量　WHO 建议每人每日食盐摄入量应低于 6g，我国新修订的高血压防治指南提出控制食盐摄入量的主要措施包括：①尽可能减少烹调用盐，建议使用可定量的盐勺；②减少味精、酱油等含钠盐的调味品用量；③少食或不食含钠盐量较高的各类加工食品如火腿、香肠以及各类炒货；④增加蔬菜和水果的摄入量；⑤肾功能正常者，使用含钾的烹调用盐。

2. 增加钾、钙、镁的摄入量　高血压患者宜多选择含钾丰富的食物。含钾食物种类很多，其中水果蔬菜是最好的来源，钾含量超过800mg/100g的食物有赤豆、杏干、蚕豆、扁豆、冬菇、竹笋、紫菜等。多摄入富含钙的食物，如奶和奶制品。富含镁的食物，如各种干豆、鲜豆、蘑菇、桂圆、豆芽等。

3. 减少膳食脂肪摄入量，增加优质蛋白质的摄入　脂肪摄入量控制在总能量的25%以下，减少饱和脂肪酸。蛋白质供能在15%以上，动物性蛋白质以禽类、鱼类、牛肉等为主，多食大豆蛋白。

4. 限制饮酒　每日酒精摄入量男性不应超过25g，女性不应超过15g。如饮酒，白酒、葡萄酒（或米酒）、啤酒的日饮用量不应超过50ml、100ml、300ml。

5. DASH（dietary approaches to stop hypertension）膳食　DASH膳食是由美国卫生研究院，美国心脏肺和血液研究所制订的高血压治疗膳食模式，这是一种强调增加水果、蔬菜和低脂奶制品，减少肉类、饱和脂肪和含糖饮料摄入的膳食模式。有研究发现DASH膳食可以使轻度高血压者的收缩压和舒张压均降低，且与单独使用降压药的效果类似。

（四）食谱举例

表4-10　高血压参考食谱

餐次	食物名称	原料名称	重量（g）
早餐	饼干	面粉	75
	牛奶	牛奶	200
午餐	米饭	粳米	150
	西芹百合	西芹	200
		百合	10
	番茄炒蛋	番茄	150
		鸡蛋	50
晚餐	米饭	粳米	100
	蘑菇拌腐竹	平菇（鲜）	200
		腐竹	50
	青椒肉片	青椒	200
		瘦猪肉	35
	全天烹调用油	大豆油	20

食谱总能量6 731kJ（1 610kcal），蛋白质64g，脂肪42g，碳水化合物243g

第四节
营养与糖尿病

糖尿病是一种具有遗传倾向的内分泌疾病，因胰岛素分泌绝对或相对不足，引起碳水化合物、脂肪、蛋白质、水及电解质代谢紊乱，从而导致高血糖、糖尿，临床上出现多饮、多食、多尿、疲乏、消瘦等症状，严重时可发生酸碱平衡失调，酮症酸中毒甚至昏迷。糖尿病早期无症状，中晚期多合并有心血管、肾脏、眼部及神经系统病变，外科常合并化脓性感染、坏疽及手术后创面长期不愈合等。

糖尿病病因目前尚未完全阐明，流行病学研究表明，糖尿病发病受遗传和环境因素影响，肥胖和体力活动减少是两个重要危险因素。

一、概述

（一）发病情况

糖尿病（diabetes mellitus，DM）是一种与饮食营养关系密切的常见病。世界各国、各民族都有发病，且发病率逐年增高。据 WHO 资料，1995 年全世界的糖尿病患者有 1.25 亿，预计到 2025 年，患病人数将增至 2.99 亿，将成为第五位死亡原因。大多数国家的发病率为 1%～2%。发达国家的发病率较发展中国家高。美国发病率为 5%～6%；日本为 0.6%～5.1%。我国在 1980 年第一次普查时发现，20 岁以上者发病率为 6.74‰，1994 年第三次普查结果为 25.1‰，比 1980 年增长 3 倍以上。

糖尿病在同一人群中发病率有较大差异，年龄和性别是主要影响因素。我国调查资料显示，20 岁以下发病率最低，40 岁以上急增，60 岁以上最高。在欧美国家，女性发病率高于男性，男女发病率之比为 1∶1.4，但在东南亚国家男性发病率高于女性。我国男女发病率之比为 1.08∶1，差别不显著。就职业而言，从事家务的人患病率最高，机关工作人员和知识分子次之，农民最低。超重者无论年龄大小，发病率均明显高于体重正常者。

（二）糖尿病分型及特点

根据美国糖尿病协会 1997 年提出的糖尿病分型标准，糖尿病分为以下三型：

1. 1 型糖尿病　也称胰岛素依赖型糖尿病。体内胰岛素分泌绝对不足，必须依赖外源胰岛素维持生命。多见于幼儿及青少年，15 岁以前发病，也可见于成人。该型病情重，血糖波动大，易发生酮症酸中毒。

2. 2 型糖尿病　又称非胰岛素依赖型糖尿病。主要原因是胰岛素抵抗及胰岛素相对缺乏。所谓胰岛素抵抗是指体内胰岛素并不少或反而多，但因组织对胰岛素不敏感，使其不能发挥作用，因而血糖升高。此型糖尿病占世界糖尿病病人总数的90%，在我国占95%。发病年龄多见于40岁以上成人，患者大多肥胖，发病之初多无症状，常在体检或者有明显糖尿病症状时才发现。该型病情缓慢，血浆胰岛素分泌多，胰岛素受体不敏感。血浆胰岛素水平基本在正常范围内，早中期不需要胰岛素治疗。应激时易发生酮症酸中毒。

3. 其他型糖尿病　糖尿病多由胰岛自身疾病或其他内分泌改变所引起，也称继发性糖尿病。如胰腺炎、胰腺切除、血色病等引起的糖尿病、垂体性糖尿病、类固醇性糖尿病等。在原发病治愈时，糖尿病症状可随之消失。妊娠期糖尿病也属于此类。

（三）主要临床表现

典型症状为“三多一少”，即多尿、多饮、多食和体重下降。多尿因血糖超过肾糖阈，大量葡萄糖从尿中排出，尿渗透压升高形成高渗性利尿，24小时尿量可达2 000～10 000ml。尿的次数明显增加，每天可达20余次，且夜尿明显增多。多尿势必多饮，患者感到口渴而增加饮水量。饮水越多尿越多，尿越多越要饮水，形成恶性循环，极易造成水电解质平衡失调。血糖升高刺激胰岛素分泌，患者食欲增加，故患者常有饥饿感而欲多食。肝糖原、肌糖原分解旺盛，糖异生不断增加，血糖上升更快更高，从尿中丢失的糖更多。大量糖原和蛋白质消耗，患者体重减轻。全身症状有腰痛、四肢酸痛、手足蚁走感、麻木、视力减弱及高脂血症；女性有外阴瘙痒、性欲减退、月经失调、闭经；男性阳痿，儿童遗尿等。轻型患者开始无症状，尤其是2型糖尿病患者。重症患者常伴有心脏、肾脏、神经系统及视网膜病变。患者在应激状态下可发生酮症酸中毒。典型病例诊断不难，对可疑患者做糖耐量试验，测定空腹血糖、血胰岛素及尿糖定性等，以此作出诊断。

二、糖尿病的饮食治疗

饮食治疗是治疗糖尿病行之有效的基本措施。无论何种类型糖尿病，用胰岛素还是用口服药，都必须通过饮食控制以减轻胰岛β细胞的负担，改善症状，防治各种并发症。对于年长、肥胖而无症状或少症状的轻型患者，血浆胰岛素空腹及餐后偏高者，饮食治疗为首要措施。重症患者，除药物治疗外，更要严格饮食治疗以防病情波动。

（一）饮食治疗原则

糖尿病饮食治疗的目的在于使患者恢复和维持正常的血糖、尿糖、血脂水平，防止和延缓并发症的发生，因此在饮食治疗中要注意以下原则。

1. 节制饮食，限制总能量摄入量，以达到和维持理想体重。

2. 膳食中碳水化合物、蛋白质和脂肪比例应适当，同时注意补充足够的维生素和微量元素。

3. 避免高糖食物，如各式甜食、糖果等，不偏食。

4. 提倡高纤维饮食，减少酒和钠的摄入。

5. 糖尿病饮食治疗需长期坚持。

6. 肥胖、妊娠、并发症患者的饮食治疗应视具体情况而定。

（二）饮食治疗方法

1. 能量糖尿病人的能量摄入量，应以维持或略低于理想体重为宜，可根据年龄、体力活动、肥胖程度等按下式计算：

能量摄入量（kJ）＝理想体重（kg）×能量供给标准（kJ/kg·d）

（1）理想体重：理想体重（kg）＝身高（cm）—105

（2）糖尿病人能量供给标准（成人）：见表 4-11。

表 4-11　成人糖尿病能量供给量［kJ（kcal）/kg］

体型	极轻体力劳动	轻体力劳动	中体力劳动	重体力劳动
正常	84～105*（20～25）	126（30）	146（35）	167（40）
消瘦**	126（30）	146（35）	167（40）	209（45～50）
肥胖**	63～84（15～20）	84～105（20～25）	126（30）	146～188（35）

* 50 岁以上者每增加 10 岁，能量可减少 10%，活动量极少者可按每天 84kJ（20kcal）/kg 供给；

** 消瘦为<正常体重 20%；肥胖为>正常体重 20%。

2. 碳水化合物　胰岛素问世以前，为了控制血糖，糖尿病人膳食中的碳水化合物被严格控制在 15%以下。以后研究发现，血糖增高主要取决于总能量，在合理控制能量摄入的前提下，略提高碳水化合物摄入量可改善糖耐量，不仅不增加胰岛素的分泌，反而可提高胰岛素的敏感性，因此应提高膳食中碳水化合物的供给量。目前主张碳水化合物以占总能量的 50%～65%为宜。碳水化合物数量虽未严格限制，但对质量要求严格。血糖指数可作为选择碳水化合物类食物的参考依据。

血糖指数（glycemic index，GI）是 1986 年加拿大营养师 Jenkins 首先提出的一个衡量碳水化合物对血糖反应的有效指标。

$$\text{血糖指数}=\frac{\text{摄入含 50g 碳水化合物食物后 2h 血糖反应曲线下面积}}{\text{摄入 50g 葡萄糖后 2h 血糖反应曲线下面积}}\times 100$$

高 GI 食物进入胃肠道后消化快，吸收完全，如葡萄糖迅速进入血液；低 GI 食物在胃肠停留时间长，吸收缓慢，如果糖进入血液后峰值低，下降速度慢。一般情况下，低 GI 食物对血的影响较小，有利于血糖浓度保持稳定。

在谷类主食中尽量选择血糖指数较低的食物。糖尿病饮食中碳水化合物最好全部来自复合碳水化合物，尽量不用单糖或双糖来补充。应严格限制蜂蜜、蔗糖、麦芽糖、果糖等纯糖制品。如一定要吃甜食，可用甜叶菊、木糖醇、阿斯巴糖等甜味剂代替蔗糖。如食用水果，应适当减掉部分主食，时间要妥善安排，最好放在两餐之间。

表 4-12 常见食物的血糖指数

食物	GI	食物	GI	食物	GI	食物	GI
葡萄糖	100	大米饭	83.2	成熟香蕉	52	南瓜	75
蔗糖	65	大米粥	69.4	猕猴桃	52	胡萝卜	71
果糖	23	馒头	88.1	苹果	36	扁豆	38
乳糖	46	面条	81.6	柑	43	绿豆	27.2
麦芽糖	105	烙饼	79.6	葡萄	43	黄豆	18
绵白糖	83.8	油条	74.9	柚子	25	豆腐干	23.7
蜂蜜	73	饼干	47.1	梨	36	豌豆	33
巧克力	49	白面包	87.9	西瓜	72	四季豆	27
酸奶	48	糯米	59.3	鲜桃	28	花生	14
牛奶	27.6	小米	68	菠萝	66	山药	51
可乐	40.3	荞麦	54			藕粉	32.6
		荞麦面条	59.3			熟甘薯	76.7
		煮玉米	55			熟土豆	66.4

中国食物成分表 2002

3. 脂肪 心脑血管疾病及高脂血症是糖尿病常见并发症。因此，糖尿病饮食应适当降低脂肪供给量。脂肪占总能量 20%～30%，或按每天 0.7～1.0g/kg 供给。限制动物脂肪和饱和脂肪酸摄入，增加多不饱和脂肪酸，植物油至少占总脂肪的 1/3 以上，供给植物油 20～30g/d。减少胆固醇摄入，每天应低于 300mg。合并高胆固醇血症时应限制在 200mg/d 以内。

4. 蛋白质 糖尿病患者糖原异生作用增强，蛋白质消耗增加，常呈负氮平衡，要适当增加蛋白质供给。成人按每天 1.0～1.5g/kg 供给，孕妇、乳母营养不良及存在感染时，如肝肾功能良好，可按每天 1.5～2.0g/kg 供给。儿童糖尿病患者，则按每天 2.0～3.0g/kg。如有肾功能不全时，应限制蛋白质摄入，具体根据肾功能损害程度而定，一般按每天 0.5～0.8g/kg 供给。动物性蛋白质不低于蛋白质总量的 1/3，同时补充一定量大豆蛋白质。

5. 维生素 维生素与糖尿病关系密切，尤其是维生素 B_1、B_{12}、C 和 A 等。维生素 B_1 在糖代谢的多环节起重要作用，糖尿病易并发神经系统疾病可能与维生素 B_1 供给不足有关。患者不能将胡萝卜素转变为维生素 A，临床常见糖尿病并发视网膜病变患者，可能这是其中原因之一，应引起重视，并加以补充，必要时补充维生素制剂。

6. 矿物质和微量元素 应适当限制钠盐摄入，以防止和减轻高血压、冠心病、高脂血症及肾功能不全等并发症。适当增加钾、镁、钙、铬、锌等元素补充。血镁低的糖尿病患者容易并发视网膜病变，适当补充镁，是防止视网膜病变的有效措施。钙摄入不足可导致患者骨质疏松，儿童糖尿病缺钙可能影响发育。三价铬是葡萄糖耐量因子组成部分，胰岛素的辅助因子，患者血清铬明显低于正常人。铬对碳水化合物代谢有直接作用，促进蛋白质合成，激活胰岛素。缺铬时周围组织对胰岛素敏感性下降，增加铬供给可以改善糖耐量。锌不仅参与胰岛素合成，并有稳定胰岛素结构的作用，能协助葡萄糖在细胞膜转运，并与胰岛素活性有关。患者分解代谢亢进，组织锌释放增多，从尿中排泄亦增多。此外多数糖尿病患者伴有锌吸收不良，应及时补充。

7. 膳食纤维　流行病学调查和临床研究都已证实膳食纤维可防治糖尿病，膳食纤维有降低血糖和改善糖耐量的作用，摄入膳食纤维较高的地区，糖尿病发病率较低。果胶水溶液有一定黏滞度，与血糖降低呈正相关，可使抑胃多肽分泌减少。而抑胃多肽过高，使餐后血糖升高，且可刺激胰岛素分泌。膳食纤维有降血脂、降血压、降胆固醇和防止便秘等作用。糖尿病饮食中纤维增加，尿糖下降。但膳食纤维摄入过多，可影响矿物质和微量元素的吸收。一般认为每 4.18MJ（1 000kcal）能量补充 12～28g 膳食纤维即可。

（三）食物选择

1. 宜用食物

（1）粗杂粮：如荞麦面、筱麦面、燕麦片、玉米粉、豆粉、麦胚粉等血糖指数低的食物。粗杂粮还富含矿物质、维生素和膳食纤维，有助于改善糖耐量。

（2）大豆及其制品：富含蛋白质和多不饱和脂肪酸，有降血脂作用。

（3）蔬菜：新鲜蔬菜富含维生素、膳食纤维和矿物质。

2. 忌（少）用的食物

（1）精制糖：白糖、红糖、甜点心、蜜饯、雪糕、甜饮料等（出现低血糖时例外）。

（2）高碳水化合物、低蛋白质的食物：如马铃薯、芋头、藕、山药等，食用时应减少主食摄入量。

（3）动物油脂：猪油、牛油、奶油等，鱼油除外。

（4）甜的水果：含果糖和葡萄糖高的水果应限量，如食用应相应减少主食摄入量。

（5）酒：酒精代谢不需要胰岛素。故认为糖尿病患者可饮少量酒类来补充能量。当然还是以不饮酒为好，因为酒精对肝脏、心血管等刺激较大，长期饮酒可增加或提前发生并发症。

（四）食谱举例

表 4-13　糖尿病参考食谱

餐次	食物名称	原料名称	重量（g）
早餐	面包	面粉	50
	牛奶	牛奶	250
午餐	米饭	粳米	75

续表

餐次	食物名称	原料名称	重量（g）
	冬瓜烩鱼片	冬瓜	100
		青鱼	100
	番茄蛋汤	番茄	150
		鸡蛋	50
晚餐	米饭	粳米	75
	芹菜肉丝	芹菜	250
		瘦猪肉	5
	全天烹调用油	花生油	14

食谱总能量 5 007kJ（1 198kcal），蛋白质 56g，脂肪 35g，碳水化合物 168g

第五节 痛风

痛风（gout）是由于嘌呤代谢障碍，引起持续性血尿酸增高，造成组织损伤的代谢性疾病。主要损伤关节和肾功能，可因肾功能衰竭而危及生命。痛风的生化标志是高尿酸血症，但高尿酸血症仅 10%发展为临床痛风。因此，高尿酸血症并不等于痛风。

一、概述

（一）发病情况

痛风是一种古老的疾病，在世界各地均有发生。在欧美地区高尿酸血症患病率为 2%～18%，痛风患病率为 0.2%～1.7%。在我国，曾经认为痛风比较少见。近年来，随着我国经济发展，生活方式和饮食结构发生改变，高尿酸血症及痛风的患病率呈直线上升，南方地区上升的趋势比北方明显。有资料显示我国 20 岁以上人群高尿酸血症患病率约为 2.4%～5.7%。高尿酸血症与痛风关系密切，如不注意控制饮食，5%～12%的高尿酸血症者可发展成痛风。预计今后我国痛风的发病人数还会快速增加。

痛风发病大多在 40 岁以上，男性多于女性，脑力劳动者发病率高。痛风患者大多伴随其他疾病：①肥胖，痛风患者大多超重和肥胖，尤其是中心性肥胖；②并发糖尿病；③约有 75%的痛风患者并发高脂血症；④高血压患者中痛风发病率为 2%～12%；⑤动脉粥样硬化患者常并发高尿酸血症。

（二）病因和发病机制

正常情况下，血液尿酸浓度为男性 150～380μmol/L，女性 100～300μmol/L。当血液中尿酸浓度长期持续高于 420μmol/L（女性为 350μmol/L）时，就可造成机体的一系列损害，主要损伤部位是关节和肾。所以，高尿酸血症是痛风的直接发病原因。

尿酸是嘌呤代谢的最终产物，随尿排出体外。嘌呤由核酸代谢而来，正常情况下，在多种限速酶的作用下，核酸代谢产生嘌呤的量和速度得以调控。这一代谢活动在肝、肾、小肠最活跃。血尿酸增高的原因主要有：①肾尿酸排泄减少，主要因肾小球滤出和肾小管分泌减少。②尿酸生成增多。③继发于其他代谢性疾病，特别是因葡萄糖-6-磷酸酶缺乏而引起的代谢性疾病，可使嘌呤和尿酸生成增多，排泄减少。引起这些变化的原因是由于遗传和先天性多种酶缺乏，影响嘌呤代谢的多个环节，使尿酸在血液中积聚。④继发于其他疾病和药物引起尿酸生成增加，如骨髓增生性疾病、慢性肾病、肿瘤和肿瘤放疗或化疗后、糖尿病等，药物如利尿剂、阿司匹林、乙酰唑胺、吡嗪酰胺、乙胺丁醇等。

高尿酸血症或痛风的病因可归纳为遗传因素、疾病、营养等因素。限制过量嘌呤的摄入可有效降低痛风患者血尿酸水平，减少和缓解痛风性急性关节炎反复发作。

（三）临床表现

痛风按照病因分为原发性痛风和继发性痛风。两者临床症状基本相同，在其自然进程中，可分为 4 个阶段：

1. 无症状期　实验室检查男性和女性血尿酸含量分别超过 420μmol/L 和 350μmol/L 时为高尿酸血症。绝大多数高尿酸血症者终身不发作。血清尿酸水平越高，发展为痛风的风险越大。

2. 急性关节炎期　痛风性关节炎急性发作表现为剧烈的关节疼痛，首次发作通常在 40～60 岁。50 岁前发作的患者几乎都为男性。30 岁以前发作可能是由于某种特殊的酶缺乏致嘌呤过度产生或者罕见的肾脏病变。暴饮暴食、酗酒、精神紧张、过度疲劳或关节损伤为常见的诱因。85%～90%病人的第一次发作是单关节受累，第一跖趾关节是最易受累的部位。

3. 间歇期　痛风两次急性发作之间有一静止期，患者无任何症状。多数患者一年内复发，少数患者终身仅发作一次。复发次数越频繁，受累关节越多。极少数初次发病患者直接发展为痛风石及慢性痛风。

4. 慢性期　慢性期以痛风石、慢性痛风性关节炎、肾脏病变等为主要表现。

二、营养因素与痛风

虽然痛风与遗传有一定关系，但是大多数病例没有遗传史，环境因素如饮食使嘌呤原料增加、核酸转换增加以及肾脏排出减少等，均可致高尿酸血症和痛风。

（一）高嘌呤食物

嘌呤是细胞核的重要组成，几乎所有动植物细胞都含有嘌呤成分。食物来源的嘌呤绝大部分生成尿酸，很少被机体利用。不同食物所含嘌呤的量差别很大，对正常人来说摄入较多嘌呤时机体可通过肾脏和肠道在短时间内将其清除，但对高尿酸血症或痛风病人，摄入过多嘌呤会加重病情。因此患者应该根据自己的病情在医生指导下选择食物。食物中嘌呤的含量规律为：内脏＞肉＞鱼＞干豆＞坚果＞叶菜＞谷类＞水果。

表 4-14　常见食物嘌呤含量（mg/100g）

谷类及制品		肉类		水产品		蔬菜		水果	
食物	含量	食物	含量	食物	含量	食物	含量	食物	含量
米糠	54.0	鸭肝	301.5	蚌蛤	436.3	菜豆	29.7	哈密瓜	4.0
大豆	27.0	鸡肝	293.5	白带鱼	391.6	蘑菇	28.4	柠檬	3.4
麦片	24.4	猪大肠	262.2	牡蛎	239.0	韭菜	25.0	橙子	3.0
糙米	22.4	猪肝	169.5	白鲳鱼	238.1	花菜	24.9	橘子	3.0
面条	19.8	牛肝	169.5	鲢鱼	202.4	雪里蕻	24.4	桃子	1.4
白米	18.1	鸭心	146.9	乌鱼	183.2	芫荽	20.2	枇杷	1.3
糯米	17.7	猪肺	138.7	鲨鱼	166.8	芥蓝	18.5	西瓜	1.1
面粉	17.1	鸡胸骨	137.4	海鳗	159.5	空心菜	17.5	鸭梨	1.1
小麦	12.1	猪肾	132.6	草鱼	140.3	蒿子	16.3	葡萄	0.9
米粉	11.1	猪肚	132.4	虾	137.7	小黄瓜	14.6	菠萝	0.9
芋头	10.1	鸡心	125.0	鲤鱼	137.1	茄子	14.3	石榴	0.8
高粱	9.7	瘦猪肉	122.5	乌贼	89.8	菠菜	13.3		
玉米	9.4	鸭肠	121.0	螃蟹	81.6	大葱	13.0		
小米	7.3	羊肉	111.5	鱼丸	63.2	白菜	12.6		
马铃薯	3.6	兔肉	107.6	海蜇皮	9.3	包菜	12.4		
荸荠	2.6	牛肉	83.7	海参	4.2	盖菜	12.4		
甘薯	2.4	牛肚	79.0			芹菜	12.4		
		猪脑	66.3			丝瓜	11.4		
		猪皮	11.8			苦瓜	11.3		
		猪血				榨菜	10.2		
						胡萝卜	8.9		
						苋菜	8.7		
						青椒	8.7		

（二）蛋白质

食物中的嘌呤多与蛋白质共存，高蛋白质饮食不仅嘌呤摄入增多，而且可促进内源性嘌呤的合成和核酸的分解。动物性蛋白质嘌呤含量较高，因此蛋白质的摄入应以植物性蛋白质为主。肾脏病变者应采用低蛋白饮食。大豆蛋白能减少肾损害，延缓慢性肾功能恶化的作用优于动物蛋白质。因牛奶、鸡蛋无细胞结构，不含核蛋白，可在蛋白质供给量允许范围内选用。酸奶中含乳酸较多，乳酸与尿酸竞争排泄，对高尿酸血症和痛风患者不利，故不宜饮用。

（三）脂肪

高脂饮食易导致能量过剩，脂肪在体内积聚，最终可引起高血压、脂代谢紊乱、糖代谢异常，容易引起继发性痛风。

（四）碳水化合物

碳水化合物是痛风患者能量的主要来源，但因高尿酸血症患者多超重，应适当控制碳水化合物的摄入量。体重控制应循序渐进，以防能量不足导致脂肪分解产生酮体等酸性代谢产物，抑制尿酸排泄，诱发痛风发作。蜂蜜等含果糖较高的食物，也能增加尿酸生成。

（五）维生素与矿物质

维生素与痛风有着密切的关系，当 B 族维生素、维生素 C、维生素 E 缺乏时容易导致尿酸排出减少，诱发痛风发作；而摄入大剂量维生素 B_1 和维生素 B_2 可干扰尿酸的正常排泄，使尿酸排出减少；维生素 C 的大量摄入可能降低秋水仙素的镇痛作用，应避免大量摄入。矿物质的严重缺乏，如钙、锌、碘、铁等缺乏可引起核酸代谢障碍，使尿酸水平增加，诱发痛风发作。钾可以促进肾脏排出尿酸，减少尿酸盐沉积；钠具有促使尿酸沉淀的作用，加之痛风患者多有原发性高血压、冠心病及肾脏病变等，所以痛风患者限制钠盐摄入。

（六）水

液体的摄入有利于尿酸排出，预防尿酸结石，延缓肾脏进行性损害。每日饮水量应不少于 2 500～3 000mL 以上，维持尿量在 2 000mL 以上，促进尿酸排出。为了防止夜尿浓缩，夜间也应补充水分。

（七）酒精

酒精代谢可使乳酸浓度升高抑制肾脏排泄尿酸，同时酒精促进嘌呤的分解使尿酸水平升高，故酗酒为急性痛风发作的诱因，应严格限制饮酒。酒精饮料中的嘌呤含量为：陈年黄酒＞啤酒＞普通黄酒＞白酒。

三、痛风的饮食疗法

（一）无症状期

及早发现高尿酸血症的存在，采取饮食治疗措施，可将尿酸降至正常范围，不发展为痛风。

1. 限制能量摄入　多数痛风患者喜欢高能量、高脂肪及高蛋白饮食，容易导致营养过剩，因此，应注意能量控制，定期监测体重。

2. 限制嘌呤摄入　高尿酸血症期要限制嘌呤摄入，自由选择嘌呤含量低的食物，适当选用嘌呤含量中等的食物。

3. 均衡营养　平衡膳食是维持高尿酸血症患者正常营养状况的基础。

4. 养成多饮水的习惯　每日饮水 1 500～2 500mL，晚上睡前、晨起、运动后、出汗后、洗澡后均要喝一杯水，可稀释血尿酸浓度，促进肾脏排泄尿酸。

5. 戒酒　痛风患者大多数喜欢饮酒，认为啤酒度数低，饮用很安全。实际上啤酒中含有大量嘌呤，且能量较高，更容易使血尿酸升高，诱发痛风。因此，此期患者应戒酒。

（二）痛风急性期

痛风急性发作期的患者单靠饮食控制已难奏效，需用药物治疗，但限制嘌呤摄入对减轻病情仍很重要。

1. 限制嘌呤的摄入　嘌呤的摄入量应限制在 150mg/d 之内，选择低嘌呤食物，忌用嘌呤含量高的食物，如动物肝脏、肾脏、鲭鱼、沙丁鱼、小虾、肉汁、肉汤等。

2. 食物选择　碳水化合物应以精粮为主，如精白米、面粉、精粉面包、馒头、面条、通心粉、苏打等；蛋白质每天摄入应在 40～65g，最好选择不含嘌呤的蛋、牛奶为蛋白质来源，如果选择鱼肉类，宜选用低嘌呤的鱼肉，如鳝鱼、鳊鱼、鲢鱼等，并弃汤后食用；油脂以植物油为主，烹调食物禁用油炸、油煎，宜采用蒸、煮、炖、卤等，可减少油脂的摄入。

3. 足量饮水

4. 适量选择蔬菜水果　蔬菜水果提供丰富维生素及矿物质，对于果糖含量较高的水果要加以控制。

5. 禁酒及刺激性食物

6. 限盐　每日食盐量不超过 6g。

（三）间歇期和慢性期

此期饮食治疗的目标是将血尿酸控制在正常范围内，平衡膳食以维持理想体重为宜。嘌呤的限制可适当放宽，可通过烹饪减少鱼肉中嘌呤含量，如采用蒸、煮、炖的方法，并弃汤后食用。注意体重控制，有助于减轻关节负荷，保护关节功能。

食物选择：①蔬菜类：自由选用萝卜、胡萝卜、黄瓜、马铃薯、藕、海带、番茄、大白菜、芹菜、山芋、蘑菇、木耳、花菜，适当选用菠菜、韭菜、大豆、荷兰豆、扁豆、青椒及芦笋。②奶类：牛奶、炼乳、豆奶。③谷薯类：应选用精细粮，如精白米、精粉面包、馒头等。④鱼肉类：对食物中嘌呤含量的限制可较急性期适当放宽，但血尿酸浓度高时最好选择不含嘌呤的蛋奶作为蛋白质来源；血尿酸浓度正常时，每周可选择 2～3

次低嘌呤的鱼肉类。⑤油脂类：以植物油为主，少量动物油。⑥水果：适量选用，但应避免能量摄入过多。

（四）食谱举例

表 4-15 痛风急性发作期病人食谱

餐次	食物名称	原料名称	重量（g）
早餐	牛奶	脱脂牛奶	300
	面包	面粉	50
午餐	米饭	大米	100
	黄瓜炒鸡蛋	黄瓜	200
		鸡蛋	50
加餐	苹果		150
晚餐	番茄鸡蛋面	面粉	100
		番茄	100
		鸡蛋	50
加餐	牛奶		300
	全天烹调用油		20

食谱总能量 6 743kJ（1 613kcal），蛋白质 68g，脂肪 32g，碳水化合物 215g

表 4-16 慢性痛风症缓解期病人食谱

餐次	食物名称	原料名称	重量（g）
早餐	牛奶	脱脂牛奶	300
	面包	面粉	50
午餐	稀饭	大米	100
	花卷	面粉	50
	韭黄炒鸡丝	韭黄	250
		鸡胸脯肉	50
加餐	苹果		150
晚餐	米饭	大米	100
	鸡蛋炒芹菜	芹菜	250
		鸡蛋	50
加餐	牛奶		300
	全天烹调用油		20

食谱总能量 7 615kJ（1 822kcal），蛋白质 73g，脂肪 35g，碳水化合物 295g

第六节
营养与骨质疏松症

骨质疏松症（osteoporosis）是一种骨代谢紊乱的慢性骨病，其特点是骨结构变得稀疏，骨重量减轻，骨脆性增加，容易骨折等。骨质疏松严重威胁老年人，特别是绝经后女性的健康和生活质量。目前认为，性激素水平低下、缺乏运动、营养不合理是骨质疏松症的三大危险因素。1979 年 WHO 及 1992 年北京国际骨质疏松学术会议均提出防治骨质疏松症的三项措施，一适当补钙，二经常运动，三饮食调节。

一、概述

（一）患病率

骨质疏松症是老年人和绝经后女性最为常见的一种骨代谢性疾病。目前在世界常见病、多发病中居第七位。据初步统计，全世界骨质疏松症患者超过 2 亿，其中美国、西欧和日本有 7 500 万人，每年治疗及住院费用高达 250 亿美元。目前，中国 50～60 岁人群骨质疏松症发病率为 21%，60～70 岁人群为 58%，70～80 岁人群发病率则更高。随着人口老龄化，骨质疏松症患者也呈逐年增加的趋势。80 岁以前，女性发病率约为男性的 3～5倍，80 岁以后，则无性别差异。白人女性的发病率较高，黑人较低。

（二）分类

1. 原发性骨质疏松症　属于随年龄增长而出现的生理性退行性病变。包括老年性和绝经后骨质疏松症。

2. 继发性骨质疏松症　是由某些疾病和某些原因诱发所致，如内分泌、骨髓及肝肾等疾病或某些药物所引起的骨质疏松症。

3. 特发性骨质疏松症　是一种原因不明的特发性骨丢失，多发生在 8～14 岁青少年，妊娠和哺乳期所发生的骨质疏松症也属此类。

后两类骨质疏松症发病率低，去除病因即可缓解；而原发性骨质疏松症发病率高，危害大。

（三）主要临床症状

1. 疼痛　半数以上患者有疼痛症状。常见的是腰背酸痛，其次是肩背、颈部或腕踝部，其中腰痛最为常见，疼痛有时放射至臀部直至腿部，活动多时加重，夜间和清晨醒来时明显。患者说不清引起疼痛的原因，可以是坐位、立位、卧位或翻身时疼痛，疼痛时好时坏，个体差异较大。

2. 骨骼变形　由于重力和韧带牵引的作用，疏松的骨骼可发生变形。常见的是脊椎骨和肋骨压缩变形可致驼背、身材变短；严重者可见下段肋骨压在髂嵴上，胸廓畸形。

3. 骨折　骨质疏松不及时治疗易引起骨折。常见骨折部位是脊椎骨、股骨颈、股骨粗隆间、桡骨、腕骨等，其中股骨、颈骨骨折较为常见。脊椎骨常呈压缩性骨折，女性50～54岁发生率约5%左右，80岁以上可达50%以上。股骨骨折自40岁开始，大约每隔6～7年，增加1倍。

骨质疏松症最严重的后果是骨折。特别是髋骨骨折，造成长期病态使死亡率增高。Rose报道，尽管医疗条件改善，但髋骨骨折一年内因并发症而死亡约15%～50%。骨折发病率随年龄增加呈指数上升，骨质疏松症骨折风险女性为38.7%，男性为13.1%。骨折不仅使国家和个人的医疗费用增加，而且会导致残疾，造成终身痛苦甚至死亡，给家庭和社会带来严重的不良影响。

二、病因

（一）内分泌紊乱

卵巢功能减退，雌激素分泌下降是女性绝经后骨质疏松症高发的主要原因。雌激素能抑制骨质吸收，促进1,25-$(OH)_2D_3$产生。雌激素缺乏时，可导致骨质吸收增加，同时引起1,25-$(OH)_2D_3$缺乏。有资料显示，女性在绝经后，肠钙吸收不良，尿钙排出增多，负钙平衡是绝经前的2倍或更多。绝经后女性用雌激素治疗可减少骨质丢失，停药后则复如故。骨质疏松症还见于肾上腺皮质及甲状腺机能亢进。肾上腺糖皮质激素能抑制成骨细胞活动，影响骨基质的形成，增加骨质吸收。这种骨质疏松以颅骨蝶鞍前、后床突出现较早，颅骨有斑点状透明处。甲状腺功能亢进时，成骨细胞和破骨细胞活性增高，骨胶原组织破坏增多，骨钙转换率增加，血钙过高，尿钙排泄量增高。此外，垂体功能紊乱所引起的肢端肥大症或巨人症，甲状腺机能减退引起的克汀病、黏液性水肿等，都可因过度耗氮而致能量下降和基质形成减少，导致骨质疏松。

（二）运动和体力活动减少

动物实验与临床观察证明，失用的肢体可发生骨质疏松。各种原因引起的活动减少如石膏固定，瘫痪，严重的关节炎等，由于不活动，不负重，也可形成骨质疏松。其原因可能是失用和活动减少对骨骼的机械刺激减弱，成骨细胞活性降低，破骨细胞活性相对增强，结果发生负钙平衡和骨质疏松。

老年骨折患者，接受石膏固定后，骨质疏松的发生率更高，可达70%左右。

（三）营养因素

骨质疏松症的发生主要与钙缺乏有关。因此，能引起钙缺乏的因素均有可能成为骨质疏松症的病因。

1. 膳食缺钙　膳食钙不足可引起钙摄入减少，进而引起负钙平衡，为了维持血钙水平，机体通过增加甲状旁腺激素（PTH）分泌等促进骨质吸收（溶解），使骨骼中的钙释放入血，从而导致骨质减少。动物实验发现，长期喂饲缺钙饲料，能引起松质骨丢失、皮质骨变薄、骨重量减轻、密度降低、吸收增加；给予高钙饲料，这些改变可部分逆转。人群观察显示，膳食钙摄入量低的人群，骨质疏松症的发病率明显高于钙摄入高的人群。膳食缺钙主要与膳食结构有关。膳食组成中乳类和动物性食物较多时，钙的含量较多，消化吸收率较高，反之则少。我国膳食构成中，乳类和动物性食物较少，钙摄入量低，可能是我国骨质疏松症发生率较高的重要原因。

2. 膳食钙磷比例不当　膳食中的钙磷比例儿童以 2∶1 或 1∶1，成人以 1∶1 或 1∶2 为宜。任何一种矿物质过多都会干扰另一种矿物质的吸收，并增加其中较少的矿物质的排泄。膳食中磷含量过高时，可降低钙的吸收量，并使血中钙离子浓度下降，进而刺激 PTH 的分泌，使骨钙释放以补充血钙；因此长期摄入高磷膳食，能使骨骼缓慢地连续性丢失矿物质。我国居民膳食钙磷比例为 1∶2.6，钙磷比例不当，可能是我国骨质疏松症发病率较高的原因之一。

3. 维生素 D 缺乏　维生素 D 可促进肠黏膜上皮细胞合成钙结合蛋白，该蛋白有助于钙通过肠壁的转运而增加钙的吸收，凡能引起维生素 D 缺乏的因素，均可间接引起钙吸收减少。

4. 脂肪摄入过多　脂肪与钙可结合形成不溶性钙皂经粪便排出，因此膳食中的脂肪，特别是饱和脂肪过多时可抑制钙的吸收。

5. 蛋白质　蛋白质是骨基质的主要成分，蛋白质缺乏可影响胶原蛋白的合成，从而影响骨质的形成。但蛋白质摄入量过高又可使尿钙排出量增加，从而增加骨丢失。高蛋白质摄入导致钙丢失的机制目前还不清楚。有人认为可能与膳食中的含硫氨基酸有关，降低含硫氨基酸可明显减少尿钙的排泄。

6. 膳食纤维　膳食纤维可与钙螯合而影响钙的吸收。一般认为，长期摄入高膳食纤维的人群，应相应增加钙的摄入量。

7. 维生素 C　羟脯氨酸是骨胶原的主要组成成分，而维生素 C 是脯氨酸羟化酶的重要成分，维生素 C 缺乏时，可影响脯氨酸羟化酶的活性，使骨基质合成减少。

8. 氟　氟对骨骼的生长和矿化有重要作用。适量的氟有利于钙磷的利用及其在骨中的沉积，还可加速骨骼的形成，促进骨骼健康。饮水和食物中的氟含量低，易患骨质疏松症。但如过量摄入，也会破坏骨结构，如形成氟骨症。流行病学调查结果显示，水氟含量＞4mg/L 的高氟地区居民较氟含量为 1mg/L 的正常地区居民的骨质疏松发生率明显提高。

9. 其他　一般认为锰、锌、铜等微量元素缺乏可能通过影响某些酶及辅助因子的合成或功能，使骨有机基质合成减少，骨矿化降低而增加骨质疏松的风险。锰可能促进黏多糖合成，锰缺乏会影响基质中多糖的合成；锌缺乏能影响骨细胞增生及骨碱性磷酸酶的活性；铜是骨基质中赖氨酰氧化酶的辅助因子，铜缺乏时，影响骨胶原结构及功能异常，使骨骼脆性增加。

维生素 K 具有促进凝血的功能。动物实验结果表明，维生素 K 缺乏可使尿钙排出增加，补充维生素 K 可缓解雌激素缺乏引起的骨快速丢失，从而增加骨密度。

此外，膳食中植酸、草酸等都能与钙结合形成不溶性盐而影响钙吸收。

三、影响因素

（一）性别与年龄

女性骨密度一般低于同龄男性，老年女性骨质疏松及骨折的患病率比男性高出数倍。尤其是绝经后的女性患病率更高。

（二）种族和遗传因素

一般来说，白种人发病率明显高于黄种人和黑种人；身材矮小、体重过轻者患病的危险大于身材中等或高大及体重正常或超重者；有家族史者风险增加。

四、骨质疏松症的膳食防治

骨质疏松症的预防应贯穿人的一生。从胎儿期开始，孕妇要适量补钙；婴幼儿期至 35 岁以前，要合理补钙，使骨钙峰值达到最高峰；以后随着年龄的增长，要加强补钙，防止骨钙大量丢失。

（一）骨质疏松症的预防

1. 合理膳食　中国居民膳食基本上属于贫钙膳食，原因是：①膳食结构主要以植物性食物为主，钙含量低；②乳制品摄入量低，我国居民乳制品人均消费量 27kg，而世界人均却在 100kg；③钙吸收的干扰因素较多，中国居民膳食以植物性食物为主，其中的植酸盐、草酸盐等影响钙的吸收。

鉴于上述情况，迫切需要调整膳食结构。针对引起缺钙的原因，依据膳食指南，增加乳制品等含钙丰富的食品比例，组成平衡膳食，合理营养，对预防骨质疏松症具有重要意义。

2. 适时适量补钙　从理论上讲，只要膳食调配合理，无需额外补充钙，但在实际生活中不易做到完全、合理，因此尚需寻求额外补充途径。

人一生中骨密度峰值达到的年龄和峰值的高度，与骨质疏松症的发生时间和严重程度有密切关系。一般情况下，20 岁以前主要为骨的生长阶段，其后 10 余年继续加强，骨质仍有增加，35～40 岁，单位体积内骨质密度达到顶峰，此后骨质逐渐丢失。尽管还未发现钙与骨密度峰值达到时间有明显关系，但青春前期和青春期钙的营养状况对骨密度峰值的高低却有显著影响。如果这个时期能供给充足的钙，则使峰值骨密度达到最高，保证绝经期和老年期具有较致密的骨质，使骨质疏松发生的年龄推迟，并可减少骨折的风险。因此补钙应从青少年开始。

钙摄入量增加也可明显提高骨密度的峰值，但是钙摄入量过多，会产生副作用。研究表明，每日摄入 2 000mg 以内钙是安全的。当摄入量超过 2 500mg 时，可引起尿钙排出增加，血钙升高，便秘等，并可干扰铁、磷、锌等元素的吸收。因此钙的补充应适量。目前市售钙剂种类很多，补充时应注意制剂中钙元素的含量，计量应以钙元素计，而不是按钙制剂计。

（二）骨质疏松症的营养治疗

1．营养补充剂

（1）钙剂：骨质疏松的主要原因是缺钙，因此补钙是治疗此病的首选措施。一旦发现负钙平衡，应给予大剂量钙剂。老年人维持钙平衡需要 10mg/kg·d，骨质疏松症者需要 17mg/kg·d。口服钙剂主要有碳酸钙、枸橼酸钙、葡萄糖酸钙、乳酸钙等。

（2）维生素 D：单纯补钙往往效果不佳，应与维生素 D 联合使用，以促进钙的吸收利用。维生素 D 的补充量为每日 7.5～10 μg。补充维生素 D 的过程中，应每月监测血清钙水平，以防发生高钙血症。

（3）氟化物：氟可与羟磷灰石晶体结合，有稳定骨盐晶体结构的作用，可抑制骨质的吸收和刺激新骨的形成，故骨质疏松患者常用氟化物治疗。一般每日口服氟化钠 50～60mg，疗程可达 1 年。为防止新生骨钙化不足，主张与钙剂和维生素 D 联合应用。氟化钠有引起胃肠不良反应和关节痛等副作用，使用时应予注意。

此外，对绝经期女性可采用雌激素替代疗法。可口服己烯雌酚，每日 1.0mg，连续 4 周后，停药 1～2 周后再继续。雌激素替代疗法可改善临床症状，防止病情发展，但长期使用有增加子宫内膜癌的危险，因此患者需每年定期进行乳腺、盆腔和细胞学检查。如有阴道不规则出血，应立即检查。

降钙素对骨质疏松也有明显治疗作用。降钙素能直接作用于破骨细胞，抑制骨吸收。当病人不能接受雌激素时，可用降钙素代替治疗。目前降钙素已被美国食品药品管理局（FDA）批准为治疗骨质疏松的药物。

2．饮食治疗　饮食治疗对骨质疏松症的恢复没有明显效果，但能减缓病情的发展。饮食原则是合理选择食物，保证足够的钙和维生素 D 等营养素。

3．植物雌激素　虽然雌激素替代疗法能有效减少骨丢失及骨折发生，但因其存在远期副作用，如增加子宫内膜癌、乳腺癌的风险，限制了激素替代疗法在绝经后女性或骨质疏松女性中的应用。

近年来，植物雌激素越来越受到关注，植物雌激素具有雌激素样作用，且具有选择性，如可作用于骨抑制其过度吸收，但对子宫内膜及乳腺无增生作用。其典型代表药物依普拉芬已开始用于骨质疏松的临床治疗，并取得了良好的疗效。植物性食物中广泛存在的植物化学物——类黄酮，具有雌激素样作用和抗雌激素作用，能与雌激素受体相互作用。在异黄酮中，染料木黄酮（genistein）是活性最高的植物雌激素，与雌激素受体亲和力最强高。

虽然植物雌激素的活性不如合成或提取的雌激素，但由于无副作用，而且黄酮类药物还可用于心血管病的防治，是一类很有前途的防治骨质疏松的新药，具有广阔的开发前景。经常食用含黄酮类丰富的大豆及其制品、山楂、蒲公英、葛根等药食同源的中药能在一定程度上预防骨质疏松的发生。

第七节
营养与癌症

肿瘤是机体在多种内在和外来致瘤因素作用下，引起细胞异常增生而形成的新生物，其生长与周围正常组织不相协调，表现为结构、功能和代谢异常，肿瘤细胞增生是幼稚细胞的遗传物质发生突变的结果，即使脱离了致瘤因素之后，也能无限制地繁殖。根据肿瘤的特性及其对机体的影响和危害性，肿瘤有良性和恶性之分。凡生长速度快、分化程度低、有局部浸润、能发生转移的肿瘤称为恶性肿瘤（malignant tumor），反之称为良性肿瘤。根据细胞的起源，凡是起源于上皮细胞的恶性肿瘤称为癌（carcinoma），约占所有恶性肿瘤的 90%以上，如胃癌、肺癌、乳腺癌、结肠癌、宫颈癌等；起源于间叶细胞的恶性肿瘤称为肉瘤（sarcoma），如淋巴肉瘤、平滑肌肉瘤、骨肉瘤等。一般所说的“癌症”（cancer）习惯上泛指所有的恶性肿瘤。

进入 21 世纪以来，癌症是危害人类健康和生命的重大问题，已经成为人类第二位死因。2002 年的调查资料显示，全球有记录的新发癌症病例 1000 万人，因癌症而死亡者 700 万人。预计到 2020 年，癌症新发病例可达到 1 600 万人，因癌症死亡可能达 1 000 万人；到 2030 年，癌症新发病例 2 000 万人。全球范围内，发生率最高的癌症依次为肺癌、直结肠癌和乳腺癌，死亡率最高的是肺癌。2006 年，我国卫生部和科技部联合组织了第三次全国死因回顾抽样调查，采集了全国 160 个市县 2004 年和 2005 年的居民死亡数据，结果显示，中国居民癌症死亡率约 36/10 万，即平均每 10 万人中，每年约有 36 人死于癌症。相比之下，20 世纪 70 年代中期的第一次死因调查中，这一数据为 74 人；20 世纪 90 年代初期的第二次死因调查中，这一数据为 108 人。根据这一统计，中国城乡居民的癌症（恶性肿瘤）死亡率在过去 30 年，增长 80%以上。在城市，癌症已占到死亡总数的 25%；在农村为 21%。

WHO 指出，1/3 以上甚至一半以上的癌症都是可以预防的。癌症预防措施包括控烟、养成健康的饮食习惯、增加体力活动，减少职业危害和环境污染等。在癌症发生发展过程中，膳食营养因素起着重要作用。

一、营养与癌症的关系

癌症形成与发展的原因尚未完全明了，属于多因素相互影响，包括遗传因素、环境因素和精神心理因素等。80%的癌症发病由不良的生活方式和环境因素所致，其中，不合理膳食、吸烟、饮酒分别占诱发癌症因素的35%、30%和10%。

食物是人体联系外环境最直接、最经常、最广泛的纽带，也是机体内环境及代谢的物质基础。膳食、营养可以影响恶性肿瘤生成的启动、促进、进展的任一阶段，食物中既存在致癌因素，也存在抗癌因素，两者都可以影响癌症的发生。

（一）能量

流行病学资料显示，能量摄入过多，超重、肥胖者罹患乳腺癌、结肠癌、胰腺癌、子宫内膜癌和前列腺癌的机会高于体重正常者。动物实验发现，减少20%能量摄入的大鼠，比自由进食的大鼠自发性肿瘤的发病率低，发生肿瘤的潜伏期延长。

（二）蛋白质

蛋白质摄入过低或过高均会促进肿瘤的生长。流行病学资料显示，食管癌、胃癌患者发病前蛋白质摄入量比正常对照组低。日本的研究报告指出，常饮牛奶者较不常饮奶者胃癌发病率低。有调查资料显示，常食用大豆制品者胃癌的相对危险度低于不常食用者。但过多摄入动物性蛋白质，使一些癌症的风险升高，如结肠癌、乳腺癌和胰腺癌等。

（三）脂肪

流行病学资料表明，脂肪的摄入量与结肠癌、直肠癌、乳腺癌、肺癌、前列腺癌的风险呈正相关，膳食脂肪的种类与癌症的发生也有关系，饱和脂肪酸和动物油脂的摄入与肺癌、乳腺癌、结肠癌、直肠癌、子宫内膜癌、前列腺癌风险增加有关。

（四）碳水化合物

高淀粉摄入人群胃癌和食管癌发病率较高，而这些人群的高淀粉摄入多伴有低蛋白质摄入。膳食纤维在防癌方面起很重要作用，减少结肠癌、直肠癌的发病风险。食用菌类食物和海洋生物中的多糖有防癌作用，如蘑菇多糖、灵芝多糖、云芝多糖等有提高人体免疫力的作用，海参多糖有抑制肿瘤细胞生长的作用。

（五）维生素

维生素预防癌症的一些研究成果目前已应用于临床和预防医学，其中具有抗氧化活性的维生素A、维生素C、维生素E及类胡萝卜素等研究较多。

1. 维生素A、类胡萝卜素　流行病学资料显示，支气管癌、食管癌、胃癌、结直肠癌、乳腺癌、宫颈癌、前列腺癌患者血中维生素A和β-胡萝卜素含量低，大量摄入类胡萝卜素可降低肺癌的危险度，增加β-胡萝卜素摄入量对肺癌、食管癌、宫颈癌、乳腺癌、喉癌、卵巢癌、膀胱癌患者有保护作用。

2. 维生素C 维生素C摄入量与多种癌症的死亡率呈负相关，维生素C摄入量可降低胃癌、食管癌、肺癌、宫颈癌、胰腺癌等的风险。

3. 维生素E 资料显示，维生素E可能降低肺癌、宫颈癌、肠癌、乳腺癌等的风险。

4. B族维生素 人群资料及动物实验表明维生素B_2缺乏与食管癌、胃癌、肝癌发病率有关，叶酸缺乏增加食管癌的风险。

5. 维生素D 人群干预结果显示，维生素D和钙的摄入量与大肠癌的发病率呈负相关。结肠癌死亡率与接受日光照射量呈负相关。

（六）矿物质

1. 钙 流行病学资料报道，高钙高维生素D膳食与肠癌发病率呈负相关。

2. 锌 锌缺乏和过多都与癌症发生有关：缺乏导致机体免疫功能减退；过多会影响硒的吸收。

3. 硒 硒的防癌作用比较肯定，流行病学资料显示，土壤和植物中的硒含量、人群硒的摄入量、血清硒水平与人类各种癌症（肺癌、食管癌、胃癌、肝癌、肠癌、乳腺癌等）的死亡率呈负相关。

4. 铁 流行病学资料显示，高铁膳食可能增加肠癌和肝癌的风险。

二、食物与癌症的关系

（一）大豆与癌

大豆摄入量与乳腺癌、胰腺癌、结肠癌、肺癌和胃癌等许多肿瘤的发病率呈负相关。大豆中的天然成分具有抗癌作用。大豆特殊的氨基酸模式，其中的异黄酮、蛋白酶抑制剂和植酸等成分均可推迟或预防肿瘤的发生。尤其引人关注的是异黄酮、染料木黄酮和大豆苷原的防癌作用。

（二）茶叶与癌

茶是中国的传统饮料，也是世界三大饮料（茶叶、咖啡、可可）之首。茶叶尤其是绿茶，对实验性肿瘤具有一定的化学预防作用，其中的抗癌物质是茶多酚。

（三）蔬菜、水果与癌

大量流行病学、临床试验、动物实验和体外试验研究结果表明，大量食用蔬菜和水果可以预防人类多种肿瘤。摄入蔬菜和水果与上皮癌，特别是消化道（口咽、食管、胃、结肠、直肠）和呼吸道（肺）肿瘤的风险呈负相关。新鲜（生）蔬菜和沙拉可明显降低肿瘤发生的风险。乳腺癌和前列腺癌的低发病率可能与食用大量蔬菜有关。

蔬菜水果含有许多抗癌成分，如β-胡萝卜素、谷胱甘肽、钙、维生素C、维生素B_2和维生素E、叶酸、硒、膳食纤维、硫代葡萄糖苷、吲哚、异硫氰酸酯、类黄酮、酚类、蛋白酶抑制剂、植物固醇、柠檬烯等。这些成分相互协同，发挥抗癌作用。

（四）动物性食物与癌

动物性食物包括鱼、禽、蛋、肉、奶，含大量红肉的膳食很可能增加结肠癌、直肠癌的风险，并有可能增加胰腺癌、乳腺癌、前列腺癌和肾癌的风险；蛋可能增加结肠直肠癌的风险；乳和乳制品较多可能增加前列腺癌和肾癌的风险。

一般来说，素食、半素食及完全素食可以降低所有肿瘤的发生率以及若干部位肿瘤的发生率。但完全素食者由于膳食单调和不平衡可能会带来另外一些营养问题，同样对健康有害。

（五）酒精与癌

酒精可增加口咽部肿瘤、喉癌、食管癌和肝癌的风险，如果饮酒又吸烟，这种风险会大大增加。少量饮酒也可能增加结肠直肠癌和乳腺癌的风险，饮酒还可能增加肺癌的风险。

三、饮食防癌十项建议

世界癌症研究基金会（World Cancer Research Fund，WCFR）于 2007 年 11 月公布了第二版《食物、营养、体力活动与癌症预防》（《Food，Nutrition，Physical Activity and Cancer Prevention：A Global Perspective》）专家报告。专家组根据当前已有的科学证据的可信程度，针对不同部位的癌症，说明对预防癌症有利与不利的食物与营养素，以及肥胖对癌症的影响。根据严谨的评估判断，专家组也对个人防癌原则与公共卫生防癌策略分别提出建议。

建议 1：在正常体重范围内尽可能瘦。确保从童年期到青春期的体重增长趋势，到 21 岁时使体重能处于正常体重指数的低端。从 21 岁时起保持体重在正常范围，在整个成年期避免体重增长和腰围增加。

研究表明，有 6 个部位的癌症，包括最常见的癌症中的 2 个（结肠癌和绝经后期乳腺癌）肯定与身体肥胖有关。特别是腹部肥胖与癌症风险增加密切相关。身体肥胖会影响激素水平，并能促进产生癌症风险的炎症标志物。因此，在一生中保持健康体重可能是预防癌症的最重要方法之一。

建议 2：将从事积极的身体活动作为日常生活的一部分。每天至少进行 30 分钟的中度身体活动（相当于快步走）。随着身体适应能力的增加，每天可进行 60 分钟或以上的中度身体活动，或者进行 30 分钟或以上的重度身体活动。避免诸如看电视、久坐等习惯。

久坐是引起某些癌症以及肥胖的重要原因，因此无论是什么样的身体活动，均能预防某些癌症以及体重增加。

建议 3：限制摄入高能量密度的食物，避免含糖饮料，限制果汁摄入，尽量少吃快餐。高能量密度食物是指能量超过 225～275kcal/100g 的食物；含糖饮料主要指添加了糖的饮料；快餐指能容易获得的方便食品，通常是高能量密度的。这个建议主要是为了预防和控制体重增加。

建议4：以植物来源的食物为主。每日至少吃5份（至少400g）不同种类的非淀粉蔬菜和水果；每餐都吃相对未加工的谷类和/或豆类，限制精加工的淀粉性食物；将淀粉类根或块茎食物作为主食的人，要保证摄入足够的非淀粉蔬菜、水果和豆类。非淀粉蔬菜包括绿色叶菜、西兰花、秋葵、茄子等。非淀粉类根类和块茎类食物包括胡萝卜和萝卜等。

有证据表明，大多数具有癌症预防作用的膳食，主要是由植物来源的食物组成的。摄入较多植物性食物可能对各种部位的癌症均有预防作用。非淀粉蔬菜和水果不仅可能对某些癌症具有预防作用，而且由于能量密度很低，还可以预防体重的增加。

建议5：限制红肉摄入，避免加工的肉制品。红肉是指牛肉、猪肉、羊肉，加工肉制品是指通过烟熏、腌制或加入化学防腐剂进行保存的肉类。每人每周应少于500克红肉，尽量少吃加工肉类制品。红肉和加工的肉制品是某些癌症的充分或很可能的原因，而且含大量动物脂肪的膳食能量通常也相对较高。

建议6：限制含酒精饮料。如果喝酒，男性每天不超过2份（以一份酒含10～15g乙醇计），女性不超过1份。儿童和孕妇不能饮用含酒精饮料。如果单纯依据癌症方面的证据，即便是少量饮酒也应该避免，考虑到适量饮酒可能对冠心病有预防作用，因此建议限制饮酒。

建议7：限制盐的摄入量，避免吃发霉的谷类和豆类。每人每天盐的摄入量不超过6g，不吃或尽量少吃盐腌或过咸的食物，避免用盐腌保存食物。有证据表明，盐和腌制食物很可能是胃癌发生的原因，发霉谷类和豆类中所含的黄曲霉素是肝癌发生的充分原因。

建议8：强调通过膳食本身满足营养需要，不推荐使用膳食补充剂预防癌症。有证据表明高剂量营养素补充剂对人体可能有保护作用，但也可能诱发癌症。一般而言，对健康人，最好通过高营养素膳食来解决营养素摄入的不足；只是在某种情况下，可以用补充剂。

特殊建议1：母亲进行哺乳，孩子用母乳喂养。完全母乳喂养应到婴儿6个月大，而后在添加辅食的同时继续母乳喂养。母乳喂养对母亲和孩子均有保护作用。对母亲来说，可以预防乳腺癌的发生。对于孩子来说，好处也是显而易见的，如增强儿童的免疫力，防止婴儿期的感染，预防儿童的超重和肥胖等。

特殊建议2：癌症患者应遵循癌症预防的建议。癌症患者要接受训练有素的专业人员提供的营养指导。

通过环境因素，如食物、营养和身体活动，以及对癌症风险影响的研究，说明癌症是一个可以预防的疾病，如果遵循以上建议，就有可能降低癌症发生率。

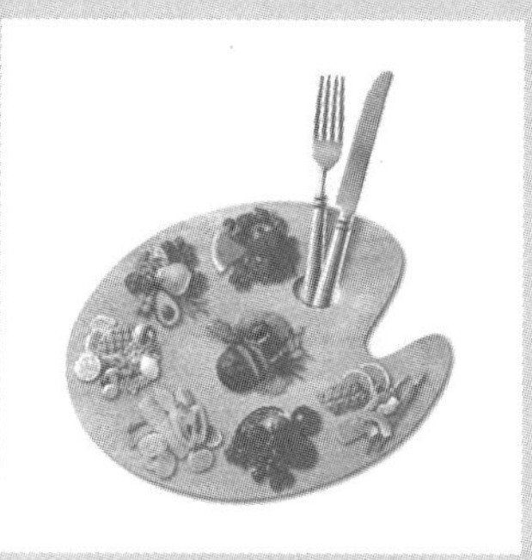

食品安全篇

合理饮食与健康

“民以食为天”道出了食品安全的重要性。食品安全关系到每一个人，关系到消费者的身体健康和生命安全，是衡量国民生活质量、国家法制建设和社会管理水平的一个重要指标。

那么，什么是食品安全问题？如何正确理解食品安全？是否能找到绝对安全的食品？本篇将回答上述问题。

有关食品安全的基本概念

1. 危害（hazard） 国际食品法典委员会将食源性危害定义为“食品所含有的对健康有潜在不良影响的生物、化学或物理因素或食品存在状况”。

2. 风险（risk） 又称危险性，即在特定条件下，因接触食品中的危害因子产生对健康不良作用和严重后果的预期概率。

对食品中可能存在的危害因素只有从风险和获益两个方面充分认识和理解，做出正确的评价，采取相应的措施控制风险，才能确保食品安全。

3. 外源化学物（xenobiotics） 是在人类生活的外界环境中存在、可能与机体接触并进入机体，在体内呈现一定的生物学作用的化学物质，又称为“外源生物活性物质”。

4. 毒物（toxicant） 在一定条件下，以较小剂量进入机体就能干扰正常的生化过程或生理功能，引起暂时性或永久性的病理改变，甚至危及生命的外源化学物称为毒物。食物中的毒物来源有天然的或食品变质后产生的毒素等、环境污染物、农兽药残留、生物毒素以及食品容器接触所造成的污染。

5. 毒性（toxicity）是指外源化学物造成机体损害的能力。所有化学物质物均具有毒性，只有在低于某一剂量水平时，不具有毒性。

6. “三致”作用 指致突变、致畸、致癌作用。

7. 每日容许摄入量（acceptable daily intake，ADI）在此剂量下，终身每日摄入某种化学物质（如食品添加剂、农药等）不会对人体健康造成任何可测量出的健康危害。ADI值越高，说明该化学物质的毒性越低。

第五章

食品污染

食品本身不应含有有毒有害物质，但有毒有害物质在食品的种植或饲养、生长或养殖、收割或宰杀、生产、加工、贮存、运输、销售、烹调直至餐桌的各个环节中进入食品中，造成食品的营养和（或）感官性状发生改变，可能对人体健康造成危害。这个过程就是食品污染（food contamination）。食品污染按其性质可分为三类。

1. 生物性污染　包括微生物、寄生虫及昆虫的污染。

2. 化学性污染　食品化学性污染种类繁多，来源复杂。主要有：①来自生产、生活和环境中的污染物，如农药、有毒金属等；②食品容器、包装材料、运输工具等接触食品时溶入食品中的有害物质；③滥用食品添加剂；④在食品加工、贮存过程中产生的物质，如酒中的甲醇等；⑤掺假、制假过程中加入的非法添加物。

3. 物理性污染　主要有：①来自食品产、储、运、销的污染物，如粮食收割时混入的草籽等；②食品的掺杂掺假；③食品的放射性污染，主要来自放射性物质的开采、冶炼、生产、应用及生活中的应用与排放。

食品污染对人体造成的危害，主要表现为急性中毒、慢性中毒、致突变作用、致畸作用和致癌作用。

第一节
食品的微生物污染及预防

食品微生物污染可引起食品腐败变质，降低食品的卫生质量和营养价值，对食用者造成不同程度的危害。根据致病力可将污染食品的微生物分为三类：①直接致病微生物，如致病性细菌、霉菌、人畜共患传染病病原菌和病毒；②相对致病微生物，即通常条件下不致病，在一定条件下才有致病力的微生物；③非致病性微生物，包括非致病菌、不产毒霉菌及常见酵母。

一、食品微生物污染的来源及其途径

微生物在自然界中分布十分广泛，不同环境中存在的微生物类型和数量不尽相同。食品中微生物主要来源于：

1. 原料污染　食品原料在采集、加工前已经被细菌污染。

2. 生产加工、运输、贮藏、销售过程中的污染　这是细菌污染食品概率最高的一些环节。如由于一些不卫生的操作和管理而使食品被环境、设备和器具中的细菌污染。

3. 食品从业人员的污染　存在于食品生产者鼻腔、口腔、手和皮肤的微生物可通过不卫生的操作而污染食品。

4. 烹调加工过程中污染　在食品烹调加工过程中，未能做到烧熟煮透、生熟分开，加上管理不当，使食品中的细菌大量繁殖生长，从而破坏食品的质量。

二、食品中微生物生长的条件

食品的基本特性，如食品的营养成分、含水量、pH 值、渗透压，以及食品的环境条件，如温度、气体、湿度等均会影响微生物的生长。

微生物生长繁殖需要以水作为溶剂或介质。食品中水分以结合水和游离水两种形式存在。结合水（bound water）是指存在于食品中的与蛋白质、碳水化合物及一些可溶性物质，如氨基酸、糖、盐等结合的水，微生物是无法利用的。游离水（free water）是指食品中与非水成分有较弱作用或基本没有作用的水，微生物在食品中生长繁殖能利用的水是游离水，因而微生物在食品中生长繁殖不是取决于总含水量，而是取决于水分活度（water activity，Aw）。Aw 是指食品中水分的有效浓度，在物理化学上水分活度是指食品的水分蒸汽压 P 与相同温度下纯水的蒸汽压 P_0 的比值，即：$Aw=P/P_0$。Aw 值介于 0～1之间。Aw 低于 0.60 时，绝大多数微生物就无法生长，故 Aw 小的食品不易发生腐败变质。一般说来，细菌生长条件所需的 Aw＞0.9，霉菌 Aw＞0.8，酵母 Aw＞0.87，但一些耐渗透压微生物例外。

三、食品的细菌污染

在食品中常见的细菌被称为食品细菌，食品中的细菌绝大多数是非致病菌，它们是评价食品卫生质量的重要指标，而且也是研究食品腐败变质原因、过程和控制方法的主要对象。

（一）常见的食品细菌

1. 假单胞菌属（*Pseudomonas*）　是食品腐败性细菌的代表，为革兰阴性无芽孢杆菌，需氧，嗜冷，兼或嗜盐。广泛分布于食品中，特别是蔬菜、肉、家禽和海产品中，并可引起腐败变质。

2. 微球菌属（*Micrococus*）和葡萄球菌属（*Staphylococcus*）　均为革兰阳性、过氧化氢酶阳性球菌，嗜中温，前者需氧，后者厌氧。为食品中极为常见的菌属，可分解食品中的糖类并产生色素。

3. 芽孢杆菌属（*Bacillus*）和梭状芽孢杆菌属（*Clostridium*）　为革兰阳性菌，前者需氧或兼性厌氧，后者厌氧。它们均属嗜中温菌，兼或有嗜热菌，在自然界分布广泛，是肉类食品中常见的腐败菌。

4. 肠杆菌科（*Enterobacteriaceae*）　为革兰阴性无芽孢杆菌，需氧或兼性厌氧，为嗜中温杆菌，多与水产品、肉及蛋的腐败有关。该菌科中除志贺菌属及沙门菌属外，均是常见的食品腐败菌。

5. 弧菌属（*Vibrio*）和黄杆菌属（*Flavobacterium*） 两者均为革兰阴性直型或弯曲型杆菌，兼性厌氧，主要来自海水或淡水，可在低温和5%食盐中生长，故在鱼类及水产品中多见。后者与冷冻肉制品及冷冻蔬菜的腐败有关。

6. 嗜盐杆菌属（*Halobacterium*）和嗜盐球菌属（*Halococcus*） 均为革兰阴性需氧菌，嗜盐，在高浓度食盐（至少为12%）中生长，多见于咸鱼，可产生橙红色素。嗜盐杆菌和嗜盐球菌可在咸肉和盐渍食品上生长，引起食物变质。

7. 乳杆菌属（*Lactobacillus*） 经常与乳酸菌同时出现，为革兰阳性、过氧化氢酶阴性杆菌，厌氧或微需氧，主要见于乳制品中，可使其腐败变质。

（二）食品的细菌菌相及其卫生学意义

共存于食品中的细菌种类及其相对数量的构成称为食品的细菌菌相，其中相对数量较多的细菌称为优势菌。食品在细菌作用下发生变化的程度与特征主要取决于细菌菌相，特别是优势菌。食品的细菌菌相可因污染细菌的来源、食品本身理化特性、所处环境条件和细菌之间的共生与抗生关系等因素的影响而表现不同。通过食品的理化性质及其所处的环境条件可预测污染食品的菌相。

由于食品细菌菌相及优势菌种不同，食品腐败变质引起的变化也会出现相应的特征，因此检验食品细菌菌相又可对食品腐败变质的程度及特征进行估计。

（三）评价食品卫生质量的细菌污染指标与卫生学意义

反映食品卫生质量的细菌污染指标有两个方面：①菌落总数；②大肠菌群。

1. 食品中菌落总数及其食品卫生学意义 菌落总数是指在被检样品的单位质量(g)、容积（mL）或表面积（cm^2）内，所含有的在严格规定的条件下（培养基及其pH值、培育温度与时间、计数方法等）培养所生成的细菌菌落总数，以菌落形成单位（colony forming unit，cfu）表示。

菌落总数代表食品中细菌污染的数量。它虽然不一定代表细菌污染对人体健康危害的程度，但反映了食品的卫生质量，以及食品在生产加工、运输、贮藏、销售过程中的卫生措施和管理情况。食品菌落总数既是食品清洁状态的标志，也可以预测食品的耐保藏的期限。我国许多食品卫生标准中规定了食品菌落总数指标，以保证食品的卫生质量。

2. 大肠菌群及其食品卫生学意义 大肠菌群为需氧与兼性厌氧，不形成芽孢，在35℃～37℃下能发酵乳糖产酸产气的革兰阴性杆菌，包括肠杆菌科的埃希菌属、柠檬酸杆菌属、肠杆菌属和克雷伯菌属。食品中大肠菌群的数量是采用相当于100g或100mL食品的最近似数来表示，简称为大肠菌群最近似数（maximum probable number，MPN)。这是按一定方案进行检验所得结果的统计值。我国统一采用的是样品3个稀释度各三管的乳糖发酵三步法，并根据各种可能的检验结果，编制相应的MPN检索表供实际应用。

该指标一是作为食品粪便污染的指示菌，表示食品曾受到人与温血动物粪便的污染，因为大肠菌群都直接来自人与温血动物粪便；二是作为肠道致病菌污染食品的指示菌，因为大肠菌群与肠道致病菌来源相同，且在一般条件下大肠菌群在外界生存时间与主要肠道致病菌是一致的。

四、霉菌与霉菌毒素对食品的污染及预防

（一）霉菌与霉菌毒素概述

霉菌（molds）是对一部分真菌的俗称。霉菌是菌丝体比较发达而没有较大子实体的一部分真菌。与食品卫生关系密切的霉菌大部分居于半知菌纲（*Fumgi imperfecti*）中的曲霉菌属（*Aspergillus Micheli*）、青霉菌属（*Penicillium link*）和镰刀菌属（*Fusarium link*）。此外在食品中常见的霉菌还有毛霉属（*Mucor*）、根霉属（*Rhizopus*）、木霉属（*Trichoderma*）、交链孢霉属（*Alternaria*）和芽枝霉属（*Cladosporium*）等。

霉菌毒素（*mycotoxin*）是指霉菌产生的有毒的代谢产物。霉菌毒素通常具有耐高温，无抗原性，主要侵害实质器官的特性。人和动物一次性摄入含大量霉菌毒素的食物常会发生急性中毒，而长期摄入含少量霉菌毒素的食物则会导致慢性中毒，有的霉菌毒素具有致癌性。

1. 霉菌产毒的特点

（1）霉菌产毒只限于少数产毒霉菌，而产毒菌种中也只有一部分菌株产毒。同一菌种中存在产毒能力不同的菌株可能取决于菌株本身的生物学特性、外界条件的不同，或两者兼有之。

（2）同一产毒菌株的产毒能力具有可变性和易变性，如产毒菌株经过多代培养可完全失去产毒能力，而非产毒菌株在一定条件下可具有产毒能力。

（3）产毒菌种所产生的霉菌毒素不具有严格的专一性，即一种菌种或菌株可以产生几种不同的毒素，而同一霉菌毒素也可由几种霉菌产生，如杂色曲霉毒素可由杂色曲霉、黄曲霉和构巢曲霉产生，又如岛青霉可以产生黄天精、红天精、岛青霉毒素以及环氯素等几种毒素。

2. 霉菌产毒的条件

（1）基质：霉菌在天然食品上比在人工合成的培养基上更易繁殖，而且不同的霉菌菌种易在不同的食品中繁殖，即各种食品中出现的霉菌以一定的菌种为主，如玉米与花生中黄曲霉及其毒素检出率高，小麦和玉米以镰刀菌及其毒素污染为主，青霉及其毒素主要在大米中被检出。

（2）水分：粮食水分17%～18%是霉菌繁殖产毒的最佳条件。一般来说，粮食类水分在14%以下，大豆类在11%以下，干菜和干果品在30%以下，微生物较难生长。粮食Aw降至0.7以下，一般霉菌均不能生长。

（3）湿度：在不同的相对湿度下，霉菌的繁殖能力不同。相对湿度在80%以下时，主要是干生性霉菌（灰绿曲霉、局限青霉、白曲霉）繁殖；相对湿度在80%～90%时，

主要是中生性霉菌（大部分曲霉、青霉、镰刀菌属）繁殖；而相对湿度在90%以上时，主要为湿生性霉菌（毛霉、酵母）繁殖。

（4）温度：大多数霉菌繁殖最适宜的温度为25℃～30℃，在0℃以下或30℃以上时，不能产毒或产毒能力减弱。但梨孢镰刀菌、尖孢镰刀菌、拟枝孢镰刀菌和雪腐镰刀菌的适宜产毒温度为0℃或-7℃～-2℃；而毛霉、根霉、黑曲霉、烟曲霉繁殖的适宜温度为25℃～40℃。

（5）通风情况：大部分霉菌繁殖和产毒需要有氧条件，但毛霉、庆绿曲霉是厌氧菌并可耐受高浓度的CO_2。

3. 主要产毒霉菌及主要霉菌毒素

（1）主要产毒霉菌：目前已知的产毒霉菌主要有：①曲霉菌属中的黄曲霉（*Aspergillus flavus*）、赭曲霉（*A. ochraceus*）、杂色曲霉（*A. versicolor*）、烟曲霉（*A. fumigatus*）、构巢曲霉（*A. nidulans*）和寄生曲霉（*A. parasiticus*）等；②青霉菌属中的岛青霉（*Penicillium islandicum*）、桔青霉（*P. citrinum*）、黄绿青霉（*P. treoviride*）、扩展青霉（*P. expansum*）、圆弧青霉（*P. cyclopium*）、褶皱青霉（*P. rugulosum*）和荨麻青霉（*P. urticae*）等；③镰刀菌属中的梨孢镰刀菌（*Fusarium poae*）、拟枝孢镰刀菌（*F. sporotrichioides*）、三线镰刀菌（*F. tricinctum*）、雪腐镰刀菌（*F. nivale*）、粉红镰刀菌（*F. roseum*）、禾谷镰刀菌（*F. graminearum*）等。其他还有绿色木霉（*Trichoderma uiride*）、漆斑菌属（*Myrothecium toda*）、黑色葡萄状穗霉（*Stachybotus corda*）等。

（2）主要霉菌毒素：目前已知的霉菌毒素约有200种，主要有黄曲霉毒素、赭曲霉素、杂色曲霉素、岛青霉素、黄天精、环氯素、展青霉素、桔青霉素、褶皱青霉素、青霉酸、单端孢霉烯族化合物、玉米赤霉烯酮等。目前按毒素产生的来源对霉菌毒素进行分类。

（二）黄曲霉毒素

黄曲霉毒素（aflatoxin，AF）是黄曲霉和寄生曲霉的代谢产物，具有极强的毒性和致癌性。

1. 化学结构及性质　AF是一类结构类似的化合物，分子量312～346，其基本结构都有二呋喃环和香豆素（氧杂萘邻酮），在紫外光照射下都发生荧光，根据荧光颜色及其结构分别命名为B_1、B_2、G_1、G_2、M_1、M_2等，B_1、B_2呈蓝色，G_1呈绿色，G_2呈绿蓝色，M_1呈蓝紫色，M_2呈紫色。目前已分离鉴定出的有20余种，其中毒性较强的有6种，其化学结构式见图5-1。AF的毒性与其结构有关，凡二呋喃环末端有双键者毒性较强并有致癌性。AF的毒性顺序如下：$B_1 > M_1 > G_1 > B_2 > M_2$。

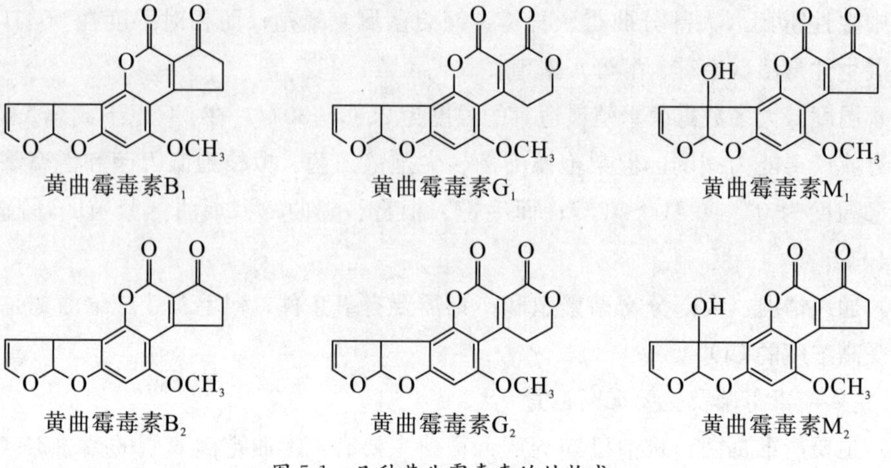

黄曲霉毒素B_1　黄曲霉毒素G_1　黄曲霉毒素M_1

黄曲霉毒素B_2　黄曲霉毒素G_2　黄曲霉毒素M_2

图 5-1　几种黄曲霉毒素的结构式

2. 产毒条件和对食品的污染　黄曲霉生长产毒的温度范围为12℃～42℃，最适产毒温度为28℃～32℃，最适 Aw 值为0.93～0.98。

AF 污染可发生在多种食品中，其中以玉米、花生和棉籽油最易受到污染，其次是稻谷、小麦、大麦、豆类等。除粮油食品外，我国还有干果类食品，如胡桃、杏仁、榛子；动物性食品，如奶及奶制品、肝、干咸鱼以及干辣椒中也有 AF 污染的报道。大规模工业生产的发酵制品，如酱、酱油中一般无污染，但家庭自制发酵食品曾报道有 AF 产生。在我国南方高温、高湿地区一些粮油及其制品容易受到 AF 污染，而华北、东北和西北除个别样品外，一般不会受到 AF 污染。

3. 代谢途径与代谢产物　AFB_1在体内的主要代谢途径为羟化、脱甲基和环氧化反应（图 5-2）。AFM_1是 AFB_1在肝微粒体酶催化下的羟化产物。最初在牛、羊的奶中发现，如给羊喂含 AFB_1的饲料，7h 内奶中即有 AFM_1和少量 AFB_1。停喂该种饲料 5 天后，AFM_1不再检出。

AF 的代谢产物除 AFM_1大部分从奶中排出外，其余可经尿、粪及呼出气体排泄。动物摄入 AF 后肝脏中含量最多，可为其他器官组织的 5～15 倍，在肾、脾、肾上腺中亦可检出，有极微量存在于血液中，肌肉中一般不能检出。AF 如不连续摄入，一般不在体内蓄积。一次摄入 AF 后，约 1 周的时间大部分即可经呼吸、尿、粪等途径排出。

4. 毒性

(1) 急性毒性：AF 是一种剧毒物质，对鱼、鸡、鸭、鼠类、兔、猫、猪、牛、猴及人均有极强的毒性。雏鸭和幼龄的鲑鱼对 AFB_1最敏感，其次是鼠类和其他动物。多数敏感动物在摄入毒素之后的 3 天内死亡，在死后解剖中发现肝脏均有明显损伤，可见肝实质细胞坏死、胆管上皮增生、肝脂肪浸润及肝出血等急性病变。

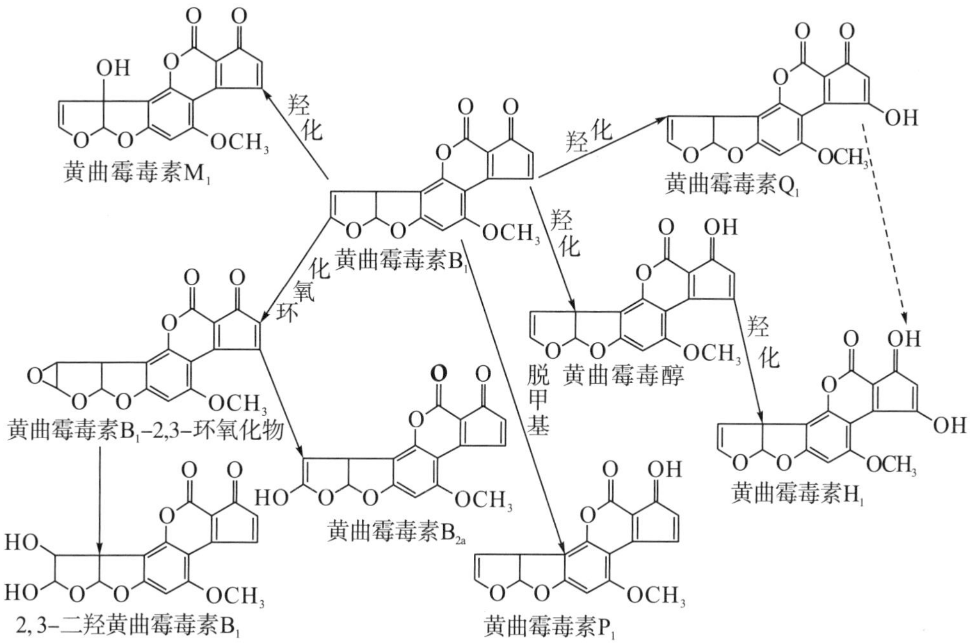

图 5-2 黄曲霉毒素 B_1 的代谢途径

AF 亦可引起人的急性中毒，最典型事例是 1974 年印度两个邦 200 个村庄暴发了 AF 中毒性肝炎。此次中毒的发病人数近 400 人，症状为发热、呕吐、厌食、黄疸，以后出现腹水、水肿，甚至死亡，在尸检中可见到肝胆管增生。急性毒性主要表现为肝细胞变性、坏死、出血以及胆管增生，在几天或几十天内死亡。中毒者都是因食用了霉变的玉米所致，检测发现这些霉变玉米中 AFB_1 的含量为 6.25～15.6mg/kg，推算每人每天平均摄入 AFB_1 2～6mg。

（2）慢性毒性：小剂量长期摄入 AF 产生慢性毒性，主要表现为动物生长障碍，肝脏出现亚急性和慢性损害，如肝实质细胞变性和灶性坏死、肝实质细胞增生以及胆管的囊性增生等。

一次给予大鼠 AFB_1 17mg/kg 后 1～7h 就明显地刺激线粒体中磷酸肌醇的代谢，磷脂酰肌醇 3,4,5-三磷酸盐升高，同时伴有 PI-3 激酶活性增加。与细胞凋亡有关的PI-3激酶变化可能是 AFB_1 毒性或致癌性的早期阶段。

小剂量长期摄入 AF 产生慢性毒性，主要表现为动物生长障碍，肝脏出现亚急性或慢性损伤，肝功能降低，出现肝硬化。其他症状表现为体重减轻、生长发育迟缓、食物利用率下降、母畜不孕或产仔减少等。此外，AF 还可使碱性磷酸酶、转氨酶和枸橼酸脱氢酶活性升高，肝中脂肪含量升高，肝糖原降低，血浆白蛋白降低，白蛋白与球蛋白（A/G）比值下降，肝内维生素 A 含量减少等。

（3）致癌性：黄曲霉毒素是目前已知的最强的致癌物。所用的实验模型包括啮齿类、灵长类和鱼类的许多种类动物。肝脏作为主要的靶器官，长期持续摄入较低剂量的黄曲霉毒素或短时间较大剂量的黄曲霉毒素，都可诱发原发性肝细胞肝癌。动物实验中其他器官的肿瘤也有发生，如前胃肿瘤、纤维瘤、肾小管腺瘤、泪腺癌、垂体腺瘤、睾丸间质细胞瘤、甲状腺瘤等。

5. 预防措施

(1) 食品防霉：是预防食品被 AF 污染的最根本措施。要利用良好的农业生产工艺，从田间开始防霉；在收获时要及时排除霉变玉米棒；脱粒后的玉米要及时晾晒。要控制粮粒的水分在 13%以下，通常玉米在 12.5%以下，花生仁在 8%以下；保藏时要注意通风。有些地区试用各种防毒剂来保存粮食，但要注意其在食品中的残留及其本身的毒性。辐射防霉的同时还可提高饲料和粮食的新鲜度。选用和培育抗霉的粮豆新品种是防霉工作的一个重要方向。

(2) 去除毒素：①挑选霉粒法；②碾轧加工法，主要适用于受污染的大米；③植物油加碱去毒法，碱炼本身就是油脂精炼的一种加工方法，AF 在碱性条件下，其结构中的内酯环被破坏形成香豆素钠盐，后者溶于水，故加碱后再用水洗可去除毒素；④物理去除法，含毒素的植物油可加入活性白陶土或活性炭等吸附剂，然后搅拌静置，毒素可被吸附而达到去毒作用；⑤加水搓洗法；⑥氨气处理法，在 18kg 氨压、72℃～82℃状态下，谷物和饲料中 AF 的 98%～100%会被除去，并且使粮食中的含氮量增加，也不破坏赖氨酸；⑦紫外光照射，利用 AF 在紫外光照射下不稳定的性质，可用紫外光照射去毒。紫外光照射去毒的方法，对液体食品（如植物油）效果较好，而对固体食品效果不明显。

(3) 制定食品中 AF 限量标准：限定各种食品中 AF 含量也是减少毒素对人体危害的重要措施。我国食品安全国家标准 GB2761-2011 食品中真菌毒素限量规定了食品中黄曲霉毒素 B_1 和黄曲霉毒素 M_1 的限量标准。

表 5-1 食品中黄曲霉毒素 B_1 限量指标

食品类别（名称）	限量（μg/kg）
谷类及其制品	
玉米、玉米面（渣、片）及玉米制品	20
稻谷[a]、糙米、大米	10
小麦、大麦、其他谷类	5.0
小麦粉、麦片、其他去壳谷类	5.0
豆类及其制品	
发酵豆制品	5.0
坚果及籽类	
花生及其制品	20
其他熟制坚果及籽类	5.0
油脂及其制品	
植物油脂（花生油、玉米油除外）	10
花生油、玉米油	20

续表

食品类别（名称）	限量（μg/kg）
调味品	
酱油、醋、酿造酱（以粮食为主要原料）	5.0
特殊膳食用食品	
婴幼儿配方食品	
婴儿配方食品[b]	0.5（以粉状产品计）
较大婴儿和幼儿配方食品[b]	0.5（以粉状产品计）
特殊医学用途婴儿配方食品	0.5（以粉状产品计）
婴幼儿辅助食品	
婴幼儿谷类辅助食品	0.5

a 稻谷以糙米计
b 以大豆及大豆蛋白质为主要原料的产品

表 5-2　食品中黄曲霉毒素 M_1 限量指标

食品类别（名称）	限量（μg/kg）
乳及乳类制品	0.5
特殊膳食用食品	
婴儿配方食品[a]	0.5（以粉状产品计）
较大婴儿和幼儿配方食品[b]	0.5（以粉状产品计）
特殊医学用途婴儿配方食品	0.5（以粉状产品计）

a 乳粉按生乳折算
b 以乳类及乳蛋白制品为主要原料的产品

我国对黄曲霉毒素设置的标准并不比国际标准低。为防范黄曲霉毒素对农产品、食品的污染，有关政府部门在要求企业严格自检的基础上，也适时开展相关检测。如农业部 2011 年下达的 2011 年全国生鲜乳质量安全监测计划中，就要求对生鲜乳收购站抽取 600 批次样品，开展对黄曲霉毒素 M_1 的监测。针对饲料中可能存在的黄曲霉毒素污染，我国 2004 年 4 月 1 日起实施的《饲料卫生标准》（GB13078-2001）中有明确针对玉米、豆粕及不同喂养对象的浓缩饲料、补充料的黄曲霉毒素 B_1 限量要求。

（三）镰刀菌毒素

镰刀菌毒素是由镰刀菌产生的，已发现有十几种，按其化学结构可分为单端孢霉烯族化合物、玉米赤霉烯酮、丁烯酸内酯和伏马菌素等。

1. 单端孢霉烯族化合物　单端孢霉烯族化合物（tricothecenes）是由雪腐镰刀菌、禾谷镰刀菌、梨孢镰刀菌、拟枝孢镰刀菌等多种镰刀菌产生的一类毒素。它是引起人畜中毒最常见的一类镰刀菌毒素。目前已知在谷物中存在的单端孢霉烯族化合物主要有T-2毒素、二醋酸藨草镰刀菌烯醇（diacetoxyscirpenol，DAS）、雪腐镰刀菌烯醇（nivalenol，NIV）和脱氧雪腐镰刀菌烯醇（deoxynivalenol，DON）。这类化合物化学性质稳定，可溶于中等极性的有机溶剂，难溶于水。紫外光下不显荧光，耐热，在烹调过程中不易被破坏。

（1）T-2毒素：是三线镰刀菌和拟枝孢镰刀菌产生的代谢产物，为A型单端孢霉烯族化合物。目前认为它是食物中毒性白细胞缺乏症（ATA）的病原物质。该病的特点是发热，鼻、喉及齿龈出血，有坏死性咽炎，进行性白细胞减少，严重时可导致败血症。

（2）二醋酸藨草镰刀菌烯醇：该毒素主要由藨草镰刀菌和木贼镰刀菌产生，为A型单端孢霉烯族化合物。其毒性与T-2毒素相似，可损害动物造血器官，使血细胞持续减少、心肌蜕变出血等。

（3）雪腐镰刀菌烯醇与镰刀菌烯酮-X：这两者均为B型单端孢霉烯族化合物，可引起恶心、呕吐、头痛、疲倦等症状，也可引起小鼠体重下降、肌肉张力下降及腹泻等。

（4）脱氧雪腐镰刀菌烯醇：该毒素也称致呕毒素（vomitoxin），主要由禾谷镰刀菌、黄色镰刀菌及雪腐镰刀菌产生。在单端孢霉烯族化合物中，我国粮食和饲料中常见的是DON，DON是赤霉病麦中毒的主要病原物质。人误食含DON的赤霉病麦（含10%病麦的面粉250g）后，多在1小时内出现恶心、眩晕、腹痛、呕吐、全身乏力等症状，少数伴有腹泻、颜面潮红、头痛等症状。

2. 玉米赤霉烯酮　玉米赤霉烯酮（zearelenone）又称F-2毒素，是一类结构相似的二羟基苯酸内酯化合物，主要产毒菌株为禾谷镰刀菌。玉米赤霉烯酮具有类雌激素样作用，可表现出生殖系统毒性作用。猪为敏感动物，雌性猪表现为外阴充血、乳腺肿大，甚至不育；雄性小猪表现为睾丸萎缩、乳腺肿大等雌性变化。由于玉米赤霉烯酮具有生殖发育毒性、免疫毒性，对肿瘤发生也有一定影响，所以日益受到重视。该毒素主要污染玉米，其次是小麦、大麦、大米等粮食作物。

3. 丁烯酸内酯　丁烯酸内酯（butenolide）在自然界发现于牧草中，牛饲喂带毒素牧草导致烂蹄病。丁烯酸内酯是三线镰刀菌、雪腐镰刀菌、拟枝孢镰刀菌和梨孢镰刀菌产生的，易溶于水，在碱性水溶液中极易水解。

4. 伏马菌素　伏马菌素（fumonisin）主要由串珠镰刀菌产生，可分伏马菌素B_1（FB_1）和伏马菌素B_2（FB_2）两类。食品中以FB_1污染为主，主要污染玉米及其制品。目前已知伏马菌素主要的危害是神经毒性作用，可引起马的脑白质软化；伏马菌素还具有慢性肾脏毒性，可引起狒狒心脏血栓等。动物实验表明，伏马菌素具有促癌及致癌作用，主要引起原发性肝癌、食管癌等。

5. 镰刀菌毒素污染的预防措施　防霉去毒、加强检测及制定食品中限量标准。我国（GB 2761-2011）制定了小麦、玉米及其制品中DON的限量标准，均为1 000μg/kg；小麦、小麦粉、玉米、玉米面（渣、片）中玉米赤霉烯酮的限量标准，均为60μg/kg。

（四）赭曲霉毒素

赭曲霉毒素为7种结构相关的一组霉菌代谢产物，包括赭曲霉毒素A、B、C和D等。赭曲霉毒素A（ochratoxin A，OTA）是赭曲霉毒素中的一种，食品中污染的主要是赭曲霉毒素A。赭曲霉毒素A是已知的毒性较强的物质，可由赭曲霉、洋葱曲霉、鲜绿青霉、圆弧青霉、变幻青霉等产生。

赭曲霉毒素 A 的急性毒性很强，大鼠经口 LD_{50} 为 20～22mg/kg。研究表明，赭曲霉毒素 A 不仅具有免疫毒性、肾毒性和肝毒性，并且还有致畸、致突变和致癌作用。赭曲霉毒素主要污染玉米、大豆、可可豆、大麦、柠檬类水果、腌制的火腿、花生、咖啡豆等。

（五）展青霉素

展青霉素（patulin）又称棒曲霉素，是一种有毒的真菌代谢产物。产生展青霉素的真菌有扩张青霉、展青霉、棒型青霉、土壤青霉、新西兰青霉、石状青霉、粒状青霉、梅林青霉、圆弧青霉、产黄青霉、蒌地青霉、棒曲霉、巨大曲霉、土曲霉和雪白丝表霉等共 3 属 16 种。展青霉素主要污染水果及其制品，尤其是苹果、山楂、梨、番茄、苹果汁和山楂片等。

毒理学研究表明，展青霉素具有影响生育、致癌和免疫等毒理作用，同时也是一种神经毒素。展青霉毒素对小鼠经口 LD_{50} 为 35mg/kg。小鼠中毒死亡的主要病变为肺水肿、出血，肝、脾、肾瘀血，中枢神经系统亦有水肿和充血。日本曾发生展青霉素污染饲料引起的奶牛中毒事件，主要表现为上行性神经麻痹、脑水肿和灶性出血。展青霉素对大鼠和小鼠未显示出致畸作用，但对鸡胚却有明显的致畸作用。对展青霉素的致癌作用尚需进一步研究。

展青霉素预防的首要措施仍然是防霉并制定食品限量标准。由于展青霉素产生菌多侵染水果及其制品，所以从源头控制展青霉素的产生尤为重要。近年来，对于展青霉素的拮抗菌的研究增多，黏红酵母、罗伦隐球酵母、清酒假丝酵母、白隐球酵母、枯草芽孢杆菌均对展青霉素产生菌有拮抗作用。产品中展青霉素的常用的脱除技术主要分为物理法（吸附、加热、辐照、超声降解）、化学法（氧化法）、生物法（利用天然的微生物菌体或产物吸附或者降解展青霉素）三大类。

大多数欧美国家展青霉素的限量标准为 0～50μg/kg，WHO 推荐展青霉素在苹果汁中的最高限量标准为 50μg/kg。我国规定苹果、山楂半成品限量标准为 100μg/kg，果汁、果酱、果酒、罐头和果脯的限量标准为 50μg/kg。

五、食品腐败变质

食品腐败变质（food spoilage）是指在微生物为主的各种因素作用下，造成食品原有化学性质或物理性质发生变化，降低或失去其营养价值和商品价值的过程。如肉、鱼、禽、蛋的腐败，粮食的霉变，蔬菜水果的腐烂，油脂酸败等。

食品腐败变质的原因和条件

食品腐败变质是以食品本身的组成和性质为基础，在环境因素影响下，主要由微生物作用引起，是食品本身、环境因素和微生物三者互为条件、相互影响、综合作用的结果。

1. 食品本身的组成和性质

(1) 食品本身：食品是动植物组织的一部分，在宰杀或收获后一定时间内其所含酶类要继续进行一些生化过程，如肉和鱼类的后熟、蔬菜和水果的呼吸等。食品组织中的酶类可引起食品组成成分的分解，加速腐败变质。

(2) 食品的营养成分：食品含有蛋白质、碳水化合物、脂肪、矿物质、维生素和水分等营养成分，是微生物的良好培养基，因而微生物污染食品后很容易迅速生长繁殖，造成食品腐败变质。由于不同食品各种营养成分差异很大，而各种微生物分解各类营养物质的能力不同，决定了食品腐败变质的进程及特征有所不同。

(3) 食品的氢离子浓度：食品 pH 高低是制约微生物生长、影响食品腐败变质的重要因素之一。大多数细菌最适生长的 pH 在 7.0 左右，酵母菌和霉菌生长的 pH 范围较宽，因此非酸性食品适合于大多数细菌及霉菌、酵母的生长；细菌生长下限的 pH 一般在 4.5 左右，pH 低于 3.3～4.0 时，仅个别耐酸细菌如乳杆菌属能生长，故酸性食品的腐败变质主要是酵母和霉菌所致。

(4) 食品的水分：食品中水分含量是影响微生物繁殖及引起腐败变质的重要因素，一般情况下食品的 Aw 值越小，微生物越难繁殖，食品越不易腐败变质。

(5) 食品的渗透压：渗透压与微生物的生命活动有一定的关系。如将微生物置于低渗溶液中，菌体吸收水分发生膨胀，甚至破裂；若置于高渗溶液中，菌体则发生脱水，甚至死亡。在食品中加入不同量的糖或盐，可以形成不同的渗透压。所加的糖或盐越多，则渗透压越大，食品的 Aw 值就越小。

(6) 食物的状态：食品组织溃破和细胞膜碎裂为微生物的广泛侵入与作用提供了条件，因而促进食品的腐败变质；食品的状态及所含的不稳定物质也对食品的腐败变质起作用。外观完好无损的食品，一般不易发生腐败，如没有破碎和伤口的马铃薯、苹果等可以放置较长时间。

2. 微生物　微生物的污染是导致食品发生腐败变质的根源。在食品腐败变质过程中起重要作用的是细菌、霉菌和酵母，尤其是细菌更占优势。

3. 环境因素　食品所处环境的温度、湿度、阳光（紫外线）的照射等对食品的腐败变质均有直接作用，对食品的保藏有重要影响。

(1) 温度：根据微生物对温度的适应性，可将微生物分为嗜冷、嗜温、嗜热三大类。每一类群微生物都有最适宜生长的温度范围，但这 3 类微生物都可以在 20℃～30℃生长繁殖，当食品处于该温度下，各种微生物都可生长繁殖而引起食品的变质。

(2) 氧气：微生物生长与氧气有密切关系。一般来讲，在有氧的环境中，微生物进行有氧呼吸，生长、代谢速度快，食品变质速度也快；缺氧条件下，由厌氧性微生物引起的食品变质，速度较慢。氧气存在与否决定兼性厌氧微生物是否生长和生长速度的快慢。

(3) 湿度：对于微生物生长和食品变质来讲，空气中的湿度起着重要的作用，尤其是未经包装的食品。

六、防止食品腐败变质的措施

食品保藏的基本原理是改变食品的温度、水分、氢离子浓度、渗透压及其他因素，将食品中的微生物杀灭或减慢其繁殖。

(一) 食品的低温保藏

在低温下，食品本身酶活性被抑制，新陈代谢反应减慢，食品中残存的微生物繁殖速度大大降低或被完全抑制，在一定时间内可较好地保持食品品质。

1. 冷藏　冷藏的温度一般设定在-1℃～10℃，病原菌和腐败菌大多为中温菌，在10℃以下难于生长繁殖，食品中原有酶的活性大大降低，因此冷藏可延缓食品腐败变质。

2. 冷冻　冷冻保藏是指在-18℃以下保藏。当食品处于冷冻状态时，细胞内游离水形成冰晶体，水分活性降低，微生物失去了可利用的水分；食品组织细胞内细胞质因浓缩而黏性增大，引起 pH 值和胶体状态的改变，从而使微生物的活动受到抑制，甚至死亡；微生物细胞内的水结为冰晶，冰晶体对细胞也有机械损伤作用，直接导致部分微生物裂解死亡。快速冻结有利于保持食品（尤其是生鲜食品）的品质。

(二) 食品的高温保藏

食品加热通过杀菌和灭活酶，从而达到保藏的目的。食品加热杀菌的方法很多，主要有巴氏消毒法、加压杀菌、超高温瞬时杀菌和微波杀菌等。

1. 巴氏消毒法　巴氏消毒是指通过加热以达到杀灭所有致病菌和破坏及降低一些食品中腐败微生物数量为目的的一种杀菌方式。但仅能杀死微生物的营养体（包括病原菌），而不能完全灭菌。采用巴氏消毒法的食品有牛奶、pH 4 以下的蔬菜和果汁罐头、啤酒、醋、葡萄酒等。

2. 加压杀菌　常用于肉类制品、中酸性、低酸性罐头食品的杀菌。通常的温度为100℃～121℃（绝对压力为 0.2MPa）。杀菌温度和时间随罐内物料、形态、罐形大小、灭菌要求和贮藏时间而异。在罐头行业中，常用 D 值和 F 值来表示杀菌温度和时间。D 值是指在一定温度下，细菌死亡 90%（即活菌数减少一个对数周期）所需要的时间(min)。F 值是指在一定基质中，在 121.1℃下加热杀死一定数量的微生物所需要的时间(min)。由于罐头种类、包装规格大小及配方的不同，F 值也就不同，故生产上每种罐头都要预先进行 F 值测定。

3. 超高温瞬时杀菌　超高温瞬时杀菌法（ultra high temperature for short time，UHT）能杀灭大量细菌及耐高温的嗜热芽孢杆菌的芽孢，但又不影响食物质量。如牛乳在高温下保持较长时间，可能发生一些不良的化学反应，如蛋白质和乳糖发生美拉德反应、蛋白质分解产生 H_2S 的不良气味、糖类焦糖化而产生异味、乳清蛋白质变性、沉淀等。采用超高温瞬杀菌时既能满足灭菌要求，又能减少对牛乳品质的损害。

（三）食品的高渗保藏

1. 盐腌法

向食品中加入食盐，使其渗透压升高以抑制食品中微生物的生长，如腌鱼、腌菜、腌肉、咸蛋等。加入食盐量为食物的15%～20%，大多数腐败菌和致病菌在含食盐15%情况下，都难以生长。但盐腌只是一种抑菌手段，必须同时采取其他卫生措施，才能达到保藏食品的目的。盐腌前，食品必须新鲜；食盐要纯净，浓度要足够；而且食品内食盐浓度尚未达到足够浓度前，要保持在低温下存放并防止污染。盐腌时有一定的营养素损失。

2. 糖渍法

糖渍食品本来主要是改善食品风味的一种加工方法，由于加入大量的糖，构成能抑菌的高渗透压，故有一定防腐作用。糖浓度在50%以上时，方能抑制肉毒梭菌的生长；如要制止其他腐败菌及霉菌生长，糖浓度需达到70%。某些酵母能耐高渗透压，并能在食糖浓度很高的食品中生长繁殖，可使蜂蜜、果酱和一些糖果变质。由于糖极易从环境中吸收水分而降低渗透压，因此，糖渍食品应密封保藏防止受潮，否则易变质。

3. 提高酸度

（1）酸渍法：利用食用酸保藏食品，在食用酸中多选用乙酸，浓度为1.7%～2%时，其pH为2.3～2.5，该pH值可抑制或杀灭绝大部分腐败菌的生长；浓度为5%～6%时可使大部分芽孢菌死亡。酸渍食品的变质多由酵母、霉菌和个别耐酸菌引起。

（2）酸发酵法：利用一些能发酵产酸的微生物，使其在食品中发酵产酸，提高食品的酸度。最常用的是乳酸菌。酸发酵食品的质量主要取决于酸发酵过程中的食品微生物菌相，即乳酸菌必须优势于使食品腐败变质的其他微生物。为此，应保持清洁，减少污染，保持容器密闭和0.6%以上的酸度，创造厌氧条件，以利于乳酸菌的繁殖而抑制其他细菌。

（四）食品的干燥保藏

食品干燥保藏的机制是降低食品水分，抑制食品中腐败微生物的生长。通常将含水量在15%以下或Aw值在0～0.6的食品称为干燥、脱水或低水分含量食品。

脱水方式主要有脱水干燥和浓缩方法。常用干燥方法有晒干、阴干、烟熏、空气对流脱水（热风干燥）、接触干燥脱水、泡沫干燥、真空脱水、辐照脱水和冷冻脱水等，以真空冷冻脱水效果最优。常用浓缩方法有膜渗透、蒸发等，或利用盐、糖等添加剂来调节食品的水分活度，如糖渍、盐渍等。

（五）食品的化学保藏

常用于食品防腐的食品添加剂有防腐剂、抗氧化剂，防腐剂用于抑制或杀灭食品中引起腐败变质微生物，抗氧化剂可用于防止油脂酸败。

（六）食品辐照保藏

食品辐照是指利用^{60}钴（^{60}Co）、^{137}铯（^{137}Cs）产生的γ射线或电子加速器产生的低于10兆电子伏（MeV）的电子束照射食品的加工处理过程。食品辐照可以抑制发芽和延迟生理成熟，也可以起到消毒、杀虫、防霉和杀菌的作用，最终达到延长食品保鲜（藏）期的目的。经辐照的食品叫辐照食品。

辐射线主要包括紫外线、X线和γ射线等。其中紫外线穿透力弱，只有表面杀菌作用；而X线和γ射线（比紫外线波长更短）是高能电磁波，能激发被辐照物质的分子，通过电离作用影响生物的各种生命活动。当用一定剂量的γ射线或电子加速器产生的低于10MeV的电子束辐照食品时，引起微生物DNA、RNA、蛋白质、脂类等有机分子中化学键断裂，导致微生物死亡。目前常用的辐照源有^{60}Co和^{137}Cs产生的γ射线，以及电子加速器产生的低于10兆电子伏（Mev）的电子束。

国际原子能机构（IALA）统一规定了食品辐照剂量：①辐照灭菌（radappertization），剂量10～50kGy，可以杀灭物料中一切微生物；②辐照消毒（radicidation），剂量在5～10kGy，以消除无芽孢的致病菌；③辐照防腐（radurization），剂量在5kGy以下，以杀死腐败菌、延长保存期为目的。辐照杀菌一般不能灭活食品中的酶，灭活酶的剂量比灭菌剂量高5～10倍，甚至20倍。所以，辐照食品酶活性可能依然存在。

1943年，美国研究人员首次用射线处理汉堡包。20世纪50年代，美国开始对辐照食品进行研究。1960年，美国在军队试用辐照食品。1963年，美国FDA允许辐照用于香料的杀菌灭虫和果蔬的保藏。1986年，FDA制定了法规21CFR179《食品生产、加工和处理中的辐照》，后又经几次增补修订，对不同用途的辐照源、食品种类、目的、辐照剂量、标识、包装等进行了相应的规定。1997年FDA批准了对牛肉、猪肉、羊肉等红肉的辐照许可。2000年美国农业部植物健康检验局（USDA/APHIS）通过了《辐照作为新鲜果蔬和园艺产品的检验处理方法》的法规建议稿，2002年又出台了该法规的补充稿。2008年FDA又批准了对新鲜菠菜和冷冻莴苣的辐照许可。

其他国家也进行了大量辐照食品的研究与实践。1958年苏联批准了辐照马铃薯供人食用。日本、荷兰、英国、法国、加拿大、比利时、意大利及东欧的一些国家从20世纪50年代开始辐照抑芽、灭菌和杀虫的研究。20世纪60年代许多发展中国家也开始对食品辐照进行研究。

我国的食品辐照研究始于1958年。20世纪70年代开展了辐照杀虫抑芽、鱼肉蛋的辐照保藏、水果保鲜及葡萄酒促进陈化等研究工作。1982～1985年在大量动物实验的基础上，在北京、南京、上海等地进行了辐照食品综合人体试食试验。结果表明：食用吸收剂量在10kGy以下的辐照食品对人体无异常影响。1984年，食品辐照开始走上产业化道路。

大量研究结果表明，食品辐照是一种物理加工工艺，同热、冷、干燥加工一样，产生的有害物质较少；食用辐照食品的动物生长、发育、遗传与食用不辐照食品的动物完全相同，三致试验结果也没有明显变化，至今还没有任何相反结果的报告。辐照食品所引起食品营养成分的变化，远远小于传统烹调加工方法。

食品辐照保藏工艺较其他保藏工艺具有一些优点：①辐照食品温度基本不上升，可保留较多营养素而有“冷灭菌”之称；②食品可在严密包装后辐照，对竹木纸、人造纤维、塑料薄膜、玻璃、金属等包装材料都适用；既可成批连续辐照，操作方便，又无后污染之虞；③常用的^{60}Co是原子反应堆的副产品，利用其不断蜕变放出的γ射线辐照，一次性投资后，日常维护费用较少，也无额外能源消耗。

辐照食品的管理涉及3个方面，即辐照设施安全性管理、食品卫生管理和有关辐照工艺和剂量管理。FAO/WHO食品法典委员会提出了《辐照食品通用标准》和《用于处理食品辐照设施的实施细则》。1980年FAO、WHO和IAEA辐照食品联合专家委员会根据国际信息处理联盟（IFIP）的10年研究结果和各国的数据做出结论：“总体平均吸收剂量不超过10kGy照射的任何食品不存在毒理学的危险，不会产生特别的营养和微生物学问题”。1983年食品法典委员会批准了《辐照食品通用标准》和《食品辐照设施推荐规程》。

在1998年修订的CAC国际标准中，撤销了对食品辐照加工的平均吸收剂量10kGy的限制，提出只要食品在良好操作规范下辐照，食品辐照剂量无必要限制。2003年该标准得到正式批准，但为了国际贸易的发展，减少消费者对辐照食品安全的担心，综合各国的观点，规定“在需要的情况下，可以应用10kGy以上的辐照剂量处理”，并再次说明10kGy以上的辐照是安全的。

目前，我国辐照食品相关的法规有《辐照食品卫生管理办法》、《中华人民共和国放射性同位素与射线装置放射防护条例》和《食品标识管理规定》。已制定了六大类辐照食品的卫生标准以及17个产品的辐照工艺标准，如《辐照豆类、谷类及其制品类食品卫生标准》《豆类辐照杀虫工艺》等。

第二节
食品的化学性污染及预防

一、农药和兽药残留及预防

（一）基本概念

1. 农药及农药残留

（1）农药（pesticides）　是指用于预防、控制危害农业、林业的病、虫、草、鼠和其他有害生物以及有目的地调节植物、昆虫生长的化学合成或者来源于生物、其他天然物质的一类物质或者几种物质的混合物及其制剂。按用途可分为杀虫剂、杀菌剂、杀螨剂、杀线虫剂、杀鼠剂、除草剂、落叶剂、植物生长调节剂、昆虫不育剂等。

（2）农药残留（pesticide residues）是农药在使用一段时期后，一部分农药没有被分解而残留于生物体、收获物、土壤、水体、大气中的微量农药的原体、有毒代谢物、降解物和杂质的总称。

常见的农药残留种类主要包括杀虫剂、杀菌剂和除草剂。

2. 兽药及兽药残留

（1）兽药（veterinary drugs） 指用于预防、治疗、诊断动物疾病或者有目的地动物生理功能的物质（包括药物饲料添加剂）。主要包括：血清制品、疫苗、诊断制品、微生态制品、中药材、中成药、化学药品、抗生素、生化药品、放射性药品及外用杀虫剂、消毒剂等。

（2）兽药残留 是“兽药在动物源食品中的残留”的简称。根据 FAO/WHO 食品中兽药残留联合立法委员会的定义，兽药残留是指动物产品的任何可食部分所含兽药的母体化合物及（或）其代谢物，以及与兽药有关的杂质的残留。所以兽药残留既包括原药，也包括药物在动物体内的代谢产物和兽药生产中所伴生的杂质。

兽药残留主要有抗菌类、磺胺类和激素类药物。

（二）来源

1. 食品中农药残留的来源

（1）农田施药对农作物的直接污染：农药在田间使用后，可粘附在农作物的表面，形成表面粘附污染；也可通过渗透进入农作物表皮的蜡质层或组织内部，造成内吸性污染。

（2）农作物从污染的环境中吸收农药：主要从土壤和灌溉水中吸收。

（3）通过食物链污染食品：如饲料被农药污染而使肉、奶、蛋受到污染；含农药的工业废水污染江河湖海进而污染水产品；某些较稳定的农药与特殊组织器官有高度亲和力的农药、可长期贮存于脂肪组织的农药（如有机氯、有机汞、有机锡等），通过食物链的生物富集作用逐级浓缩。

（4）其他来源：粮库内使用熏蒸剂可使粮食受到污染；在禽畜饲养场所及禽畜身上施用农药可使动物性食品受到污染；食品在贮存、加工、运输、销售过程中混装、混放可受到容器及车船的污染。

2. 动物性食品中兽药残留的来源

（1）滥用药物：治疗和预防动物疾病时用药的品种、剂型、剂量、部位不当；长期用药；不遵守休药期的规定；在饲料中加入某些抗生素等药物来抑制微生物的生长繁殖等，均易造成动物性食品中兽药的残留。

（2）使用违禁或淘汰的药物：如为使甲鱼和鳗鱼长得肥壮而使用违禁的已烯雌酚；为预防鱼病而使用孔雀石绿等。

（3）违规使用饲料添加剂：如为了增加瘦肉率，减少肉品的脂肪含量而在动物饲料中加入盐酸克伦特罗；用抗生素菌丝体及其残渣作为饲料添加剂来饲养食用动物等。

（三）食品中常见的农药和兽药残留及其毒性

1. 有机氯农药　有机氯农药对人的急性毒性主要是刺激神经中枢，慢性中毒表现为食欲不振，体重减轻，有时也可产生小脑失调、造血器官障碍等，一些有机氯农药对实验动物有致癌性。我国于20世纪70年代已开始禁止将滴滴涕、六六六用于蔬菜、茶叶、烟草等作物。

2. 有机磷农药　有机磷农药品种多、药效高，用途广，易分解，在人、畜体内一般不积累，在农药中是极为重要的一类化合物。有机磷类农药对人的危害作用从剧毒到低毒不等，主要抑制乙酰胆碱酯酶，使乙酰胆碱积聚，引起毒蕈碱样症状、烟碱样症状以及中枢神经系统症状，严重时可因肺水肿、脑水肿、呼吸麻痹而死亡。重度急性中毒者还会发生迟发性猝死。某些种类的有机磷中毒可在中毒后8～14天发生迟发性神经病，有机磷中毒者血胆碱酯酶活性降低。

近年来，高效低毒的有机磷农药逐步取代了一些高毒品种，使有机磷农药的使用更安全有效。

3. 氨基甲酸酯类农药　氨基甲酸酯类农药的毒性有以下特点：一是大多数品种速效性好，残留期短，选择性强；二是多数品种对高等动物毒性低。除少数品种如呋喃丹等毒性较高外，大多数氨基甲酸酯类农药属中、低毒性。氨基甲酸酯类农药可经呼吸道、消化道侵入机体，也可经皮肤黏膜缓慢吸收，主要分布在肝、肾、脂肪和肌肉组织中。在体内代谢迅速，经水解、氧化和结合等代谢产物随尿排出，24小时可排出摄入量的70%～80%。氨基甲酸酯类农药毒作用机理与有机磷农药相似，但毒性作用较有机磷农药中毒为轻。

4. 除草剂　在农药中，除草剂属于毒性较低的一类化合物，但随着品种的增多、化合物活性的提高及其施用造成的累积效应，除草剂毒性开始显现。据WHO和联合国环境署报告，全世界每年有100多万人除草剂中毒，其中10万人死亡。在发展中国家情况更为严重。我国每年除草剂中毒事故近百万人次，死亡2万多人。化学除草剂在人体内不断积累，短时间内虽不会引起人体出现明显急性中毒症状，但可产生慢性危害，如破坏神经系统的正常功能，干扰人体内激素的平衡，影响男性生育力，免疫缺陷。农药慢性危害降低人体免疫力，从而影响人体健康，致使其他疾病的患病率及死亡率上升。国际癌症研究机构（IARC）根据动物实验确证，广泛使用的除草剂具有明显的致癌性。

5. 常见兽药

（1）急性毒性：有些兽药的毒性较大，过量使用，或者非法使用禁用品种可导致急性中毒，如盐酸克伦特罗（瘦肉精）为β_2受体激动剂，可使人心跳加快、心律失常、肌肉震颤、代谢紊乱；红霉素等大环内酯类可导致急性肝损伤。

（2）慢性毒性和“三致”作用：食用残留雌激素类兽药的食品可干扰人体内源性激素的正常代谢与功能；磺胺类可破坏人体的造血功能，引起肾损害，特别是乙酰化磺胺，在尿中的溶解度很低，析出的结晶对肾脏的损害更大；氯霉素可引起再生障碍性贫血；四环素类可与骨骼中的钙结合，抑制骨骼和牙齿的发育；庆大霉素和卡那霉素等氨基糖苷类可损害前庭和耳蜗神经，导致眩晕和听力减退；雌激素类、硝基呋喃类、砷制剂等有致癌作用；某些喹诺酮类有致突变作用；苯并咪唑类抗蠕虫药有潜在的致突变性和致畸性。

（3）过敏反应：某些抗菌药物（如青霉素、四环素、磺胺类、呋喃类和氨基糖甙类等）可引起过敏反应。

（4）产生耐药菌株和破坏肠道菌群的平衡：抗生素类兽药的大量使用可使动物体内的金黄色葡萄球菌和大肠埃希菌等产生耐药菌株，其抗药性 R 质粒可在细菌中互相传播，从而发展为多重耐药。人经常食用兽药残留量高的动物性食品，同样会产生耐药菌株，从而影响肠道菌群的平衡，肠内的最感菌受到抑制或大量死亡，而某些耐药菌和条件致病菌大量繁殖，导致肠道感染、腹泻和维生素缺乏。

（四）预防措施

1. 加强对农药和兽药生产经营的管理　我国 1997 年发布的《农药管理条例》中规定由国务院农业行政主管部门负责全国的农药登记和农药监督管理工作，由国务院农业行政主管部门所属的农药检定机构负责全国的农药具体登记工作。《农药管理条例》中还规定我国实行农药生产许可制度，即生产已依法取得农药登记的农药还必须报国务院化学工业行政管理部门批准。未取得农药登记和农药生产许可证的农药不得生产、销售和使用。

兽药的注册和生产许可管理机关为国务院兽医行政管理部门。

农药和兽药的经营应取得经营许可证。

2. 安全合理使用农药和兽药：我国已颁布《农药安全使用标准（GB 4285-89）》和《农药合理使用准则（GB 4321.1～3-87～89）》，对主要作物和常用农药规定了最高用药量或最低稀释倍数，最多使用次数和安全间隔期（最后一次施药距收获期的天数），以保证食品中农药残留不致超过最大允许限量标准。

3. 制定和严格执行食品中农药和兽药残留限量标准：我国目前已颁布了八十余种农药在食品中的最大残留限量（MRL）标准和五十余种农药残留量分析方法标准。在此基础上应加强对各类食品中农药残留量的监督和检测，严格执行 MRL 标准。

4. 制定适合我国的农药政策，开发高效低毒低残留的新品种，及时淘汰或停用高毒、高残留、长期污染环境的品种，推广先进的施用技术和喷洒器具，大力提倡作物病虫害的综合防治，整治农药生产和使用对环境造成的污染等。

二、有毒金属污染及预防

自然界存在各种金属元素，可以通过消化道、呼吸道或皮肤接触等途径进入人体，但通过污染食物进入人体是主要途径。其中一些金属元素为人体所必需，但摄入过量对人体可产生毒性作用或潜在危害，有些金属元素即使摄入量较低，亦可干扰人体正常生理功能，并产生明显的毒作用，如铅、镉、汞、砷等，常被称为有毒金属。

（一）概述

1. 食品有毒金属的来源

（1）自然环境本底高：由于各种元素在自然环境中分布不均一，可造成某些地区金属元素的本底值高于其他地区，可导致该环境中的动植物体内有毒金属含量较高。在我国北方和贵州的某些地区，砷的本底水平高于其他地区。

（2）环境污染：环境污染是造成有毒金属污染食品的最直接和最主要途径。有的农药含有重金属，如有机汞、有机砷类农药的施用，工业三废（废水、废气、废渣）排放污染环境，对食品可造成直接或间接的污染。即使有毒金属在环境中的浓度很低，也可通过食物链富集，在食品及人体内达到很高的浓度。如鱼虾等水产品中汞和镉等有害金属的含量可能高达其生存的水体环境的数百甚至数千倍。

（3）食品加工、储运和销售过程中的污染：食品加工、储运和销售过程中使用或接触金属设备、管道、容器以及因工艺需要加入的食品添加剂如杂质含量较高，其中的重金属可污染食品。1956 年日本曾发生酱油砷污染事件，就是由于在生产中使用了砷含量较高的碳酸氢钠所致。消费者不正确使用食具也可能造成食品有毒金属污染。

2. 食品中有毒金属的毒性作用特点　污染食品的有毒金属对人体产生多方面的危害，包括急性中毒、慢性危害和远期效应（如致癌、致畸、致突变作用）。有毒金属作用有如下特点：

（1）毒性与金属存在形式有关：以有机形式存在的金属及水溶性较大的金属盐类，因其消化吸收较多，通常毒性较大。溶于水的有毒金属化合物如氯化镉、硝酸镉的毒性比难溶于水的硫化镉、碳酸镉大，有机汞毒性大于无机汞。

（2）毒作用与机体酶活性有关：许多有毒金属可与机体酶蛋白的活性基团，如巯基、羧基、氨基、羟基等结合，使酶活性受到抑制甚至丧失，从而发挥毒作用。特别是巯基，许多有毒金属与巯基的亲和力很强。

（3）蓄积性强：有毒金属进入人体后排出缓慢，生物半衰期较长，易在体内蓄积。

（4）食物中某些营养素影响有毒金属的毒性：膳食成分可影响有毒金属的毒性，如蛋白质可与有毒金属结合，延缓其在肠道的吸收；含硫氨基酸可提供巯基拮抗有毒金属的作用；维生素 C 使六价铬还原为三价铬，降低其毒性；铁与铅竞争肠黏膜载体蛋白和其他相关的吸收及转运载体，从而减少铅的吸收，故铁可拮抗铅的毒性作用；锌可与镉竞争含巯基的金属硫蛋白，从而拮抗镉的毒性作用。

另一方面，某些有毒金属元素间也可产生协同作用。如砷和镉的协同作用可造成巯基酶严重抑制而增加毒性，汞和铅共同作用于神经系统，加重毒性作用。

3. 预防措施

（1）严格监管工业生产中的“三废”排放。

（2）农田灌溉用水和渔业养殖用水应符合《农田灌溉水质标准》（GB5084-1992）和《渔业水质标准》（GB11607-1989）。

（3）禁止使用有毒金属农药并严格控制有毒金属和有毒金属化合物的使用；控制食品生产加工过程中有毒金属的污染，包括限制食品加工设备管道包装材料和容器中镉、铅的含量，限制油漆等涂料中的镉含量；推广使用无铅汽油等。

（4）制定食品中有毒金属的允许限量标准并加强监督检验。

（二）汞

汞俗称水银，在自然界中有单质汞、无机汞和有机汞等形式。无机汞在环境中在微生物作用下可转化为甲基汞等有机汞。汞在生产和生活领域用途广泛，汞矿开采和冶炼、仪表工业、化学工业、电气行业、冶金工业、医疗卫生、工艺美术及实验室工作都会接触到汞。

20 世纪 50 年代初，在日本九州岛南部熊本县的一个叫水俣镇的地方，出现了一些口齿不清、面部发呆、手脚发抖、精神失常的病人，这些病人久治不愈，最后会全身弯曲，悲惨死去。这个镇有 4 万居民，几年中先后有 1 万人不同程度地患有此病，后来附近其他地方也发现此类症状。经数年调查研究，于 1956 年 8 月由日本熊本国立大学医学院研究报告证实，这是由于居民长期食用了八代海水俣湾中含有汞的海产品所致。

20 世纪 70 年代，我国在松花江流域也曾发生过因江水被含汞工业废水污染而致鱼体甲基汞含量明显增加，沿岸渔民长期食用被甲基汞污染的鱼类引起的慢性甲基汞中毒事件。

1. 食品中汞的来源　汞及其化合物可通过“三废”排放等污染环境，进而污染食品，其中以鱼贝类食品甲基汞污染最为严重。含汞的废水排入江河湖海后其中所含的金属汞或无机汞可以在水体（尤其是底层淤泥）中某些微生物体内的甲基钴氨酸转移酶的作用下，转变为甲基汞，并通过食物链的生物富集作用在鱼体内达到很高的浓度。除水产品，汞亦可通过含汞农药的使用和废水灌溉农田等途径污染农作物和饲料，造成谷类、蔬菜水果和动物性食品的汞污染。

2. 汞的毒性　食品中的金属汞几乎不被吸收，无机汞吸收率亦很低，90%以上随粪便排出体外，而有机汞在消化道吸收率很高，甲基汞可达 95%。甲基汞具有脂溶性、原型蓄积和高神经毒等特性，可通过人体的各种屏障（血脑屏障、胎盘屏障及血睾屏障），在脑组织蓄积导致神经系统损伤，并可致胎儿和新生儿汞中毒。

甲基汞中毒主要表现为神经系统损害症状。初起为疲乏、头晕失眠，后常感手指足趾口唇和舌等处麻木，严重者出现共济失调、语言障碍、视野缩小、听力障碍、感觉障碍及精神症状等，进而瘫痪，肢体变形、吞咽困难甚至死亡。甲基汞还有致畸作用和胚胎毒性。

3. 限量标准 我国食品安全国家标准 GB2762-2012 对各类食品中总汞和甲基汞的限量进行了分类规定，详见表 5-3。

表 5-3 食品中汞限量标准（GB2762-2012）

食品类别（名称）	限量 mg/kg（以 Hg 计）	
	总汞	甲基汞[a]
水产动物及其制品（肉食性鱼类及其制品除外）	—	0.5
肉食性鱼类及其制品	—	1.0
谷类及其制品		
稻谷[b]、糙米、大米、玉米、玉米面（渣、片）、小麦、小麦粉	0.02	—
蔬菜及其制品		
新鲜蔬菜	0.01	—
食用菌及其制品	0.1	
肉及肉制品		
肉类	0.05	—
乳及乳制品		
生乳、巴氏杀菌乳、灭菌乳、调制乳、发酵乳	0.01	—
蛋及蛋制品		
鲜蛋	0.05	—
调味品		
食用盐	0.1	—
饮料类		
矿泉水	0.001mg/L	—
特殊膳食用食品		
婴幼儿罐装辅助食品	0.02	—

a 水产动物及其制品可先测定总汞，当总汞水平不超过甲基汞限量时，不必测定甲基汞；否则，需再测定甲基汞

b 稻谷以糙米计

（三）镉

镉在自然界中以硫镉矿形式存在，常与锌、铜、锰等共存，广泛用于电镀、塑料、油漆、电池等行业。

1955 年，日本富山县神通川流域出现一种怪病，以女性多见，表现为关节疼痛，逐渐转为全身神经痛、骨痛，甚至呼吸都会带来难以忍受的疼痛。发展到后期，发生骨骼

软化变性、骨质疏松，咳嗽都会引起骨折，因为患者一直呼喊“痛啊！痛啊！”，因此这种怪病被称为“痛痛病”。1968 年，痛痛病被日本政府认定为公害病，其病因是由于神通川上游的铅锌矿厂废水污染了河水，当地居民长期饮用被镉污染的河水，并食用污染河水灌溉的含镉稻米以及河水中富集镉的鱼类，而发生的慢性镉中毒。

1. 食品中镉的来源　食品中镉的主要来源有含镉的土壤、工业重金属的排放、用于化肥的磷酸盐岩、采矿和金属工业、废物焚化和燃料燃烧等。此外，食品加工用的镀镉和镀锌设备、含镉的珐琅和瓷釉、含镉的颜料或塑料中的稳定剂也是食品污染的重要来源。一般食品中均可检出镉，其含量为 0.004～5mg/kg，海产品、动物性食品的含镉量通常高于植物性食品，而植物中最易富集镉的是稻米。

2. 镉的毒性　经消化道摄入是镉进入人体的主要途径，镉中毒主要损害肾脏、骨骼和消化系统。此外。镉干扰膳食铁的吸收和加速红细胞破坏，可引起贫血。研究表明镉及其化合物对动物和人体有一定致畸、致突变和致癌作用。IARC 已将镉列为 I 类人类致癌物，主要致前列腺癌。WHO 确定镉为优先研究的食品污染物，联合国环境规划署提出 12 种具有全球性意义的危险化学物质，镉居于首位。镉也被美国毒理委员会（ATSDR）列为第 6 位危及人体健康的有毒物质。

妊娠、哺乳、内分泌失调和机体营养缺乏（尤其是缺钙）时对镉的危害更为敏感，所以绝经期前后和妊娠期妇女是慢性镉中毒的高危人群。

3. 限量标准　我国食品安全国家标准 GB2762-2012 中规定了各类食品中镉的限量标准，详见表 5-4。

表 5-4　食品中镉限量标准（GB2762-2012）

食品类别（名称）	限量（以 Cd 计）mg/kg	食品类别（名称）	限量（以 Cd 计）mg/kg
谷物及其制品		坚果及籽类	
谷物（稻谷[a]除外）	0.1	花生	0.5
谷物碾磨加工品（糙米、大米除外）	0.1	水产动物及其制品	
稻谷[a]、糙米、大米	0.2	鲜、冻水产动物	
蔬菜及其制品		鱼类	0.1
新鲜蔬菜（叶菜、豆类、块根和块茎、茎类蔬菜除外）	0.05	甲壳类	0.5
叶菜蔬菜	0.2	双壳类、腹足类、头足类、棘皮类	2.0（去除内脏）
豆类蔬菜、块根和块茎蔬菜、茎类蔬菜（芹菜除外）	0.1	水产制品	
芹菜	0.2	鱼类罐头（凤尾鱼、旗鱼除外）	0.2

续表

食品类别（名称）	限量（以 Cd 计）mg/kg	食品类别（名称）	限量（以 Cd 计）mg/kg
水果及其制品		凤尾鱼、旗鱼罐头	0.3
新鲜水果	0.05	其他鱼类制品（凤尾鱼、旗鱼除外）	0.1
食用菌及其制品		凤尾鱼、旗鱼制品	0.3
新鲜食用菌（香菇和姬松茸除外）	0.2	蛋及蛋制品	0.05
香菇	0.5	豆类及其制品	
食用菌制品（姬松茸制品除外）	0.5	豆类	0.2
肉及肉制品		调味品	
肉类（畜禽内脏除外）	0.1	食用盐	0.5
禽畜肝脏	0.5	鱼类调味品	0.1
禽畜肾脏	1.0	饮料类	
肉制品（肝脏制品、肾脏制品除外）	0.1	包装饮用水（矿泉水除外）	0.005mg/L
肝脏制品	0.5	矿泉水	0.003mg/L
肾脏制品	1.0		

a 稻谷以糙米计

（四）铅

铅在自然界中广泛存在，铅及其化合物是现代工业、交通运输业重要的原材料，广泛应用于冶金、印刷、军事、医学、电子、陶瓷、颜料等行业中。

曾经辉煌一时的古罗马帝国，10 位帝王的平均寿命不足 30 岁。美国历史学家对这一奇怪现象进行了研究，发现古罗马帝王们均嗜饮葡萄酒，而盛酒的器皿是铅制的，加之历史典籍中记载他们均有不同程度的铅中毒症状，故此推测，古罗马帝王们短命的原因是慢性铅中毒。

1. 食品中铅的来源　含铅废水废渣的排放可污染土壤和水体，然后经食物链富集、污染食品。环境中某些微生物可将无机铅转化为毒性更大的有机铅。以有机铅作为防爆剂的汽油使汽车等交通工具排放的废气中含有大量的铅，造成公路干线附近农作物的严重铅污染。农作物生产中使用含铅农药（如砷酸铅等）可造成农作物的铅污染。食品加工中使用含铅的品添加剂或加工助剂，如加工皮蛋时加入的黄丹粉（氧化铅）可造成食品的铅污染。以铅合金、马口铁、陶瓷及搪瓷等材料制成的食品容器和食具常含有较多的铅，印制食品包装的油墨和颜料等常含有铅，它们在接触食品时造成污染。此外，食品加工机械、管道和聚氯乙烯塑料中的含铅稳定剂等均可导致食品的铅污染。

2. 铅的毒性　一次性摄入超过 5mg/kg 的铅可造成急性铅中毒，但食品铅污染所致的中毒主要是慢性损害作用。铅主要损害造血系统、神经系统和肾脏。常表现为贫血、神经衰弱、烦躁、失眠、食欲减退、口有金属味、腹痛、腹泻或便秘、头昏、头痛、肌肉关节疼痛等。严重者可致铅中毒性脑病。慢性铅中毒还可导致凝血过程延长，并可损害免疫系统。儿童对铅较成人更为敏感，过量铅摄入可影响其生长发育，导致智力低下。

IARC 将铅列为 2B 类致癌物，即对动物是致癌物，对人类为可疑致癌物。

3. 限量标准　我国食品安全国家标准 GB2762-2012 中规定了各类食品中铅的限量标准。

（五）砷

砷是一种非金属元素，但由于其许多理化性质类似于金属，故将其归为“类金属”。砷化合物可分为无机砷和有机砷，前者包括剧毒的三氧化二砷（俗称砒霜）、砷酸钠、亚砷酸钠、砷酸钙、亚砷酸和强毒的砷酸铅。天然存在的一甲基砷、二甲基砷和农业用制剂甲基砷酸锌（稻谷青）、甲基砷酸钙（稻宁）等都为有机砷。

我国四川、贵州、陕西、河南省的某些地区煤炭含砷量较高，1991 年的调查发现贵州省兴义、兴仁、安龙等地方性砷中毒病区，煤炭砷含量最高达 3 360.90mg/kg，平均为 472.49mg/kg，室内储存烘干的玉米、辣椒中平均含砷量为 5.28mg/kg、586.60mg/kg。贵州省由此造成的砷高暴露人群约为 4 万人，其中已确诊砷中毒的患者 2848 人。

1. 食品中砷的来源　含砷工业废水对水体的污染以及灌溉农田后对土壤的污染，均可造成生物和农作物的砷污染。水生生物，尤其是甲壳类和某些鱼类对砷有很强的富集作用，其体内砷含量可高出其生活水体数千倍，但其中大部分是毒性较低的有机砷。无机砷农药如砷酸铅、砷酸钙、亚砷酸钠等由于毒性大，已很少使用，但有机砷类杀菌剂甲基砷酸锌（稻谷青）、甲基砷酸钙、甲基砷酸铁胺（田安）和二甲基二硫代氨基甲酸砷（福美砷）等用于防稻纹枯病有较好的效果，其过量使用或未遵守安全间隔期可致农作物中砷含量明显增加。食品加工过程中使用的原料、化学物和添加剂被砷污染和误用，以及被砷污染的容器或包装材料也可造成食品的污染。

2. 砷的毒性　砷的毒性和其价态密切相关，元素砷是无毒的，无机砷的毒性大于有机砷，三价砷的毒性大于五价砷。砷的硫化物毒性很低，砷的氧化物和盐类毒性较大。

急性砷中毒主要是胃肠炎症状，严重者可致中枢神经系统麻痹而死亡，并可出现眼、鼻出血等现象。慢性砷中毒主要表现为神经衰弱综合征，皮肤色素异常（白斑或黑皮症），手掌和足底皮肤过度角化。日本曾发生的“森永奶粉中毒事件”系因奶粉生产中使用了含大量砷盐的磷酸氢二钠作为稳定剂而引起的，致使 13 000 多名婴儿中毒，在事件发生一年内共有 100 多名婴儿死亡。

已证实多种砷化物具有致突变性，可导致基因突变染色体畸变并抑制 DNA 的修复。砷酸钠可透过胎盘屏障对小鼠和仓鼠有一定致畸性。流行病学调查亦表明，无机砷化合物与人类皮肤癌和肺癌的发生有关，IARC 于 1987 年将砷确定为致癌物。

3. 限量标准 我国食品安全国家标准 GB2762-2012 中规定了各类食品中砷的限量标准。

三、N-亚硝基化合物

N-亚硝基化合物（N-nitroso compounds）是一类对动物有较强致癌作用的物质。迄今已研究过的 300 多种亚硝基化合物中，90%以上对动物有不同程度的致癌性。

N-亚硝基化合物的前体物包括含氮的硝酸盐、亚硝酸盐和胺类，它们在环境中广泛存在，可通过化学或生物学途径合成各种 N-亚硝基化合物。

（一）分类、结构特点及理化性质

按其分子结构，N-亚硝基化合物可分成 N-亚硝胺（N-nitrosamine）和 N-亚硝酰胺（N-nitrosamide）二大类。

低分子量的亚硝胺（如二甲基亚硝胺）在常温下为黄色油状液体，而高分子量的亚硝胺多为固体。二甲基亚硝胺可溶于水及有机溶剂，而其他亚硝胺均不能溶于水，只能溶于有机溶剂。N-亚硝胺的化学性质较稳定，在一般情况下不易发生水解反应。

亚硝酰胺的化学性质活泼，在酸性或碱性条件下均不稳定。在酸性条件下可分解为相应的酰胺和亚硝酸，在碱性条件下亚硝酰胺可迅速分解为重氮烷。

（二）食品中 N-亚硝基化合物的来源

N-亚硝基化合物的前体物 环境和食品中的 N-亚硝基化合物系由亚硝酸盐和胺类在一定的条件下合成，其前体物硝酸盐、亚硝酸盐和胺类广泛存在于环境中。

1. 蔬菜中的硝酸盐和亚硝酸盐 硝酸盐和亚硝酸盐是自然界中最普遍存在的含氮化合物。土壤和肥料中的氮，在微生物（尤其是硝酸盐生成菌）的作用下可转化为硝酸盐。蔬菜中亚硝酸盐的含量通常远远低于硝酸盐含量，但其保存和处理过程对亚硝酸盐含量有很大影响，如在蔬菜腌制过程中，亚硝酸盐含量明显增高，不新鲜的蔬菜中亚硝酸盐含量亦可明显增高。

2. 动物性食物中的硝酸盐和亚硝酸盐 用硝酸盐腌制鱼、肉等动物性食品的作用机制是由细菌将硝酸盐还原为亚硝酸盐，亚硝酸盐与肌肉中的乳酸作用，生成游离的亚硝酸，亚硝酸能抑制许多腐败菌的生长，从而可达到防腐的目的。此外，亚硝酸分解产生的 NO 可与肌红蛋白结合，形成亚硝基肌红蛋白，可使腌肉、腌鱼等保持稳定的红色，从而改善食品的感官形状。后来发现只需用少量的亚硝酸盐就能达到较大量硝酸盐的效果，于是亚硝酸盐逐步取代硝酸盐用作防腐剂和护色剂。虽然使用亚硝酸盐作为食品添加剂有产生 N-亚硝基化合物的可能，但目前尚无更好的替代品，故仍允许限量使用。

3. 环境和食品中的胺类 有机胺类化合物亦广泛存在于环境和食物中。胺类化合物是蛋白质、氨基酸、磷脂等生物大分子合成的必需原料，也是天然的食品成分。此外，胺类也是许多药物、农药和化工产品的原料。在胺类物质中，以仲胺（即二级胺）合成

N-亚硝基化合物的能力最强。鱼和某些蔬菜中的胺类和二级胺含量较高，且其含量随食品新鲜程度、加工过程和贮藏条件的不同而有很大差异。晒干、烟熏、罐装等加工过程可致二级胺含量明显增加。

4. 亚硝胺的体内合成　除食品中所含有的N-亚硝基化合物外，人体内也能合成一定量的N-亚硝基化合物。在pH<3的酸性环境中合成亚硝胺的反应较强，因此胃可能是人体内合成亚硝胺的主要场所。此外，在唾液中及膀胱内（尤其是尿路感染时）也可能合成一定量的亚硝胺。

5. 食品中的N-亚硝基化合物　肉、鱼等动物性食品中含有丰富的蛋白质、脂肪和少量的胺类物质。在其腌制、烘烤等加工过程中，尤其是在油煎、油炸等烹调过程中可产生较多的胺类物质。腐烂变质的鱼肉类也含有大量的胺类，包括二甲胺、三甲胺、腐胺、脂肪族聚胺、精脒、精胺、吡咯烷、氨基乙酰-L-甘氨酸和胶原蛋白等。这些胺类化合物能与亚硝酸盐反应生成亚硝胺。由于腌制、保藏和烹调方法的不同，鱼肉制品中亚硝胺的含量有较大差异，但多以吡咯烷亚硝胺和二甲基亚硝胺为主。

某些乳制品（如干奶酪、奶粉、奶酒等）含有微量的挥发性亚硝胺。蔬菜和水果中所含有的硝酸盐、亚硝酸盐和胺类在长期贮藏和加工处理过程中，可发生反应，生成微量的亚硝胺。啤酒中大多能检出微量的二甲基亚硝胺。

（三）N-亚硝基化合物的健康危害

1. 急性毒性　各种N-亚硝基化合物的急性毒性有较大差异（表5-5），对于对称性烷基亚硝胺而言，其碳链越长，急性毒性越低。

表5-5　N-亚硝基化合物的急性毒性（雄性大鼠，经口）

N-亚硝基化合物	LD_{50}（mg/kg. bw）	N-亚硝基化合物	LD_{50}（mg/kg. bw）
甲基苄基亚硝胺	18	吡咯烷亚硝胺	900
二甲基亚硝胺	27～41	二丁基亚硝胺	1 200
二乙基亚硝胺	216	二戊基亚硝胺	1 750
二丙基亚硝胺	480	乙基二羟乙基亚硝胺	7 500

（引自戴寅等主编《食品卫生讲座》，中国轻工业出版社1992年第1版）

2. 致癌作用　N-亚硝基化合物对动物的致癌性已得到大量实验证实。其致癌作用的特点是：①诱发多种实验动物肿瘤：已研究过的动物包括大鼠、小鼠、地鼠、豚鼠、兔、猪、狗、貂、蛙类、鱼类、鸟类及灵长类等，至今尚未发现哪种动物对其致癌作用有抵抗力。②诱发多种组织器官的肿瘤：N-亚硝基化合物致癌的靶器官以肝、食管和胃为主，同种化合物对不同动物致癌的主要靶器官可有所不同，但总体上说，此类物质可诱发几乎所有组织器官的肿瘤。③多种途径摄入均可诱发肿瘤：呼吸道吸入、消化道摄入、皮下肌肉注射，甚至皮肤接触N-亚硝基化合物都可诱发肿瘤。④一次大量给药或长期少量接触均有致癌作用，且有明显的剂量—效应关系。⑤可通过胎盘对子代有致癌作用。

3. 致畸和致突变作用 亚硝酰胺对动物有一定的致畸性。如甲基（或乙基）亚硝基脲可诱发胎鼠的脑、眼、肋骨和脊柱等畸形，并存在剂量—效应关系。而亚硝胺的致畸作用很弱。亚硝酰胺也是直接致突变物，能引起细菌、真菌、果蝇和哺乳类动物细胞发生突变。亚硝胺需经哺乳动物微粒体混合功能氧化酶系统代谢活化后才有致突变性。

4. N-亚硝基化合物与人类健康的关系 目前尚缺少N-亚硝基化合物对人类直接致癌的资料。但许多国家和地区的流行病学调查结果表明，人类的某些癌症（如胃癌、食管癌、肝癌等）的发生可能与长期摄入N-亚硝基化合物有关。

（四）预防措施

1. 防止食物霉变或被其他微生物污染 由于某些细菌或霉菌等微生物可还原硝酸盐为亚硝酸盐，而且许多微生物可分解蛋白质，生成胺类化合物，或有酶促亚硝基化作用，因此，防止食品霉变或被细菌污染对降低食物中N-亚硝基化合物含量至为重要。

2. 控制食品加工中硝酸盐或亚硝酸盐用量 在加工工艺可行的情况下，尽可能不使用或少使用亚硝酸盐。

3. 施用钼肥 农业用肥及用水与蔬菜中亚硝酸盐和硝酸盐含量有密切关系。使用钼肥有利于降低蔬菜中硝酸盐含量。

4. 增加维生素C等亚硝基化阻断剂的摄入量 维生素C有较强的阻断亚硝基化反应的作用，许多食物成分对亚硝基化过程也有较强的阻断作用。如大蒜和大蒜素可抑制胃内硝酸盐还原菌的活性，使胃内亚硝酸盐含量明显降低。茶叶和茶多酚、猕猴桃、沙棘果汁等对亚硝胺的生成也有较强阻断作用。

5. 制订标准并加强监测 目前我国已制订出海产品和肉制品中N-二甲基亚硝胺和N-二乙基亚硝胺的限量标准（GB 2762-2012），规定肉制品中N-二甲基亚硝胺≤3μg/kg，海产品中N-二甲基亚硝胺≤4μg/kg，以及啤酒中N-二甲基亚硝胺的限量标准（GB 2758-1981）。此外，应加强对食品中N-亚硝基化合物含量的监测，严禁食用N-亚硝基化合物含量超标的食物。

四、多环芳烃化合物

多环芳烃（polycyclic aromatic hydrocarbons，PAH）化合物是一类具有较强诱癌作用的食品化学污染物，目前已鉴定出数百种，其中以苯并(a)芘［benzo(a)pyrene，B(a)P]研究较多。

某些食物经烟熏、烘烤处理后，既耐贮藏又带有特殊的香味。因此，很多国家和地区都有烟熏贮藏食品和食用烟熏食品的习惯。我国利用烟熏的方法加工动物性食品历史悠久，如烟熏鳗鱼、熏红肠、熏火腿等。近年来，烘烤食品备受青睐。但经烟熏、烘烤加工后，食品中的苯并(a)芘含量显著增加。

（一）结构及理化性质

B(a)P是由5个苯环构成的多环芳烃。在常温下为浅黄色的针状结晶，沸点310℃～312℃，溶点178℃，在水中溶解度仅为0.5～6 μg/L，稍溶于甲醇和乙醇，易溶于脂肪、丙酮、苯、甲苯、二甲苯及环己烷等有机溶剂。性质较稳定，但阳光及荧光可使之发生光氧化反应，氧也可使其氧化。与NO或NO_2作用则可发生硝基化。

通过食物或水进入机体的B(a)P在肠道被吸收入血后很快分布于全身，乳腺及脂肪组织中可蓄积较大量的B(a)P。动物试验发现B(a)P可通过胎盘进入胎儿，产生毒性和致癌作用。B(a)P主要经肝脏代谢后，由胆道从粪便排出。

（二）食品中多环芳烃的来源

多环芳烃主要由各种有机物如煤、柴油、汽油及香烟的不完全燃烧产生。食品中多环芳烃和B(a)P的主要来源有：①食品在烘烤或熏制时直接受到污染；②食品成分在高温烹调加工时发生热解或热聚反应所形成，这是食品中多环芳烃的主要来源；③植物性食品可吸收土壤、水和大气中污染的多环芳烃；④食品加工中受机油和食品包装材料等的污染，在柏油路上晒粮食时使粮食受到污染；⑤污染的水可使水产品受到污染；⑥植物和微生物可合成微量多环芳烃。

（三）多环芳烃对健康的危害

1. 致癌性　大量研究表明，B(a)P对多种动物有肯定的致癌性，如可致小鼠前胃肿瘤、肺肿瘤及白血病；可致大鼠乳腺瘤、食管及前胃乳头状瘤；还可致地鼠、豚鼠、兔、鸭及猴等动物的多种肿瘤。B(a)P可经胎盘使子代发生肿瘤，还可致胚胎死亡。人群流行病学研究表明，食品中B(a)P含量与胃癌等肿瘤的发生有一定关系。

B(a)P属于前致癌物，在体内主要经芳烃羟化酶（aryl hydrocarbonhydroxylase，AHH）作用，代谢活化为多环芳烃环氧化物。此类环氧化物能与DNA、RNA和蛋白质等生物大分子结合而诱发肿瘤。

2. 致突变性　B(a)P常用作短期致突变实验的阳性对照物，但由于它是间接致突变物，需要经肝微粒体酶系统（S9）的代谢活化。在Ames试验及其他细菌突变试验、DNA修复、姊妹染色单体交换、染色体畸变、哺乳类培养细胞基因突变以及哺乳类精子畸变等实验中皆呈阳性反应。

（四）预防措施

1. 防止污染、改进食品加工烹调方法　①加强环境治理，减少B(a)P对环境的污染从而减少对食品的污染；②熏制、烘烤食品及烘干粮食等加工过程应改进燃烧过程，避免使食品直接接触炭火，使用熏烟洗净器或冷熏液等；③在清洁的晒席或场地上晾晒粮食和油料种子等；④食品生产加工过程中应防止润滑油污染食品，或改用食用油作润滑剂。

2. 去毒　用吸附法可去除食品中的一部分B(a)P，活性炭是从油脂中去除B(a)P的优良吸附剂。此外，用日光或紫外线照射食品也能降低其B(a)P含量。

3. 制定食品中允许含量标准　我国食品安全国家标准食品中污染物限量（2762-2012）规定，谷类及其制品、熏烧烤肉及肉制品熏、烤水产动物及其制品中 B(a)P 含量 ≤5μg/kg，油脂及其制品中 B(a)P 含量应≤10μg/kg。

五、杂环胺类化合物

20 世纪 70 年代，日本学者 Sugimura 首次从烤鱼和烤肉中分离出具有强突变性和致癌性的杂环胺类（hetercyclic amines）化合物。至今，已从烹调食品中分离鉴定了近 20 种杂环胺化合物。

（一）结构及理化性质

杂环胺类化合物包括氨基咪唑氮杂芳烃（AIAs）和氨基咔啉两类。AIAs 包括喹啉类（IQ）、喹喔啉类（IQX）和吡啶类，最近又发现苯并恶嗪类。AIAs 亦称为 IQ 型杂环胺，其咪唑环的 α-氨基在体内可转化为 N-羟基化合物而具有致癌和致突变活性。AIAs 胍基上的氨基不易被亚硝酸钠处理而脱去。氨基咔啉类杂环胺吡啶环上的氨基易被亚硝酸钠脱去而丧失活性。

氨基咪唑氮杂芳烃（AIAs）和氨基类咔啉杂环胺的结构见图 5-3。

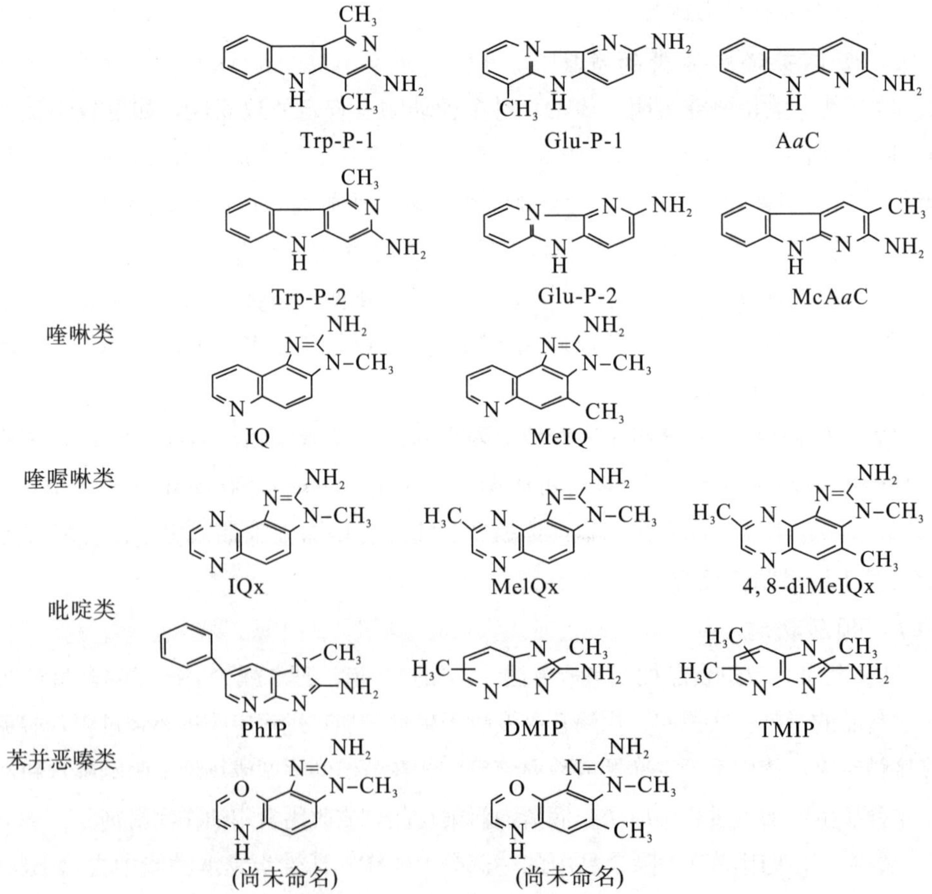

Trp-P-1　Glu-P-1　AαC

Trp-P-2　Glu-P-2　MeAαC

喹啉类　IQ　MeIQ

喹喔啉类　IQx　MeIQx　4, 8-diMeIQx

吡啶类　PhIP　DMIP　TMIP

苯并恶嗪类　(尚未命名)　(尚未命名)

图 5-3　氨基咪唑氮杂芳烃和氨基类咔啉杂环胺的结构

（二）食品中杂环胺类化合物的来源

食品中的杂环胺类化合物主要产生于高温烹调加工过程。尤其是蛋白质含量丰富的鱼、肉类食品在高温烹调过程中更易产生。影响食品中杂环胺形成的因素主要有以下两方面：

1. 烹调方式　食品加热过程主要产生 AIAs 类杂环胺。加热温度是杂环胺形成的重要影响因素，当温度从 200℃升至 300℃时，杂环胺的生成量可增加 5 倍。烹调时间对杂环胺的生成亦有一定影响，在 200℃油炸温度时，杂环胺主要在前 5min 形成，在 5～10min 形成减慢，进一步延长烹调时间则杂环胺的生成量不再明显增加。食品中充足的水分是杂环胺形成的抑制因素。因此，加热温度愈高、时间愈长、水分含量愈少，产生的杂环胺愈多。故烧、烤、煎、炸等直接与火接触或与灼热的金属表面接触的烹调方法由于可使水分很快丧失且温度较高，产生杂环胺的数量远远大于炖、焖、煨、煮等温度较低、水分较多的烹调方法。

2. 食物成分　在烹调温度、时间和水分相同的情况下，营养成分不同的食物产生的杂环胺种类和数量有较大差异。一般而言，蛋白质含量较高的食物产生杂环胺较多，而蛋白质的氨基酸构成则直接影响所产生杂环胺的种类。肉类食品可大量产生 AIAs 类（IQ 型）杂环胺。目前认为，美拉德反应（maillard reaction）与杂环胺的产生有很大关系，因为此反应过程可产生大量的杂环物质，其中一些杂环物质可进一步反应生成杂环胺。

（三）杂环胺类化合物对健康的危害

1. 致突变作用　杂环胺需经过代谢活化后才具有致突变性。在细胞色素 P450 的作用下，杂环胺发生 N-氧化，然后再经 O-乙酰转移酶和硫转移酶的作用将 N-羟基代谢物转变成终致突变物。

2. 致癌作用　杂环胺对啮齿动物有不同程度的致癌性，其主要靶器官为肝脏，其次是血管、肠道、前胃、乳腺、阴蒂腺、淋巴组织、皮肤和口腔等。还有研究表明某些杂环胺对灵长类也有致癌性。

3. 心肌毒作用　一些杂环胺在非致癌靶器官心脏形成高水平的加合物，造成心肌损伤。心肌损伤的严重程度与杂环胺的累积剂量有关。

（四）预防措施

1. 改变不良烹调方式和饮食习惯　杂环胺化合物的生成与不良烹调加工方式有关，特别是过高温度烹调食物可以产生较多的杂环胺化合物。因此，应注意不要使用过高烹调温度，不要烧焦食物，并应避免过多食用烧烤煎炸的食物。采用一些能够减少杂环胺生成的烹调加工方式，如水煮、蒸汽及微波炉烹调等。肉类烹调前先用微波炉处理，可显著降低杂环胺的前体物肌酸的生成，从而减少杂环胺的产生；煎炸鱼时表面挂上一层淀粉再炸，也能抑制杂环胺的形成。

2. 增加蔬菜、水果的摄入量　膳食纤维有吸附杂环胺并降低其活性的作用。蔬菜、水果中的某些物质如酚类、黄酮类等活性成分可抑制杂环胺的致突变性和致癌性。

3. 灭活处理　次氯酸、过氧化酶等处理可使杂环胺氧化失活；亚油酸可降低杂环胺的诱变性。

4. 加强监测　一方面，要建立和完善杂环胺的检测方法，加强食物中杂环胺含量监测；同时，还需要进一步研究杂环胺的生成及其影响因素、体内代谢、毒性作用及其阈剂量等，尽快制定食品中杂环胺的允许限量标准。

六、丙烯酰胺

丙烯酰胺（acrylamide）是一种白色晶体物质，主要用于生产化工产品聚丙烯酰胺。聚丙烯酰胺在造纸工业用做纸张增强剂，建筑工业用作化学灌浆剂、防腐剂，有机工业用做中间体和用于制造黏合剂、光敏树脂交联剂，选矿、石油、采煤工业用做絮凝剂和丙烯酰胺凝胶，纺织工业用做纤维改性剂，生物实验室用于进行凝胶电泳。主要用于水的净化处理、纸浆的加工及管道的内涂层等。在欧盟，丙烯酰胺年产量为 8 万吨～10 万吨。

2002 年 4 月瑞典国家食品管理局和斯德哥尔摩大学研究人员率先报道，在一些油炸和烘烤的淀粉类食品，如炸薯条、炸薯片、谷物、面包等中检出丙烯酰胺；之后，挪威、英国、瑞士和美国等国家也相继报道了类似结果。由于丙烯酰胺具有潜在的神经毒性、遗传毒性和致癌性，因此，食品中丙烯酰胺的污染引起了国际社会和各国政府的高度关注。

（一）食物中丙烯酰胺的来源

1. 食品中丙烯酰胺的产生　丙烯酰胺生成的前体物是天门冬氨酸和还原糖，在高温加热（120℃以上，140℃～180℃为最佳生成温度）的过程通过美拉德反应而生成。因此薯类和谷类等天门冬氨酸含量较高的食品高温烹调后可能产生较多丙烯酰胺。烧、烤、煎、炸等烹调方式温度较高，丙烯酰胺的产生也较多，且烹调的时间越长，含量超高；如用水煮等加工温度较低的烹调方式时，丙烯酰胺的含量则较低。在酸性条件下如添加柠檬酸等有利于减少丙烯酰胺的产生。马铃薯在 8℃以下低温保存时，部分淀粉可转变为游离的还原糖，可大大增加丙烯酰胺的产生。

2. 食品中丙烯酰胺的含量　丙烯酰胺的形成与烹调加工方式、温度、时间、水分等有关，因此不同食品加工方式和条件不同，丙烯酰胺的含量有很大不同，其中含量较高的食品有 3 类：高温加工的马铃薯制品、咖啡及其类似制品、早餐谷类食品（如油饼、面包）。

（二）丙烯酰胺对健康的危害

1. 急性毒性　大鼠、小鼠、豚鼠和兔的丙烯酰胺经口 LD_{50} 为 150～180mg/kg，属中等毒性物质。

2. 神经毒性和生殖发育毒性 丙烯酰胺主要引起神经毒性，神经毒性作用主要为周围神经退行性变化和脑中涉及学习、记忆和其他认知功能部位的退行性变；生殖毒性作用表现为雄性大鼠精子数目和活力下降及形态改变、生育能力下降。大鼠90天喂养试验，以神经系统形态改变为终点，最大无作用剂量（NOAEL）为0.2mg/kg；大鼠生殖和发育毒性试验的NOAEL为2mg/kg。

3. 遗传毒性 丙烯酰胺可引起哺乳动物体细胞和生殖细胞的基因突变和染色体异常，丙烯酰胺的代谢产物环氧丙酰胺是其主要致突变活性物质。

4. 致癌性 动物实验发现，丙烯酰胺可致大鼠多种器官肿瘤，包括乳腺、甲状腺、睾丸、肾上腺、中枢神经、口腔、子宫、脑下垂体等。IARC 1994年将丙烯酰胺列为2A类致癌物，即对人类很可能致癌，其主要依据为丙烯酰胺在动物和人体均可代谢转化为具有致癌活性的代谢产物环氧丙酰胺。

5. 人群研究 对接触丙烯酰胺的职业人群和因事故偶然暴露于丙烯酰胺的人群的流行病学调查，均表明丙烯酰胺具有神经毒性作用，但目前还没有充足的人群流行病学证据表明通过食物摄入丙烯酰胺与人类某种肿瘤的发生有明显相关性。

鉴于丙烯酰胺的对人体健康的潜在危害，JECFA根据各国的摄入量，认为人类的平均摄入量大致为每日1μg/kg，而高消费者大致为每日4μg/kg，包括儿童。

（三）预防措施

提倡健康的烹调方式，减少烧、烤、煎、炸的烹调方式，或者在加工食品中加入预防丙烯酰胺产生的方式（如降低食品的pH值，加入促进丙烯酰胺分解的半胱氨酸等），另一方面要正确评估人群的暴露风险，加强食品污染监测。

七、氯丙醇

进入21世纪，氯丙醇成为继二恶英之后食品污染领域又一热点问题。随着人们对调味品需求量的提高，酱油加工工艺发生很大变化。水解植物蛋白被用于酱油工业，以提高产量、降低成本，但如果采用的水解工艺不适当，也会引入有害物质——氯丙醇。早在20世纪70年代，人们就发现氯丙醇会引起肝、肾脏、甲状腺等癌变，并使生殖能力下降。曾经有报道，二氯丙醇生产车间的工人，因吸入大量氯丙醇，造成肝脏严重损伤而暴死。1999年欧盟发现我国出口的部分酱油中氯丙醇含量高达10mg/L而禁止进口我国酱油。FAO/WHO食品添加剂联合专家委员会第41次会议确定氯丙醇为食品污染物。

（一）结构及理化性质

氯丙醇（chloropropanol），是甘油（丙三醇）上的羟基被氯取代所产生的一类化合物的总称。有4种同系物或异构体：单氯取代的氯代丙二醇：3-氯-1,2-丙二醇（3-MCPD）、2-氯-1,3-丙二醇（2-MCPD），双氯取代的二氯丙醇：1,3-二氯-2-丙醇（1,3-DCP）和2,3-二氯-1-丙醇（2,3-DCP）。在氯丙醇系列化合物中，污染食品的主要成分是3-MCPD，次要成分是 1,3-DCP。

常温下氯丙醇为无色、有甜味的液体。比水重，沸点高于 100℃。可溶于水、丙酮、苯、甘油、乙醇、乙醚和四氯化碳。性质不稳定，放置后渐变为稻黄色，易潮解。

目前，采用酸法水解的植物蛋白，其水解液中氯丙醇残留问题已成为水解蛋白行业能否生存的大问题。

（二）食品中氯丙醇的来源

1. 酸水解植物蛋白的产生　天然食物中几乎不含氯丙醇，食品中的氯丙醇主要来自酸水解植物蛋白。酸水解植物蛋白具有鲜度高、使用成本低的特点，因此被许多食品企业广泛用于酱油、膨化食品、方便面调料、酱菜、香肠和罐头食品中，还被用于乳品与肉制品。酸水解蛋白主要以动物蛋白或植物蛋白做主要原料，加上水和盐酸，在一定的温度下进行水解，蛋白质分解成氨基酸，呈现出鲜美的味道。3-MCPD 的形成与酸水解植物蛋白的加工过程有关。在适当调整工艺的情形下，其含量可大大降低。一般来说，传统发酵酱油不会受到 3-MCPD 的污染。用纯净的蛋白质做原料，加适量盐酸，在较低的温度下，进行适当的水解，不会产生出氯丙醇。但是为了降低成本、提高产率，使用不纯净的蛋白质做原料，如豆粕、粗蛋白粉等，使得原料中除含有蛋白质外，还含有脂肪和碳水化合物。当加入过量的盐酸，在过高的温度下，经长时间的水解，不但使蛋白质水解生成氨基酸，脂肪也水解成甘油（丙三醇）和脂肪酸。在过量的盐酸作用下，甘油就会转变成氯丙醇。在生成的一系列氯丙醇产物中，3-MCPD 生成量较多。现在市场上非天然酿造酱油、调味品、保健食品、儿童营养食品中，很可能不同程度地含有氯丙醇。

2. 焦糖色素的不合理生产和使用　焦糖色素俗称酱色，是人类使用历史最悠久的食用色素之一，广泛用于酱油、食醋、料酒、酱卤、腌制品、烘制食品、糖果、药品、碳酸饮料及非碳酸饮料等的加工。焦糖色素中 3-MCPD 超标的主要原因是部分焦糖色素生产厂家为了节约成本，分别采用氨水、碱和铵盐为催化剂，用红薯等淀粉原料，加压酸解并经过高温反应得到焦糖色素。这样的生产工艺条件下，与酸水解制备植物蛋白水解液有类似之处，从而导致焦糖色素中 3-MCPD 超标。

3. 环氧树脂的使用　环氧树脂是目前食品工业中的主要包装材料之一，也是进行水纯化处理的交换树脂，可水解产生 3-MCPD。某些采用环氧树脂进行强化的食品包装材料如茶袋、咖啡滤纸和纤维肠衣等含有低浓度氯丙醇，在使用过程中可以迁移到食品中，造成食品污染。

4. 其他食品加工方式使食品中产生氯丙醇　某些发酵香肠如腊肠中也发现含有 3-MCPD，其来源目前认为可能是脂肪与食盐反应产生的或肠衣中使用的强化树脂造成的污染。另外，经过高温加工的谷物制品（如烤面包）以及麦芽提取物等也发现含有少量的 3-MCPD，但形成机理目前不清楚。

（三）氯丙醇对健康的危害

氯丙醇常温下为无色液体，溶于水和有机溶剂，经消化道吸收后，广泛分布于各组织和器官中，并可通过血睾屏障和血脑屏障。3-MCPD可与谷胱甘肽结合而解毒，但主要被氧化为p-氯乳酸. 后者可形成具有致突变和致癌作用的环氧化合物。

1993年，WHO技术报告发表了3-MCPD和1,3-DCP的毒性研究报告。报告显示，3-MCPD具有致癌作用. 并可损伤肾脏和生殖系统；同时，3-MCPD使雄性大鼠精子活性降低，从而降低大鼠的生殖能力，可使雄性大鼠肾脏及睾丸产生肿瘤。

1,3-DCP可引发肝癌、肾癌、甲状腺癌、口腔上皮癌。1,3-DCP还具有体外遗传毒性，可致染色单体断裂，使精子减少和精子活性减低，并有抑制雄性激素生成的作用，使生殖能力减弱。3-MCPD无遗传毒性。

由于氮丙醇有致癌性、抑制男性精子形成和肾脏毒性，各国纷纷采取措施限制其在食品中的含量。

（四）预防措施

1. 严格原料管理，生产优质水解植物蛋白产品　控制污染源头，改进生产工艺，如减少原料中的脂肪含量，减少盐酸的用量，降低氯离子浓度，从而降低氯丙醇的形成。

2. 改进生产工艺，提高水解植物蛋白产品的安全性　国内外的研究和实践表明，通过改良水解工艺，可以将水解植物蛋白产品中的氯丙醇消除或降至安全可接受水平。采用蒸汽蒸馏法、酶解法、碱中和法及真空浓缩法等均可降低产品中氯丙醇的含量。

3. 加强对焦糖色素生产企业的监管，改进生产工艺。

4. 加强标准的制修订　我国食品安全国家标准食品中污染物限量（GB 2762-2012）中规定，添加酸水解植物蛋白的液态调味品3-MCPD的限量为0.4mg/kg，固态调味品3-MCPD的限量为1mg/kg。

八、环境激素污染及预防

“环境激素”一词是1996年美国环境记者戴安·达玛诺斯基在所著的《失窃的未来》（Our stolen future）一书中首先提出来的，她认为环境激素并不直接作为有毒物质给生物带来不良影响，而是以激素的形式对生物体起作用。即使数量极少，也会使生物体的内分泌失衡。环境激素对人类及动物的危害多种多样，以其对生殖系统的损害最引人注目。“环境激素”具有与内分泌激素类似的结构，能引起生物内分泌紊乱，又称内分泌干扰物质（environmental endocrine disruptors，EEDs）。绝大部分环境激素都是由人类活动释放到环境中，使人类的生存和繁衍受到威胁，现已成为继臭氧层空洞、温室效应之后的又一全球性环境问题。

目前，已被证实或怀疑具有内分泌干扰活性的各类化学物质有数百种之多，许多除草剂、杀虫剂、医用药物等都属于环境激素，某些防腐剂、增塑剂、洗涤剂、芳香剂、涂料染料、化妆品材料等也含有一些环境激素。它们可通过空气、食品和水等途径进入人体。另有研究指出环境污染物中的镉、铅和汞等重金属亦为内分泌干扰物。

环境激素的分子结构与人体内正常激素的分子结构非常相似，当它们进入人体后，就会鱼目混珠地与这些正常激素的“受体”相结合，随后向人体发出错误的指令，诱使机体渐渐改变某些生理功能并最终导致人体出现严重病变。环境激素对人体的作用具有延迟性的特点，人体在胚胎、幼年时所受到的影响可能到成年和晚年才显露出来。

环境激素在环境中非常稳定、不易分解，土壤中的一些残留农药历经数十年依然存在，它们进入人体后也极不容易排出，因为环境激素通常是脂溶性的，不会随水排出体外。

2001 年，全世界 127 个国家和地区的代表签署了《斯德哥尔摩公约》。公约规定：签约国家将在 25 年之内停止或限制使用 12 种持久性有机污染物，包括 8 种杀虫剂和 4 种工业化合物和在工业生产过程中产生的副产品：艾氏剂、氯丹、狄氏剂、异狄氏剂、七氯、灭蚁灵、毒杀芬、滴滴涕、六氯代苯、多氯联苯、二恶英和呋喃。

（一）二恶英

二恶英（Dioxin）最初特指 2,3,7,8-四氯代二苯并-对-二恶英（2,3,7,8-TCDD），现在实际上是二恶英类物质（dioxins）的简称，指结构和性质都很相似的包含众多同类物或异构体的，能与芳香烃受体结合并能导致各种生物化学变化的含氯化学物质的总称，包括多氯二苯并-对-二恶英（PCDDs）和多氯二苯并呋喃（PCDFs）两大类化合物，其中 PCDDs 有 75 种异构体，PCDFs 有 135 种异构体，共有 210 种化合物。这类物质非常稳定，熔点较高，脂溶性强，可持久存在或蓄积在食物链中，随着食物链的延伸而不断富集。

以多氯联苯（PCBs）为代表的一类具有二恶英活性的卤代芳烃化合物被称为二恶英类似物，包括多氯联苯（PCBs）、多氯联苯醚（PCDEs）、多氯代萘（PCNs）、多溴代二苯并-对-二恶英（PBDDs）、多溴代二苯并呋喃（PBDFs）、部分多溴联苯（PBBs）及其他混合卤代化合物如氯与溴的混合取代物。目前，已确认约有 419 种二恶英类似化合物。

二恶英污染食品的事件在很多国家都曾发生过，影响比较大的是比利时的“二恶英污染鸡事件”。1999 年 2 月，比利时养鸡业者发现饲养母鸡产蛋率下降、蛋壳坚硬，肉鸡出现病态反应，因而怀疑饲料有问题。据初步调查，比利时的韦尔克斯特饲料厂自 1999 年 1 月 15 日以来使用荷兰的 3 家饲料原料供应厂商提供的含二恶英成分的脂肪加工成饲料，其含二恶英成分超过容许限量 200 倍左右。这些饲料已售给超过 1 500 家养殖场，其中包括比利时的 400 多家养鸡场和 500 余家养猪场，并已输往德国、法国、荷兰等国。这起事件在世界上掀起了轩然大波，各国纷纷禁止欧洲的乳制品、畜禽类制品（包括原料、半成品）。比利时卫生部和农业部部长相继被迫辞职，并最终导致内阁的集体辞职。该事件共造成直接损失 3.55 亿欧元，间接损失超过 10 亿欧元，对比利时出口的长远影响可能高达 200 亿欧元。

1. 食品中二恶英类化合物的来源

环境污染是食品中二恶英的主要来源，二恶英类物质广泛存在于大气、水体和土壤中。火山爆发和森林火灾等自然过程可产生二恶英，但主要来源是人类活动。固体废弃物焚烧（包括医疗废物、工业废物、生活垃圾）不完全时都会产生二恶英。在金属冶炼、包括农药在内的含氯化学物质合成过程中，尤其在杀虫剂、除草剂、木材防腐剂、落叶剂、多氯联苯等氯系化学物的生产过程中，二恶英是有害副产品。

此外，食品包装材料（如发泡聚苯乙烯、PVC 塑料等）中的二恶英也会迁移至食品中。

2. 二恶英类化合物的毒性

人类接触二恶英，90%以上是通过食物，主要是肉类、乳制品、鱼类和贝壳类食品。二恶英在人体消化道内吸收率较高，经血液运输后主要分布于肝脏和脂肪组织。母体中的二恶英可通过胎盘和乳汁进入胎儿和婴儿体内。

二恶英是一类毒性较大的物质，其中以 2,3,7,8-四氯二苯并对二恶英（TCDD）的毒性最大。这类物质具有强烈的内分泌干扰毒性、明显的免疫毒性，还能引起皮肤损害等。二恶英可使雄性性激素水平下降，精子数目减少，致睾丸、附睾畸形，降低性功能。二恶英可使女性子宫重量减轻、子宫内膜异位、受孕率降低甚至不育，孕期接触可致流产率上升。二恶英是强促癌剂，可引起多系统多部位恶性肿瘤，包括肝脏、甲状腺、皮肤、软组织等。其中，TCDD 被 IARC 确定为 I 类致癌物。

二恶英危害的特点是长期性和隐匿性，潜伏期漫长，而且影响生物体的后代。

3. 预防措施

（1）源头控制　严格控制工业过程，改进废弃物焚烧工艺，减少含氯化学品的使用，以减少二恶英的形成。国际食品法典委员会于 2001 年通过了《瞄准源头降低食品中化学品污染的措施的操作规程》（CAC/RCP 49-2001），在 2006 年通过了《预防和降低食品和饲料中二恶英和类二恶英 PCB 污染的操作规程》（CAC/RCP 62-2006）。各国也制定了二恶英类排放标准。我国现有二恶英类排放标准有：危险废物焚烧污染控制标准（GB 18484-2001）、生活垃圾焚烧污染控制标准（GB 18485-2001）、水泥工业大气污染物排放标准（GB 4915-2004）、生活垃圾填埋场污染控制标准（GB 16889-2008）。

（2）研究对于已污染的土壤、水体等进行修复的有效方法　目前已有学者发现某些细菌可迅速降解二恶英。

（3）在食品加工、储运过程中要做到良好的控制与操作，使用安全的食品原料和加工、包装材料。

（4）制定食品中二恶英的容许限量标准，并建立食品污染监测体系来确保不超过容许含量水平。WHO 提议二恶英的 TDI 值为 1～4pgTEQ/kg，美国 EPA 对 2,3,7,8-TCDD设定的 TDI 值为 0.006pgTEQ/kg，荷兰、德国对二恶英设定的 TDI 值为 1pgT EQ/kg，日本对二恶英设定的 TDI 值为 4pgTEQ/kg，加拿大对二恶英设定的 TDI 值为 10pgTEQ/kg。我国食品安全国家标准《食品中污染物限量》（GB2762－2012）中规定了水产动物及其制品中 PCB 的限量为 0.5mg/kg。

（5）健康教育，鼓励进行垃圾分类处理，并建议减少含氯杀虫剂的使用，避免过量食用动物性脂肪，采用烘烤等能够降低食物中脂肪含量的烹调方法等。另外，应保持均衡饮食，尽量避免因嗜食某种食品而无意中摄入过量的化学污染物质。

（二）烷基酚类化合物

自 20 世纪 40 年代开始，烷基酚聚氧乙烯醚（alkylphenol ethoxylates，APEs）被广泛应用于工业、商业、日常生活及科学研究中，被用作塑料增塑剂、农药乳化剂、纺织行业的整理剂等，现已成为全球第 2 大类商用非离子表面活性剂。APEs 易在微生物和紫外线的作用下降解成为脂溶性更强的物质，以烷基酚类化合物（Alkylphenols，APs）为主，主要包括辛基酚（OP）、壬基酚（NP）等。

有研究人员对德国超市 60 种食品进行检测，所有食品中均检出壬基酚，其中，苹果含量最高（19.4μg/kg），其次是番茄（18.5μg/kg），高于黄油（14.4μg/kg）、肝脏（13.0μg/kg）。婴幼儿食品也检出壬基酚，其中含肉婴儿食品壬基酚含量（1.4～4.0μg/kg）高于配方奶粉及果蔬类婴儿食品。

我国于 2013 年对温州市市售的 29 种括肉类、水产品、蔬菜和谷物类食品进行了壬基酚、雌二醇、炔雌醇和双酚 A 等 4 种环境雌激素的检测，结果也发现这些食品中壬基酚的检出率达 100%，其中，肉类中 NP 的含量最高，平均为 10.24μg/kg。

1. 食品中壬基酚的来源

壬基酚是壬基酚聚氧乙烯醚（NPEs）的主要生物降解产物，同时也在塑料、树脂和稳定剂工业中广泛使用，广泛分布于水体、土壤和空气中。由于其性质相当稳定，不易溶于水，易沉积在污水污泥及河流沉积物中，可能永久存在于食物链中，危害人类健康。另外，壬基酚作为增塑剂，用于酚醛树脂、可塑性聚酯、抗氧化剂及聚氧乙烯稳定剂等，可作为食品包装材料和容器内壁涂料等，从而迁移至食品中。

2. 壬基酚的毒性

摄入被污染的食品，是暴露于壬基酚的最主要途径。烷基酚类化学物是已经确认的环境内分泌干扰物，具有拟雌激素效应，对男性生殖功能的影响已得到肯定。如壬基酚作为一种具有杀精子作用的避孕药已被使用。动物实验发现，壬基酚可引起雄性啮齿动物的睾丸损伤，表现为睾丸重量减轻、精子减少、精子活力降低，从而导致生殖障碍。此外，还有报道壬基酚可诱导雄鱼雌性化。体外实验和动物实验发现，壬基酚可能与前列腺癌、睾丸癌、乳腺癌及卵巢癌的发生有关。尽管尚无证据表明当前壬基酚的摄入量会对人类健康造成危害，但由于其不易降解性和蓄积性，且具有内分泌干扰作用，仍需对其潜在危害予以关注。

3. 预防措施

（1）源头控制　目前，欧洲、美国、日本等国家都制定了壬基酚的生产标准和环境标准，限制壬基酚的使用。

（2）食品加工、储运过程中的控制　避免使用含壬基酚的包装材料或容器。

（3）减少动物性食品，尤其是动物脂肪的摄入量，避免摄入过量壬基酚。

（三）邻苯二甲酸酯类

邻苯二甲酸酯类物质（phthalates，PAEs）可增加塑料的弹性、透明度、耐用性和使用寿命，作为塑化剂或增塑剂广泛用于黏合剂、电子业、农业佐剂、建材、个人护理用品（香水、润肤膏、指甲油、发胶等）、医疗器械（血袋、胶管）、洗涤剂、包装材料、儿童玩具、药物、食品及纺织业等。据估计，全球范围内，每年塑化剂的消费量高达600万吨。其种类繁多，最常见的品种邻苯二甲酸二（2-乙基己）酯（DEHP），是一种无色、无味液体，在工业上应用广泛。

起云剂是合法食品添加剂，常用于运动饮料、果冻等帮助食品乳化。2011 年 5 月，我国台湾岛内首次发现不良厂商为节省成本，违法添加 DEHP 以代替成本较高的起云剂，供应给多家食品企业。经追查发现涉及企业 300 余家，涉及产品包括饮料、果酱、果冻、糖果、保健品、食品添加剂等，其中包括多种儿童食品，甚至台湾军用野战口粮也被波及。

2012 年 11 月，酒鬼酒被检出 3 种塑化剂成分，分别为邻苯二甲酸二（2-乙基）己酯（DEHP）、邻苯二甲酸二异丁酯（DIBP）和邻苯二甲酸二丁酯（DBP）。其中，DBP 的含量为 1.08mg/kg，超标 2.6 倍。与台湾的由于人为掺假造成的塑化剂风波不同，白酒中普遍存在塑化剂，主要是生产过程中使用的塑料管道、塑料酒桶、塑料包装及塑料瓶盖等中的塑化剂迁移至酒中。此外，为使白酒产生挂杯效果而使用的某些食品添加剂也可能含有塑化剂成分。

1. 食品中邻苯二甲酸酯类的来源　邻苯二甲酸酯类污染食品的途径，主要是塑料包装制品中的在食品加工、包装、盛装或加热过程中渗入食品。保鲜膜和一次性塑料手套中也含有此类塑化剂成分。

2. 邻苯二甲酸酯的毒性　邻苯二甲酸酯是目前确认的环境内分泌干扰物，具有类似雌激素的作用，可影响生殖发育功能，使男性精子的数量和质量降低，男孩雄性典型特征（行为）发生改变，以及女孩性早熟。胎儿期接触邻苯二甲酸酯可能导致低出生体重及成年后心血管疾病发病率增高。邻苯二甲酸酯还会影响机体内糖的代谢，可能导致肥胖和糖尿病。此外，邻苯二甲酸酯还被认为与睾丸癌和乳腺癌有关。

3. 预防措施

（1）源头控制：欧美各国规定儿童用品中邻苯二甲酸酯类的含量不得超过 0.1%。我国 GB 9685-2008《食品容器、包装材料用添加剂使用卫生标准》规定，DEHP 仅用于接触非脂肪性食品的容器，不得用于接触婴幼儿食品用的材料，且食品中最大残留量不得超过 1.5mg/kg。各国正在积极研究开发 PAEs 的替代品。

(2) 制定食品中邻苯二甲酸酯类的限量标准，加强食品安全监测。我国国家标准 GB/T 21911-2008《食品中邻苯二甲酸酯的测定》规定：含油脂样品中各邻苯二甲酸酯化合物的检出限为 1.5mg/kg，不含油脂样品中各邻苯二甲酸酯化合物的检出限为 0.05mg/kg。

(3) 食品加工、储运和使用过程中合理使用塑料制品，特别是加热食品时应避免使用塑料制品。

第三节 食品的放射性污染

食品的物理性污染包括杂物污染和放射性污染，其中食品的放射性污染对人体健康危害较大。

食品可吸附或吸收外来的（人为的）放射性核素，使其放射性高于自然放射性本底，称为食品的放射性污染。放射性物质对环境的污染以及意外事故中放射性核素的渗漏，均可通过食物链污染食物。特别是鱼类等水产品对某些放射性核素有很强的富集作用，使放射性污染备受关注。

一、食品中放射性核素的来源

（一）食品中的天然放射性核素

环境天然放射性本底指自然界本身固有的，未受人类活动影响的电离辐射水平。由于生物体与外环境之间的物质交换过程，在绝大多数动植物性食品中都不同程度含有天然放射性物质，亦即食品的天然放射性本底。但由于不同地区环境放射性本底值不同，不同动植物或体内不同组织对放射性物质的亲和力也有较大差异，不同食品的天然放射性本底值可能有较大差异。

食品中的天然放射性核素主要是^{40}K和少量的^{226}Ra（镭）、^{228}Ra、^{210}Po（钋）以及天然钍和天然铀等。

（二）环境中人为的放射性核素污染

1. 核爆炸试验　核爆炸时的核裂变产物，未起反应的核原料以及弹体材料受中子流的作用形成感生射线的物质被带入一定高度的大气中，大颗粒在 24h 内达爆炸区附近地面形成局部性污染，小颗粒可进入对流层和平流层向远处分散，数月或数年降于地面，产生全球性污染。一次核爆炸可产生200种以上裂变产物，这些产物的半衰期从几分之一秒到千年或万年。

2. 核废物排放 整个核动力生产中的采矿、燃料制造、浓缩及反应堆动力生产和核燃料再处理等过程均可通过三废排放污染环境从而污染食品。对水源的污染尤为突出。据调查，厂区邻近的海域及地区所产鱼类、牡蛎、农作物、牛奶中均含较高浓度的^{137}铯、^{65}锌、^{51}铬和^{32}磷等。

3. 意外事故 意外事故造成核泄漏主要引起局部性污染，但可使食品中含有相当高的放射性。如1957年英国温茨凯尔原子反应堆事故向大气中排放的放射性核素的放射性约相当于1.11×10^{15}。由于附近牧草受到污染，牛奶中放射性核素含量相当高。1986年苏联切尔诺贝利的核事故亦造成环境及食品的严重污染。

二、环境中的放射性核素向食品转移途径

（一）向水生生物体内转移

放射性核素进入水体后可溶解于水或以悬浮状态存在。水生植物和藻类对放射性核素有很强的富集能力，如^{137}Cs在藻类的浓度可高出周围水域100～500倍。水体中的放射性核素可通过鳃和口腔进入鱼体，附着于鱼体表面的放射性核素亦可渗入体内。低等水生生物是鱼和水生动物的主要食饵，故鱼及水生动物还可通过食饵摄入放射性物质，经食物链进行生物富集。

（二）向植物的转移

含有放射性核素的沉降物、雨水和污水污染环境后，植物表面吸附的放射性核素可直接渗透入植物组织，植物的根系也可从土壤中吸收放射性核素。放射性核素向植物转移的量与气象条件、放射性核素和土壤的理化性质、pH、植物种类等因素有关。叶类植物表面积大，易吸附较多的放射性核素，雨水冲刷可降低植物表面的污染量。^{131}I易被植物吸收，而^{137}Cs与土壤的结合较为牢固，不易经根系吸收。玉米对^{238}Pu（钚）有较强的富集能力。

（三）向动物的转移

环境中的放射性核素可通过牧草、饲料和饮水等途径进入禽畜体内，半衰期长的^{90}Sr和^{137}Cs，以及半衰期短的^{89}Sr和^{140}Ba等是食物链中的重要核素，易进入动物体内，并可进入奶和蛋中。放射性核素向动物的转移过程中也常表现出生物富集效应。

三、食品中主要的放射性核素及其危害

（一）^{40}K

^{40}K是食品中含量最多的天然放射性核素，其半衰期为1.28×10^{9}年。^{40}K主要产生β射

线，生物半衰期约 30 天。食品中^{40}K的含量以坚果类最高，叶菜类、豆类和肉类次之，谷类和奶类较低。^{40}K在胃肠道几乎全部被吸收，在体内均匀分布，软组织中钾含量约占全身总量的 86%，大部分通过肾脏排出体外。

(二)^{226}Ra和^{228}Ra

^{226}Ra和^{228}Ra是高毒类的放射性核素，主要产生α射线，可致骨肉瘤。^{226}Ra的半衰期为 1.6×10^3 年，^{228}Ra的半衰期为 5.8 年。镭可通过饮水和食物进入人体，不同食物中的镭含量差异较大。镭进入人体后主要分布于骨骼（约占全身总量的 87%），体内镭负荷量随骨骼的生长而增加。镭的代谢途径与钙相似，主要通过粪便排出，少量通过尿和奶排出。

(三)^{210}Po

^{210}Po亦是高毒类的天然放射性核素，主要产生α射线。自然环境中的^{210}Po和^{210}Pb处于平衡状态，广泛存在于植物和海产品中。^{210}Po寿命较短（半衰期 138.4 天），但^{210}Pb的半衰期长达 22 年。动物及人体内的^{210}Po除来自食物外，还来源于^{210}Pb在体内的衰变。动物骨骼和肝肾组织的^{210}Po含量远高于肌肉。浮游生物从水中富集^{210}Po的能力较强，其$^{210}Po/^{210}Pb$比率可大于 1，故以浮游生物为食的鱼类，^{210}Po含量较高，尤以肝组织和精、卵细胞为甚。不同食物中^{210}Po含量差异较大，以海产品为主食的居民摄入^{210}Po的量较大。钋进入人体后主要分布于骨中（约占全身量的 60%），其次是肝、肾、脾等器官。^{210}Po对性腺有影响，可致卵母细胞减少，还可诱发肺炎。

(四)^{131}I和^{129}I

碘有至少 25 种同位素，即^{127}I～^{141}I。除^{127}I其余都是放射性核素，其中^{131}I和^{129}I最为重要。这两种放射性同位素是核爆炸早期及核反应堆运转过程中产生的主要裂变物，属中毒类放射性核素，主要产生β射线，其次是γ射线。^{131}I的半衰期较短（约 8 天），而^{129}I的半衰期很长（1.57×10^7 年），故^{129}I也广泛存在于自然环境中。^{131}I进入消化道可迅速被吸收，并聚集于甲状腺内，^{131}I在甲状腺内的生物半衰期约为 120 天，可致甲状腺功能低下、甲状腺结节和甲状腺癌。

^{131}I可通过污染牧草进而使牛奶受到污染，故在食用奶类较多的地区和人群，牛奶是^{131}I的主要来源。由于^{131}I的半衰期短，对食品的长期污染较轻，人也可通过摄入新鲜蔬菜摄入较大量^{131}I。

(五)^{90}Sr和^{89}Sr

核爆炸中可产生大量的^{90}Sr，因其半衰期长（约 29 年），故在环境中可长期存在，造成全球性沉降。^{90}Sr是高毒类的放射性核素，主要产生β射线。此核素广泛存在于土壤中，是食品放射性的主要来源，主要为奶制品，其次是蔬菜水果、谷类和面制品。某些水生动植物对^{90}Sr有较强的富集能力，如海藻的富集系数为 100，虾、蟹的富集系数为 2～10，淡水鱼的富集系数为 5。锶进入人体后大部分沉积于骨骼中，其代谢与钙相似，生物半衰期 1.88×10^4 天。

^{89}Sr也是核爆炸的产物，产量比^{90}Sr更高。^{89}Sr是中毒类的放射性核素，主要产生β射线，其半衰期约50天，故对食品的污染与^{90}Sr比较相对较轻，但^{89}Sr有较强的遗传毒性。

（六）^{137}Cs

^{137}Cs属中毒类放射性核素，主要产生β射线和γ射线，其半衰期长达30年。铯的化学性质与钾相似，易被机体吸收并均匀分布于体内（肌肉中含量约占全身总量的38%，骨中约占11%）。^{137}Cs在体内可参与钾的代谢过程，主要通过肾脏排出，部分可通过粪便排出。^{137}Cs还可通过胎盘屏障进入胎儿，其生物半衰期约140天，但在骨中的代谢缓慢，生物半衰期较长。^{137}Cs可致软组织肿瘤。

（七）^{239}Pu

^{239}Pu（钚）主要由^{238}U（铀）的核反应产生，即环境中的^{239}Pu主要来源于空爆核试验以及核事故等，而天然者极少。^{239}Pu是极毒核素，主要产生α射线，半衰期2.44×10^{4}年。随放射性尘埃沉降的钚主要吸附在表土层，植物可通过根部吸收和叶面吸附而受到^{239}Pu的污染。水生动植物对钚有较强的富集能力，其富集系数可达数十至上千倍，故贝壳类等水产品含^{239}Pu较高，其次是谷类和新鲜蔬菜水果。^{239}Pu进入人体后，主要沉积于肝和骨组织中，在骨中的生物半衰期约100年，肝中生物半衰期约40年。^{239}Pu可导致肝肿瘤，并可诱发软骨病。

四、放射性污染与健康

（一）放射性物质进入人体的途径

放射性物质可通过皮肤暴露吸收、呼吸道吸入和食物、饮水摄入等途径进入人体。但对于普通人群而言，主要通过食物和饮水进入人体。

（二）外照射与内照射

电离辐射对人体的影响可分为外照射和内照射两种形式。由于人体暴露于具有放射性污染的环境（主要指大气环境），电离辐射直接作用于人体体表，称为外照射。外照射主要引起皮肤（特别是皮肤表层）的结构和功能损伤，可致皮肤癌等。摄入被放射性物质污染的食品和水，对人体产生的影响属于内照射作用。内照射性放射病即指进入人体内的放射性物质在沉积部位对周围组织产生内部照射所致的疾病。放射性核素在体内的分布和沉积不均匀，故内照射常以特殊器官或组织的局部损害为主。此外，由于放射性核素在沉积部位的照射是连续性的，故疾病呈进行性发展，症状也呈迁延性。

（三）食品放射性污染对人体的主要危害

食品放射性污染对人体的危害主要是由于摄入污染食品后放射性物质对体内组织、器官和细胞产生的低剂量长期内照射效应。

人摄入被放射性物质污染的食品，如果过量，轻者可发生放射反应（如头晕、头痛、食欲下降、睡眠障碍、白细胞数增加或减少等），重者可导致各种放射病（白血病、肿瘤、代谢病和遗传障碍等)。^{226}Ra 在人体内主要沉积在骨骼中，可导致骨质疏松、病理性骨折和骨肿瘤，还可导致造血障碍及其他全身性症状。其他嗜骨性的放射性核素（如^{90}Sr 和^{239}Pu）亦引起骨肿瘤。^{131}I 主要分布在甲状腺，可导致甲状腺功能低下，甲状腺结节和甲状腺癌。^{144}Ce（铈）和^{90}Co（钴）在肝脏分布较多，可导致肝硬化和肝癌。

食品放射性污染对人体的危害主要表现为对免疫系统、生殖系统的损伤，以及致癌、致畸、致突变作用。一般而言，分裂旺盛的细胞、代谢活跃的细胞、未成熟的细胞对电离辐射较敏感。因此，电离辐射对造血组织、淋巴组织、生殖细胞和肠上皮细胞等的损伤较大。电离辐射对人体的损伤有个体差异，年龄、性别、生理状况、遗传、代谢和营养水平等因素与食品放射性污染所致损伤程度密切相关。婴幼儿、孕妇、老年人等特殊人群对电离辐射较敏感，应重点保护。

五、预防和控制放射性污染的措施

放射源的管理和放射性废弃物的处理与净化是预防环境和食品放射性污染的根本措施。对食品生产加工的环境和食用动植物的生长环境也应加强放射活性的检测，防止在高放射活性的环境中生产加工食品及被放射性污染的食品流入市场。

我国卫生部 1994 年颁布的《食品中放射性物质限制浓度标准》（GB 14882-1994）中规定了粮食、薯类、蔬菜及水果、肉鱼虾类和鲜奶等食品中人工放射性核素^{3}H、^{89}Sr、^{90}Sr、^{131}I、^{137}Cs、^{147}Pm（钷）、^{239}Pu 和天然放射性核素^{210}Po、^{226}Ra、^{228}Ra、天然钍和天然铀的限制浓度，以及人体对放射性物质的年摄入量限值。

第六章

食品添加剂

食品添加剂（food additives）是现代食品工业的灵魂，在改善食品的色、香、味、形等感官性状，提高食品品质，延长食品保存期，改良食品加工工艺等方面发挥着极为重要的作用。食品添加剂是一个国家经济发展水平的标志之一，越是发达国家，食品添加剂的品种越丰富，人均消费量越大。没有食品添加剂就没有现代食品工业，就没有丰富多样的食品。然而，由于食品添加剂不是食品的基本成分，大多数通过化学合成而来，加之近年来食品的化学性污染已成为社会性问题，人们对食品中使用食品添加剂开始关注和担忧。事实上，世界各国对食品添加剂的管理远比一般食品更为严格，正确认识和合理使用食品添加剂，一般来说是安全的。到目前为止，国内发生的食品安全事件没有一例是由正当使用食品添加剂引起的。其实，食品添加剂的非议之声多来自于“误解”。因危害健康而饱受诟病的“三聚氰胺”、“苏丹红”、“瘦肉精”都不是食品添加剂，而是非法添加的非食用物质。

第一节
食品添加剂概述

一、定义

由于世界各国的饮食习惯，食物种类有差异，所以对食品添加剂的定义不尽相同：

FAO/WHO食品添加剂联合专家委员会：食品添加剂是有意识地一般以少量添加于食品，以改善食品的外观、风味、组织结构或贮存性质的非营养物质。

欧盟：食品添加剂是指在食品的生产、加工、制备、处理、包装、运输或贮存过程中，由于技术性目的而人为添加到食品中的任何物质。

美国：食品添加剂是指有意使用的，导致或者期望导致它们直接或者间接地成为食品成分或影响食品特征的物质。

中国：GB2760-2011《食品安全国家标准食品添加剂使用标准》将食品添加剂定义为“为改善食品品质和色、香、味，以及为防腐、保鲜和加工工艺的需要而加入食品中的人工合成或者天然物质。营养强化剂、食品用香料、胶基糖果中基础剂物质、食品工业用加工助剂也包括在内。”

GB26687-2011《复配食品添加剂通则》中规定复配食品添加剂指“为了改善食品品质、便于加工，将两种或两种以上单一品种的食品添加剂，添加或不添加辅料，经物理方法混匀而成的食品添加剂。”

二、分类

食品添加剂有多种分类方法，可按其来源、功能和安全性等进行分类。

（一）按生产方法分

1. 应用生物技术（酶法和发酵法）获得的食品添加剂，如枸橼酸、红曲米和红曲色素等。

2. 利用物理方法从天然动植物中提取的食品添加剂，如甜菜红、辣椒红素等。

3. 用化学合成方法得到的纯粹化学物质，如苯甲酸钠、胭脂红等。

（二）按来源分

食品添加剂可分为天然食品添加剂和人工合成食品添加剂两类。

天然食品添加剂是来自动植物组织或微生物的代谢产物以及一些矿物质，经干燥、粉碎、分离、提取、纯化等方法制得的天然物质，主要有天然色素、天然香料。

化学合成食品添加剂是采用化学手段，通过氧化、还原、缩合、聚合、成盐等反应而得到的化学物质，其中包括用化学手段合成的，但其化学结构与自然界发现的天然物质完全相同的物质，如天然等同香料、天然等同色素等。

天然食品添加剂品种较少、价格较高；化学合成食品添加剂种类齐全、价格较低、使用量较少，但是毒性通常大于天然食品添加剂，特别是成分不纯或用量过大时，容易造成健康损害。

（三）按功能分

由于各国对食品添加剂的定义不同，因而按功能分类亦有所不同。我国在 GB2760-2011《食品安全国家标准食品添加剂使用标准》中将食品添加剂分为 23 个功能类别（表 6-1）。

表 6-1 食品添加剂功能类别与代码（GB2760-2011）

名称	代码	名称	代码	名称	代码	名称	代码
酸度调节剂	01	胶基糖果中基础剂物质	07	面粉处理剂	13	甜味剂	19
抗结剂	02	着色剂	08	被膜剂	14	增稠剂	20
消泡剂	03	护色剂	09	水分保持剂	15	食品用香料	21
抗氧化剂	04	乳化剂	10	营养强化剂	16	食品工业用加工助剂	22
漂白剂	05	酶制剂	11	防腐剂	17	其他	23
膨松剂	06	增味剂	12	稳定和凝固剂	18		

（四）按安全性分

食品添加剂和污染物法典委员会（CCFAC）曾在 FAO/WHO 食品添加剂联合专家

委员会（JECFA）讨论的基础上将食品添加剂分为以下四类管理。

1. GRAS物质（general recognized as safe） 即一般认为是安全的物质，可以按正常需要使用，不需要建立ADI值。

2. A类 又分为A1和A2两类。A1类为经JECFA安全性评价，毒理学性质已经清楚，可以使用并已制定出正式ADI值者；A2类为目前毒理学资料不够完善，制定暂定ADI值者。

3. B类 即毒理学资料不足，未建立ADI值者，又分为B1和B2两类。B1类是JECFA曾经进行过安全性评价，因毒理学资料不足为制定ADI者；B2类是JECFA尚未进行过安全性评价者。

4. C类 即原则上禁止使用的食品添加剂，又分为C1和C2两类。C1类是认为在食品中使用不安全的；C2类只限于在某些食品中作特殊用途使用。

三、食品添加剂的安全性

我国目前允许使用的食品添加剂都经过了严格的毒理学安全性评价，GB2760-2011《食品安全国家标准食品添加剂使用标准》对批准使用的食品添加剂的名称、分类、使用范围、用量等都作了明确说明，因此只要使用范围、使用方法与使用量符合该标准的要求，一般来说是安全的。但食品添加剂本身及其使用过程中可能存在食品安全隐患，这也是食品添加剂管理的重点。

（一）食品添加剂本身的安全问题

1. 急性和慢性毒性 理想的食品添加剂应是有益无害的物质。但有些食品添加剂，特别是化学合成的食品添加剂在一定剂量下具有毒性。如护色剂硝酸盐、亚硝酸盐虽然使用历史悠久，但在一定剂量下可导致急性中毒和“三致”作用。食品中滥用不合格食品添加剂和超量使用食品添加剂，引起的急性和慢性中毒在我国时有发生。滥用食品添加剂有：①使用未经国家批准使用或禁用的添加剂品种；②添加剂使用超出规定用量；③添加剂使用超出规定范围；④用工业级代替食品级的添加剂。

2. 引起变态反应 近年来，食品添加剂引起变态反应的报道日益增多，如：①糖精可引起皮肤瘙痒症、日光性皮炎；②苯甲酸及偶氮类色素均可引起哮喘等过敏症状；③香料中很多物质可引起喉头水肿、咳嗽、支气管哮喘、皮肤瘙痒、皮肤划痕症、荨麻疹、血管性水肿、口腔炎、便秘、头痛、行动异常、水肿及关节痛等；④柠檬黄等可引起支气管哮喘、荨麻疹、血管性水肿等。

3. 体内蓄积问题 儿童食品加入维生素A作为营养强化剂，如在蛋黄酱、奶粉、饮料、糖果中加入维生素A，食用3～6个月总摄入量达到25万～84万IU时，出现食欲不振、便秘、体重停止增长、失眠、兴奋、肝大、脱毛、脂溢、脱屑、口唇龟裂、痉挛，甚至出现神经症状，如头痛、复视、视神经乳头水肿、四肢疼痛、步行障碍。动物实验表明，大量摄入维生素 A 可发生畸形。

一些脂溶性食品添加剂，如二丁基羟基甲苯（BHT）可在体内蓄积，最后是否导致疾病还不清楚。但在体脂迅速减少的情况下，BHT 在血液中可达到中毒剂量。

4. 食品添加剂转化产物的毒性　食品添加剂生产过程中产生的一些杂质具有毒性，如糖精中的邻甲苯磺酰胺，用铵盐法生产的焦糖色中的 4—甲基咪唑等；食品贮藏过程中添加剂的转化，如赤藓红色素转为荧光素等。

与食品成分起反应生成的有毒物质，如焦碳酸二乙酯可生成强致癌物氨基甲酸乙酯，亚硝酸盐可生成 N-亚硝基化合物、环乙基糖精生成环己胺，偶氮染料生成游离芳香胺等。

某些食品添加剂共同使用，能否产生有毒物质有待进一步研究。如英国食品标准局（Food Standard Agency）在其官方网站公布消息称，如果汽水等软饮料同时含有防腐剂苯甲酸钠与抗氧化剂维生素 C，它们可能相互作用生成具有致癌性的苯。

（二）食品添加剂使用过程中存在的问题

近年来发生的许多食品安全事故，部分是出于食品添加剂的不正确使用造成的。

1. 食品添加剂超范围使用　GB2760-2011《食品安全国家标准食品添加剂使用标准》规定了食品添加剂允许使用的品种、使用范围及使用量。按照《食品添加剂管理办法》的规定，扩大使用范围需经卫生部审批同意，而一些食品生产企业不按要求进行申报，而是随意扩大使用范围，可能对消费者的健康构成潜在的威胁。超范围使用的食品添加剂主要有着色剂、防腐剂和甜味剂等品种，如膨化食品中不得加入糖精钠和甜蜜素等甜味剂，但是我国各地在进行质量抽查中发现不少膨化食品中添加了甜蜜素和糖精钠。

2. 食品添加剂超限量使用　目前超限量使用食品添加剂的现象在我国十分普遍，其中超量使用最突出的是面粉处理剂、防腐剂和甜味剂。如酱腌菜的生产近年来逐渐趋向低盐化，作为常温保存的产品，盐分含量降低使产品的保存期缩短。为此，部分生产条件较差的企业，通过加大防腐剂的使用量来抑制产品中的微生物，造成苯甲酸钠等防腐剂含量超标。

四、食品添加剂的使用要求

（一）可使用食品添加剂的情况

1. 保持或提高食品本身的营养价值
2. 作为某些特殊膳食用食品的必要配料或成分
3. 提高食品的质量和稳定性，改进其感观特性
4. 便于食品的生产、加工、包装、运输或贮藏

（二）食品添加剂的使用原则

1. 不应对人体产生任何健康危害
2. 不应掩盖食品腐败变质

3. 不应掩盖食品本身或加工过程中的质量缺陷，或以掺杂、掺假、伪造为目的而使用食品添加剂

4. 不应降低食品本身的营养价值

5. 在达到预期目的前提下尽可能减少在食品中的使用量

6. 婴幼儿的主辅食品，除按规定可以加入食品营养强化剂外，不得加入人工合成甜味剂、色素、香精等不适宜的食品添加剂。

五、食品添加剂的卫生管理

（一）国际上对食品添加剂的卫生管理

1956 年在罗马成立了 FAO/WHO 食品添加剂专家委员会（JECFA），国际食品法典委员会（Codex Alimentarius）下设有食品添加剂法典委员会（CCFA）。为了维护各国消费者的利益，确保国际贸易的公正性，JECFA 对食品添加剂进行安全性评价，CCFA 负责制定国际食品添加剂通用标准。我国于 2006 年当选 CCFA 主持国，成为 CAC 首个承担综合委员会的发展中国家。CCFA 每年定期向 JECFA 提出需要进行安全性评价的食品添加剂的重点优先名单，JECFA 根据“食品添加剂和污染物安全评估原则”进行安全性评价，并根据各种物质的毒理学资料制定相应的 ADI 值。CCFA 每年定期召开会议，对食品添加剂专家委员会通过的各种食品添加剂的标准、试验方法、安全性评价和每日容许摄入量等进行审议和认可，再提交食品法典委员会复审后公布，以便在广泛的国际贸易中采用统一的标准、统一的试验方法和评价原则。

（二）我国对食品添加剂的卫生管理

1. 制订和执行《食品添加剂使用卫生标准》 我国使用的食品添加剂必须经过卫生部批准并列入《食品添加剂使用标准》。从 1973 年成立食品添加剂卫生标准科研协作组起，我国开始有组织、有计划地管理食品添加剂，先后制定和颁布了《食品添加剂使用卫生标准》、《食品添加剂分类和代码》、《食品卫生法》和《食品添加剂生产管理办法》等一系列法律法规。现行的 GB2760-2011《食品安全国家标准食品添加剂使用标准》包括食品添加剂的种类、名称、适用范围、最大使用量。《中华人民共和国食品安全法》对食品添加剂也有相应的规定。

2. 食品添加剂新品种管理 食品添加剂新品种指未列入食品安全国家标准的、未列入卫生部公告允许使用的和扩大使用范围或者用量的食品添加剂种类。食品添加剂新品种应按《食品添加剂新品种管理办法》和《食品添加剂新品种申报与受理规定》的审批程序经批准后才能生产使用。其审批程序是：①申请食品添加剂新品种生产、经营、使用或者进口的单位或个人，提交食品添加剂新品种许可申请及相关材料，包括食品添加剂的通用名称、功能分类、用量和使用范围、质量规格、生产工艺、检验方法、标签、说明书和食品添加剂产品样品及国内、外关于安全性评估资料等；②由卫生计生委组织

医学、农业、食品、营养、工艺等方面的专家对食品添加剂新品种技术上确有必要性和安全性评估资料进行技术审查，并作出技术性评审结论；③根据技术性评审结论，卫生计生委决定对在技术上确有必要和符合食品安全要求的食品添加剂新品种准予许可并列入允许使用的食品添加剂名单，并予以公布；④将允许使用的食品添加剂的品种、适用范围、用量按照食品安全国家标准的程序，制定、公布为食品安全国家标准。

3. 食品添加剂生产经营和使用管理　为使食品添加剂生产经营及使用更具安全性和依据性，我国于2002年实施《食品添加剂卫生管理办法》，同年发布了《食品添加剂生产企业卫生规范》。为了保障食品安全、加强对食品添加剂生产的监督管理，我国于2010年6月1日起实施《食品添加剂生产监督管理规定》，规定了生产企业选址、设计与设施、原料采购、生产过程、贮存、运输和从业人员的基本卫生要求和管理原则等，实行许可证管理制度。省级质量技术监督部门主管本行政区域内生产食品添加剂的质量监督管理工作，负责实施食品添加剂生产许可。食品添加剂经营者必须具备与经营品种、数量相适应的贮存和营业场所。

第二节 各类食品添加剂

目前我国食品添加剂有23个类别，2424种，其中允许使用的天然香料400多种，合成香料1453种。

一、酸度调节剂

（一）定义和分类

酸度调节剂是用以维持或改变食品酸碱度的物质，即增强食品中酸味和调整食品中pH或具有缓冲作用的酸、碱、盐类物质总称，包括酸味剂、碱性剂和盐类物质。这类物质通过解离出 H^+ 或 OH^- 来调节食品或食品加工过程中的pH值，从而改善食品的感官性状，增加食欲，并具有防腐和促进食品中钙磷吸收的作用。

酸度调节剂也包括抗结剂、漂白剂、膨松剂、护色剂、增味剂、面粉处理剂、水分保持剂、防腐剂、稳定和凝固剂、其他加工助剂和营养强化剂中的酸、碱、盐类物质。

（二）在食品加工中的作用

1. 调节pH值的作用　酸味剂在食品中能产生氢离子（H^+）以控制pH值，并产生酸味，能够赋予碳酸饮料、果酱和糖果等食品以酸味，促进果胶、干酪凝固。在馒头制作过程中，碳酸钠（又称纯碱、苏打）对面团的酸度起中和作用。

碱性剂用于提高 pH 值或改善食品质量，如增强面制品的弹性和延展性，提高果蔬制品的硬度和脆性，制造奶油、氨基酸时的中和剂。

2. 调味的作用　酸味剂能给味觉以爽快的刺激，具有增加食欲的作用，有助于食物消化，促进钙、铁等物质的吸收。

酸味剂可以改善食品的风味，如酒石酸可以辅助葡萄的风味，磷酸可以辅助可乐饮料香味，苹果酸可以辅助许多水果和果酱的香味，酸味剂能平衡风味，修饰蔗糖或甜味剂的甜味。

在乳饮料中，柠檬酸钠或乳酸钠对柠檬酸的酸味有缓冲调节作用，能赋予更柔和、醇厚的味道。

3. 防腐的作用　酸均有一定的抗微生物作用，尽管单独用酸来抑菌、防腐所需浓度太大，影响食品感官特性，难以实际应用，但是当以足够的浓度，选用一定的酸味剂与其他保藏方法如冷藏、加热、化学防腐等并用，可有效延长食品保存期。如辣椒酱在添加酸性防腐剂山梨酸钾的同时，可以适当添加柠檬酸（不超过其酸味阈值）降低 pH 值，可有效增加防腐效果。

4. 抗氧化助剂的作用　食品中常用的金属离子整合剂有 EDTA 二钠盐、柠檬酸盐类和磷酸盐类，它们能整合金属离子（如铜、铁、钙离子）以阻止食品如葡萄酒和苹果酒的颜色、风味、外观变化；柠檬酸和磷酸能还原自由基，保护抗氧化剂，起抗氧化助剂的作用；柠檬酸和磷酸等能防止苹果片褐变，也可做烟熏肉制品的着色促进剂，以及亚硝酸盐的护色助剂。

5. 乳化作用　磷酸盐类有乳化作用，能防止乳饮料等食品分层、增加食品持水性等。

6. 其他作用　氢氧化钠又称烧碱、火碱、苛性钠，在食品加工中用作：①果蔬化学去皮剂，碱对细胞和组织成分有不同程度的增溶作用（中间层的果胶特别易溶），是碱法去皮的依据。把果蔬浸于 60℃～82℃约 3%氢氧化钠溶液中，然后轻轻摩擦去皮；②CIP 清洗用的碱液；③化学反应试剂；④油脂的碱法精炼，油中的游离脂肪酸与烧碱反应生成皂类；⑤pH 调节剂及中和剂。

盐酸在食品加工中有如下用途；①在加工橘子罐头时，常用盐酸中和去橘络、囊衣时残留的氢氧化钠；②加工化学酱油时，用约 20%浓度的盐酸水解脱脂大豆粕；③用于制造淀粉糖浆。

（三）安全性

目前我国已批准使用的酸度调节剂有 20 多种，除磷酸和己二酸外，其他酸度调节剂均为无需规定 ADI 的 GRAS 物质。其中枸橼酸、乳酸、酒石酸、苹果酸、枸橼酸钠、枸橼酸钾等均可按正常需要用于各类食品，碳酸钠、碳酸钾可用于面制食品，醋酸、磷酸可用于调味品和罐头食品，偏酒石酸用于水果罐头，根据国家标准规定可以按照生产需要适量使用。盐酸、氢氧化钠属于强酸、强碱性物质，具有腐蚀性，只能用作加工助剂，要在食品完成加工前予以中和。

二、抗结剂

（一）定义

抗结剂是用于防止颗粒或粉状食品聚集结块，保持其松散或自由流动的物质，添加于颗粒、粉末状食品中。我国批准使用的有亚铁氰化钾（用于食盐）、硅铝酸钠和硅酸钙（用于植脂性粉末如可可粉、含糖可可粉、奶粉、奶油粉）、磷酸三钙（用于葡萄糖粉、蔗糖粉、奶粉、奶油粉、可可粉和含糖可可粉、淡炼乳、甜炼乳、稀奶油、干酪、饼干、面包、固体饮料、小麦粉、油炸薯片、复合调味料）、二氧化硅（用于蛋粉、奶粉、可可粉、可可脂、糖粉、植脂性粉末、速溶咖啡、粉状汤料、粉末香精、固体饮料、原粮）、滑石粉（用于凉果、话梅类）。

具有抗结剂作用的还有乳化剂中的硬脂酸钾、硬脂酸钙、聚甘油脂肪酸酯，面粉处理剂中的碳酸镁、碳酸钙，被膜剂中的棕榈蜡，水分保持剂中的磷酸二氢钙、磷酸二氢钾，稳定和凝固剂中的硫酸钙、丙二醇，增稠剂中的辛烯基琥珀酸铝淀粉。

（二）安全性

绝大多数抗结剂的安全性高，为无需规定 ADI 的 GRAS 物质。亚铁氰化物规定 ADI 值为 0.025mg/kg。

三、消泡剂

（一）定义

消泡剂是在食品加工过程中降低表面张力，消除泡沫的物质。

由于食品中存在卵磷脂、皂苷等表面活性物质和蛋白质、明胶等泡沫稳定剂，因此在发酵、搅拌、煮沸、浓缩等过程中，食品胶体所含的表面活性物质在溶液和空气交界处会程度不同地产生起泡现象，甚至产生大量泡沫，若不及时消泡，便从容器中溢出，影响正常加工操作。因此，在豆制品生产、制糖、发酵、酿造等食品加工中，广泛使用消泡剂。

我国允许使用的消泡剂有硅乳剂、油酸单甘油酯、山梨糖醇油酸酯、食用油的热重合油、甘油聚氧丙烯醚、聚醚丙三醇等。

乳化剂中的吐温、三聚甘油单硬脂酸酯、稳定和凝固剂中的丙二醇等也具有消泡剂作用。

（二）安全性

我国允许使用的四种醚类消泡剂均为无需规定 ADI 的 GRAS 物质，二甲基聚硅氧烷的 ADI 为 1.5mg/kg。

四、抗氧化剂

（一）定义和分类

抗氧化剂是能防止或延缓油脂或食品成分氧化分解、变质，提高食品稳定性的物质。食品中若含大量脂肪（特别是不饱和脂肪酸），容易发生酸败，因此在食品腌渍和浸渍过程中加入抗氧化剂以延缓或防止油脂及富含脂肪食品的脂肪酸败。我国目前已批准使用的抗氧化剂有丁基羟基茴香醚（BHA）、二丁基羟基甲苯（BHT）、抗坏血酸和异抗坏血酸、没食子酸丙酯（PG）、特丁基对二苯酚（TBHQ）、迷迭香提取物、维生素 E、茶多酚、竹叶抗氧化物等。

抗氧化剂按来源可分为人工合成抗氧化剂（如 BHA、BHT、TBHQ、异抗坏血酸钠等）和天然抗氧化剂（如茶多酚、植酸等）。目前市售的天然抗氧化剂种类少，效果较差，使用较多的是合成抗氧化剂。

抗氧化剂按溶解性可分为油溶性、水溶性和兼溶性三类。油溶性抗氧化剂适用于脂肪含量较高的食品，以避免因油脂酸败而使食品变味、变质。常用的有 BHT 和 TBHQ；水溶性抗氧化剂多用于果蔬的加工或贮藏，以消除或减缓氧化褐变，常用的有异抗坏血酸钠、维生素 C、茶多酚等；兼溶性抗氧化剂有抗坏血酸棕榈酸酯等。

抗氧化剂按作用方式可分为自由基吸收剂、金属离子螯合剂、氧清除剂、过氧化物分解剂、酶抗氧化剂、紫外线吸收剂或单线态氧淬灭剂等。

（二）机理和使用方法

抗氧化剂种类较多，作用机理不尽相同。主要作用机制（单独或联合）为：①减少氧化底物中的局部氧浓度，如脱氧剂和柠檬酸亚锡二钠；②消除启动脂质过氧化的引发剂，如避光冷藏；③结合金属离子，使其不能激发脂质过氧化反应，如螯合剂；④将脂质过氧化物分解为非自由基产物，如抗氧化剂；⑤阻断脂质过氧化的反应链，如抗氧化剂。

抗氧化剂的使用方法包括：①直接添加在植物油、融化的动物脂肪或其他含脂肪或含多酚的食品体系中；②喷雾处理，将抗氧化剂溶解在稀释剂（如酒精或丙二醇）中，喷洒或浸沾含有抗氧化剂的溶液；③调和于香辛料和调味料中；④施用于包装材料上。

氧化作用是导致食品在贮存期间变质的重要因素之一。氧化除使食品中的油脂酸败外，还会使食品发生褪色、褐变、维生素破坏，甚至产生有害物质，引起食物中毒。防止食品氧化，可适当地配合使用一些安全性高、效果好的抗氧化剂，但重点应从原料、加工、包装、贮存等环节采取相应的措施，如降温、干燥、排气、充氮、密封等。抗氧化剂只能阻碍氧化作用和延长食品腐败的时间，而不能恢复已经变质的食品。在抗氧化过程中，抗氧化剂本身会逐渐被氧化而失效。

（三）常用抗氧化剂

1. 丁基羟基茴香醚（BHA） BHA 对热较为稳定，在弱碱性条件下也不易被破坏，在动物脂肪焙烤的食品中使用，作用时间维持较长。一般认为，BHA 是毒性较低、安全性较高的抗氧化剂，与其他抗氧化剂有协同作用，与增效剂如枸橼酸等使用时抗氧化效果更为显著。BHA 是目前世界各国广泛使用的油溶性抗氧化剂，也是我国常用的抗氧化剂之一。FAO/WHO 于 1996 年将其 ADI 值定为 0.5mg/kg。我国规定 BHA 的使用范围有食用油脂、油炸食品、饼干、方便面、方便米制品、果仁罐头、腌腊肉制品等，最大使用量为 0.2g/kg。

2. 二丁基羟基甲苯（BHT） BHT 稳定性较高，抗氧化效果好，没有 BHA 特有的的臭味，也没有与金属离子反应着色的缺点。BHT 耐热性好，在普通烹调温度下损失较小，可用于长期保存食品，且价格低，故被许多国家采用。但在焙烤食品中的效果比 BHA 差。FAO/WHO 于 1996 年将其 ADI 值定为 0.3mg/kg。一般与 BHA 并用，并以枸橼酸或其他有机酸为增效剂。我国规定最大使用量为 0.2g/kg。

3. 没食子酸丙酯（PG） 对植物油有良好的稳定性，对猪油的抗氧化作用比 BHA 和 BHT 强。PG 在体内水解后，没食子酸大部分变为 4-氧基-甲基没食子酸，并进一步生成葡萄糖醛酸，经尿排出体外。因此，在人体不具有蓄积性，毒性较小。FAO/WHO 于 1994 年将其 ADI 值定为 1.4mg/kg。我国规定 PG 适用于食用油脂、油炸食品、饼干、方便面、方便米制品、果仁罐头、腌腊肉制品、干水产品、膨化食品等，最大使用量为 0.1g/kg。PG 与 BHA、BHT 合用有良好的增效作用，但三者混合使用时，BHA 和 BHT 的总量不得超过 0.2g/kg，PG 不得超过 0.05g/kg。

4. 特丁基对苯二酚（TBHQ） TBHQ 是一种较新的酚类抗氧化剂，因熔点和沸点较高，所以特别适用于煎炸食品。同时 TBHQ 还具有抗细菌、抗真菌作用，可增强高油高水食品的防腐保鲜效果。目前 TBHQ 是多不饱和脂肪酸，特别是鱼油的理想抗氧化剂，ADI 为 0.2mg/kg。TBHQ 与 BHA、BHT、维生素 E 复配使用可达到最佳效果，抗氧化性能比单独使用高数倍。但 TBHQ 不能与 PG 混合使用。我国规定 TBHQ 适用于食用油脂、油炸食品、饼干、方便面、方便米制品、果仁罐头、腌腊肉制品、干水产品、膨化食品等，最大使用量为 0.2g/kg。

5. L-抗坏血酸类

(1) L-抗坏血酸：是一种抗氧化营养素，可以保护维生素 A、E 及其他多种天然抗氧化剂免受氧化破坏。研究表明，添加 L-抗坏血酸能降低肉制品的 pH 值，增强抗氧化性。L-抗坏血酸主要用于啤酒、无酒精饮料、果汁，能防止褐变及品质风味的劣变。其抗氧化机制为与氧结合，并钝化金属离子，从而阻止动物油脂酸败。抗坏血酸不仅对人体无害，还能阻止亚硝胺的生成，FAO/WHO 推荐其 ADI 为 15mg/kg。

(2) L-抗坏血酸钠盐：又称维生素 C 钠盐。目前应用较多的是异抗坏血酸钠盐，在水中的溶解度较大，可加在火腿、香肠等肉制品中，以防止血红蛋白被氧化而引起的变色和保持肉制品的香味。另外，还可用以保持果汁、果酱的香味及用作维生素 C 的强化剂，可按生产需要适量使用，最大使用量为 1.0g/kg。

6. 其他天然抗氧化物

(1) 天然香料：天然香料都具有抗氧化作用，因此天然香料加入食品中，不仅可以改善食品风味，还可以防止食品氧化变质。其中丁香和桂皮的抗氧化活性最强，迷迭香、花椒、桂丁、桂子、草果的抗氧化性较强。

(2) 低聚原花青素（OPCs）：OPCs 作为一种天然的抗氧化剂在国际上被广泛应用。OPCs 主要分布在一些植物的树皮、树叶、树根、芯材中，如葡萄籽、松树皮、花生、高粱、樱桃、草莓等。其中以葡萄籽的含量最高。我国有丰富的葡萄资源，每年有 4～6 千吨的副产品葡萄籽，可作为 OPCs 的良好来源。

（四）安全性

我国允许使用的抗氧化剂除了天然抗氧化剂茶多酚、甘草抗氧物、迷迭香提取物和竹叶抗氧化物外，其他全部列入了《国际食品法典》，因此按照 GB 2760 规定使用抗氧化剂，对人体不会造成危害。

美国对抗氧化剂的相关规定：被批准的抗氧化剂单独或联合添加总量不超过食物脂肪含量的 0.02%，生育酚以及主要的酸性增效剂不在控制之列；某些特殊食品如乳制品、冰冻食品和蛋类食品，不允许使用抗氧化剂。

五、漂白剂

（一）定义和分类

漂白剂是指能够破坏、抑制食品的发色因素，使其褪色或使食品免于褐变的物质。我国允许使用的漂白剂有二氧化硫、焦亚硫酸钾、焦亚硫酸钠、亚硫酸钠、亚硫酸氢钠、低亚硫酸钠、硫黄等。

根据漂白剂的性质可将其分为两类：①氧化型漂白剂　如高锰酸钾。氧化漂白剂利用氧化作用破坏着色物质，主要用于面粉的漂白。因其作用强烈，会破坏食品中的一些营养成分，故很少在食品中直接应用。②还原型漂白剂　利用还原作用除去着色物质而具有漂白作用。但这类漂白剂易因氧化而逐渐失效，以致食品再度着色。还原漂白剂应用较广，主要为亚硫酸盐类，通过产生二氧化硫发挥还原作用使食品褪色，使用时要严格控制使用量和二氧化硫残留量。

（二）亚硫酸盐类漂白剂在食品加工中的作用

我国自古以来就利用浸硫、熏硫来保藏与漂白食品，亚硫酸盐类漂白剂主要用于蜜饯、干果、干菜、果汁、竹笋、蘑菇、果酒、啤酒、糖果、粉丝的漂白。亚硫酸盐类具有以下作用：

1. 漂白作用 亚硫酸盐能产生还原性亚硫酸，亚硫酸被氧化时，将有色物质还原而呈现漂白作用，其漂白作用的有效成分为 SO_2。其对花色素苷褪色作用明显，类胡萝卜素次之，而叶绿素则几乎不褪色，即以红、紫色褪色效果最好，黄色次之，绿色最差。

2. 抗氧化作用 酚类化合物在酶催化下氧化褐变而影响新鲜水果蔬菜的加工。采用喷洒或浸渍亚硫酸盐（含柠檬酸或不含柠檬酸）能有效地控制去皮和片状的马铃薯、胡萝卜和苹果的酶促褐变。亚硫酸是一种强还原剂，对多酚氧化酶的活性有很强的抑制作用，0.0001%的 SO_2 能降低20%的酶活性，0.001%的 SO_2 能完全抑制酶活性，防止酶促褐变。另外，亚硫酸盐可以消耗食品组织中的氧，起脱氧作用；食品体系中的二氧化硫和亚硫酸盐很容易被氧化成磺酸盐和硫酸盐，因此在干果等食品中，它们的作用类似抗氧化剂。

3. 防腐作用 在酸性介质中，二氧化硫具有杀菌和生物稳定剂的作用，对细菌最有效，对革兰阴性菌比革兰氏阳性菌更有效，而对酵母效果较差。其作用机制可能是由于亚硫酸盐的非离解形式能穿透细胞壁所致。另外，在酸性条件下亚硫酸消耗组织中的氧而抑制好氧菌的生长。

4. 抑制非酶褐变作用 亚硫酸能与葡萄糖发生加成反应，阻止食品中的葡萄糖与氨基酸进行碳氨反应，从而具有防褐变作用。

5. 面团品质改良剂 在制作面粉面团时加入二氧化硫，使断裂的二硫键恢复，在制作曲奇饼时加入亚硫酸氢钠能减少混合时间和面团的弹性，有助于面团的压片，也能减少因面粉批次不同而造成的产品品质的波动。

6. 膨松剂作用 可作为发酵粉中的酸性成分。

漂白剂在使用中应注意以下几点：

(1) 食品中的金属离子能使已还原的色素氧化变色而降低漂白剂的效力，故食品中不可混入铁、铜等金属。可同时使用金属离子螯合剂，以保证漂白效果。

(2) 亚硫酸盐类不适用于肉类食物，以免残留的气味掩盖肉的腐败味及破坏其中的硫胺素。

(3) 为防止漂白后的食品变色，通常食品中残留有一定量的二氧化硫，其残留量必须严格控制。使用二氧化硫残留量过高的原材料生产罐头食品可能腐蚀罐体；二氧化硫高残留的食品具有特殊的臭气，影响产品感官性状，对后添加的香料、着色剂等亦有影响。

（三）安全性

亚硫酸盐类在食品中广泛使用，尽管亚硫酸盐类对大多数人是安全的，但对哮喘患者和其他敏感人群来说，亚硫酸盐可能引起过敏反应，常见症状是呼吸困难、呕吐恶心、腹泻、腹痛和肌肉痉挛、吞咽困难、荨麻疹、头晕、局部肿胀、疥疮、头痛和心率改变。关于亚硫酸盐引发哮喘的机理还不十分清楚，可能与食品中亚硫酸盐残留量、个体的敏感性、食品种类和食品中亚硫酸盐以游离态（毒性较大）或结合态（毒性较小）存在形式等有关。FDA 估计有超过 100 万美国人对亚硫酸盐敏感，其中包括 8 万～10 万的哮喘患者。

六、膨松剂

（一）定义和分类

膨松剂是在食品加工过程中加入的，能使产品发起形成致密多孔组织，从而使制品具有膨松、柔软或酥脆的物质。以小麦粉为原料的焙烤食品中添加膨松剂，在加工过程中受热分解，产生气体，使面胚起发，形成致密多孔组织，从而使食品膨松、柔软或酥脆。有些糖果和巧克力中也添加膨松剂，可促使糖体产生二氧化碳，从而起到膨松的作用。常用的膨松剂有酵母、碳酸氢钠、碳酸氢铵、复合膨松剂等。

膨松剂又称为面团调节剂，可使面团起发、体积膨大，形成松软的海绵状多孔组织，柔软可口易咀嚼，增加营养，容易消化吸收，并呈特殊风味，是面包、馒头、蛋糕、饼干等的重要添加剂。饼干、糕点一般不用酵母作膨松剂，而使用化学膨松剂，因为糕点、饼干多糖、多油，不利于酵母生长繁殖，而应用化学膨松剂操作简便，无需发酵设备，而且生产周期短。

膨松剂可分为生物膨松剂和化学膨松剂两大类，化学膨松剂又可分为单一膨松剂和复合膨松剂两类。

1. 化学膨松剂

（1）单一膨松剂　常用的多为碱性化合物，如碳酸氢钠、碳酸氢铵等，受热后分解产生二氧化碳和氨气，使制品膨松。碳酸氢钠分解的残留物碳酸钠在高温下与油脂作用产生皂化反应，使制品品质不良、口味不纯、pH 值升高、颜色加深，并破坏组织结构；而碳酸氢铵分解产生的氨气使制品有臭味、pH 值升高，对于维生素类有严重的破坏作用。因此，碱性膨松剂通常只用于生产水分含量较少的食品，如饼干。碱性膨松剂因安全性较高，可按生产需要适量添加。

（2）复合膨松剂　复合膨松剂俗称发酵粉，一般由碳酸盐类、酸类或酸性物质及淀粉等填充物组成，其中碳酸盐类物质遇热分解或与酸作用，产生二氧化碳气体使产品膨松。常用的碳酸盐为碳酸氢钠，占 20%～40%；酸类或酸性物质的作用是中和碱性盐，调节产气速度，克服单一碱性膨松剂的缺点。常用的酸类或酸性物质有酒石酸、柠檬酸、乳酸、硫酸铝钾（钾明矾）、硫酸铝铵（铵明矾）、葡萄糖酸-δ-内酯铝钠、各种酸性磷酸盐等，占 35%～50%；淀粉等填充物的作用是增强膨松剂的保存性，防止吸潮、结块、失效，以及调节气体产生速度、使气泡分布均匀等，占 10%～40%。

新型无铝复合膨松剂不含铝，含有丰富的钙，对多种维生素有保护作用，适用于各种饼干、酥饼、蛋糕、油条以及其他烘烤食品的生产。无铝复合膨松剂一般仍由碳酸盐类、酸性盐类、淀粉和脂肪酸等组成，其中用碳酸氢钠、碳酸钙作为碳酸盐类；用柠檬酸、酒石酸、葡萄糖酸-δ-内酯作为酸性物质；用单甘酯、大豆磷脂作为乳化剂；用L-抗坏血酸棕榈酸酯为抗氧化剂；用淀粉为助剂，从根本上解决了化学膨松剂含铝的问题。

我国允许使用的膨松剂有碳酸氢钠（钾）、碳酸氢铵、磷酸氢钙、硫酸铝钾（钾明矾）、碳酸钾、轻质碳酸钙、复合膨松剂等。含铝的复合膨松剂应限量应用在油炸食品、水产品及制品、豆类制品、焙烤食品中，其中铝的残留量（干样品，以 Al 计）≤100mg/kg。

2. 生物膨松剂——酵母　目前广泛使用的酵母是由鲜酵母经低温干燥而成的活性干酵母（instant active dry yeast）。酵母菌利用食品中的糖类及其他营养物质，先后进行有氧呼吸与无氧呼吸，产生二氧化碳、醇、醛和一些有机酸，使制品体积膨大并形成海绵状网络组织。

（二）化学膨松剂的安全问题

近年来，面制食品中铝含量严重超标现象普遍，归其原因主要是在食品加工过程中过量使用含铝膨松剂泡打粉的缘故，泡打粉的主要成分是硫酸铝钾或硫酸铝铵。在面制食品中泡打粉的使用量一般在 1%～3%，如用铝含量 2%的泡打粉，按 1%添加量使用，加工后的食品铝残留量至少 200mg/kg，远远超过国家标准规定的铝残留≤100mg/kg 的要求。目前市售复合膨松剂中铝含量一般在 3%以上，这就更容易造成面制食品中铝残留严重超标。

膨松剂中常用的磷酸二氢钙、焦磷酸二氢二钠等磷酸盐的使用安全性也逐渐受到质疑。磷、钙、镁元素相互影响，如果食品中磷含量过高增高，会影响钙、镁的吸收。肾脏是将磷排出体外的唯一器官，磷摄入过多，可能对肾脏疾病患者造成威胁。

（三）膨松剂的安全使用

2014 年 6 月，国家卫生计生委、工业和信息化部、质检总局等 5 部门联合发布了《关于调整含铝食品添加剂使用规定的公告》，公告明确，自 2014 年 7 月 1 日起，禁止将酸性磷酸铝钠、硅铝酸钠和辛烯基琥珀酸铝淀粉用于食品添加剂生产、经营和使用，膨化食品生产中不得使用含铝食品添加剂，小麦粉及其制品（除油炸面制品、面糊、裹粉、煎炸粉外）生产中不得使用硫酸铝钾和硫酸铝铵。

安全使用膨松剂，应加大宣传力度，使公众和食品生产者充分认识铝对人体健康的危害以及含铝膨松剂与食品中铝污染的重要关系；倡导使用天然的酵母生产发酵面制食品或用无铝或低铝复合膨松剂取代含铝复合膨松剂。

七、胶基糖果中基础剂物质

（一）定义

胶基糖果中基础剂物质是赋予胶基糖果起泡、增塑、耐咀嚼等作用的物质。

胶基糖又称胶姆糖，是一种含有水不溶性树胶、添加甜味和香味料的耐咀嚼性糖果，是唯一经咀嚼而不吞咽的食品，几个世纪以来深受人们的喜爱。种类包括口香糖、能成泡的泡泡糖和营养素口嚼片等。目前约占全球糖果巧克力销售总量的5%，约为70万吨。

胶基糖果中基础剂物质一般以高分子胶状物质如天然树胶和合成橡胶为主，加上蜡类、软化剂、胶凝剂、抗氧化剂、防腐剂、填充剂等组成。胶基分为口香糖胶基和泡泡糖胶基两类，两种胶基的组成有很大差别，口香糖胶基至少含30%天然树脂，而泡泡糖胶基几乎不用天然树脂；醋酸乙烯型的口香糖胶基，醋酸乙烯的聚合度要求在200～300，而用于泡泡糖胶基要求在500～800。

目前发达国家几乎都采用合成胶基。我国从1994年停止使用塑料胶基（聚乙烯、聚丁烯等），向橡胶胶基方面发展，现正式批准使用的胶姆糖基础剂有聚乙酸乙烯酯和丁苯橡胶两种，并有推荐性的配料名单。

（二）安全性

由于胶基必须是惰性不溶物，不易溶于唾液，不溶于水和油，即使因咀嚼而误入腹内，也不被人体吸收，因此食品级胶基不会对人体造成危害。

胶基糖果中基础剂物质及其配料各成分用量在GB 2760中有规定的按规定执行，没有规定的按照生产需要适量使用。

八、着色剂

（一）定义和分类

着色剂是使食品赋予色泽和改善食品色泽的物质。这类物质本身具有色泽，故又称为色素。

除着色剂外，能够改善食品色泽的物质还包括护色剂和漂白剂。

着色剂按来源和性质可分为天然着色剂和合成着色剂两大类。我国允许使用40余种天然色素，如β-胡萝卜素、番茄红素、甜菜红、虫胶红、红曲米、焦糖色等，我国允许使用的合成色素有苋菜红、胭脂红、赤藓红、诱惑红、新红、柠檬黄、日落黄、亮蓝、靛蓝和叶绿素铜钠盐、二氧化钛等20余种。

着色剂按溶解性可分为脂溶性和水溶性两大类。

添加着色剂的原因：

（1）弥补因暴露于光照、空气、极端温度、湿度、贮存条件而导致的色泽损失。

（2）纠正天然色泽的偏差。色泽丧失的食品常被误认为与食品质量差有关，如糖水山楂（草莓）罐头中添加胭脂红色素以改变其天然色泽的不均匀性。但是为了掩盖品质低劣食品而使用色素是不能接受的。

（3）增强天然色泽。这些色泽通常是天然存在的，但某种程度上比要求的色泽要弱。

（4）给无色食品提供特征性颜色。如赋予草莓冰淇淋以令人愉快的红色，赋予酸橙饮料以悦目的绿色。

(5) 给娱乐用食品提供多彩的色泽。如糖果和节日宴会食品都是五颜六色，以制造节日气氛。

(6) 保护风味和维生素免受紫外光影响。

(7) 给营养健康食品提供引人注意的外观。

(二) 天然色素

天然色素是来自天然物质（主要是来源于动植物或微生物代谢产物）、利用一定的加工方法获得的有机着色剂。天然色素作为食品的天然成分，具有安全性高、色泽自然等优点，增加了人们对其使用的安全感。但天然色素存在难溶、着色不均、难以任意调色及对光、热、pH 稳定性差和成本高等缺点。个别天然色素也具有毒性，如藤黄有剧毒不能用于食品。天然色素在加工制造过程中，也可能被杂质污染或化学结构发生变化而产生毒性，因此必须进行毒性试验，以保证其安全性。目前国际上已开发出的天然色素达 100 多种。

1. 红曲米　红曲米属于微生物色素，系将紫红曲霉接种在米上经发酵制成。所产的红曲色素有六种不同成分，其中应用的色素成分是红斑素和红曲红素，这类色素具有醇溶性，pH 反应稳定，耐光、耐热，不受金属离子的影响，对富含蛋白质的食物着色力强。红曲色素对肉制品具有良好的着色性。红曲霉在形成色素的同时，还合成谷氨酸类物质，具有增香作用。我国规定，除风味发酵乳、糕点和焙烤食品馅料及表面用挂浆外，其他适用食品可按生产需要适量使用。

2. 焦糖色　焦糖色是将蔗糖、葡萄糖或麦芽糖浆在 160℃～180℃高温下加热使之焦糖化，再用碱中和制成的红褐色或黑褐色膏状物或固体物质。在焦糖色生产中，有时使用铵盐作为催化剂，产生一种氮杂环化合物——4-甲基咪唑，可引起动物惊厥，因此国外规定铵盐法生产的焦糖色，其中 4-甲基咪唑含量不能超过 200mg/kg。我国规定大多数适用食品均可根据生产需要适量使用。

3. 植物类色素　植物类色素是从植物的根、茎、叶、果实、种子等经加工提取制成。这类色素包括甜菜红、红花黄、姜黄、黑豆红、高粱红、辣椒红、越橘红、萝卜红、玫瑰茄红等。大多数适用该类色素的食品均可按生产需要适量使用。

4. 虫胶红（紫胶红）　虫胶红（紫胶红）是紫胶虫在其寄生植物上分泌的原胶中的一种有机物，属蒽酮衍生物类化学物。色调可随 pH 值而改变，pH 为 3～5 时，色调为红色；pH 为 6 时，色调为红至紫色；pH≥7 时，色调为紫色。我国规定，其最大用量不得超过 0.5g/kg。

5. 番茄红素　番茄红素是一种类胡萝卜素，可提供鲜艳的红色且有较强的抗氧化作用。番茄红素来源广泛，分布于番茄、南瓜、西瓜、柿、桃、木瓜、芒果、葡萄等的果实和茶叶，以及萝卜、胡萝卜等的根部。番茄红素是由 11 个共轭及 2 个非共轭双键组成的多不饱和脂肪烃，对氧化反应十分敏感，如光、温度、氧气、pH 及表面活性物质等均能影响其稳定性。番茄红素是高效的单线态氧淬灭剂，同时对氮氧自由基具有清除作用，抑制脂类过氧化反应。因此番茄红素作为一种新型的天然抗氧化剂广泛用于食品加工中。我国规定了番茄红素（合成）的最大使用量。

6. β-胡萝卜素　类胡萝卜素广泛存在于植物性食物中，以胡萝卜、辣椒、南瓜等蔬菜中最多。β-胡萝卜素是自然界中存在最普遍也最稳定的天然色素，具有由黄到红的颜色，属于多烯色素的一类。β-胡萝卜素是食品中的正常成分，又是人体必需的营养素之一，因此，可按生产需要适量使用。

（三）合成色素

合成色素主要指用人工合成的方法从煤焦油中制取或以苯、甲苯、萘等芳香烃化合物为原料合成的有机色素，故又称为煤焦油色素或苯胺色素。合成色素按其化学结构又可分为偶氮类和非偶氮类。偶氮类包括柠檬黄、苋菜红等；非偶氮类包括赤藓红、亮蓝等。合成色素性质稳定、着色力强、可任意调色、成本低廉、使用方便，因此被广泛使用。20 世纪 50～60 年代发现不少合成色素具有致癌、致畸作用，各国对其已严加控制。合成色素为达到安全使用的目的，需进行严格的毒理学评价。另外，许多合成色素除本身或代谢产物有毒性，在其生产合成的过程中可能由于原料不纯或受到有毒金属（铅、砷等）污染及生成有毒的中间产物，因此对其生产必须严格管理。

目前，世界各国允许使用的合成色素几乎多是水溶性色素，包括它们的色淀（即由水溶性色素沉淀在允许使用的不溶性基质上所制得的特殊着色剂，主要是铝色淀）。我国允许使用的合成色素有苋菜红、胭脂红、赤藓红、诱惑红、新红、柠檬黄、日落黄、亮蓝、靛蓝及其铝色淀和叶绿素铜钠盐、二氧化钛等共 20 余种。

1. 苋菜红　又名蓝光酸性红，属于偶氮类化合物。1984 年确定其 ADI 为 0.5mg/kg。我国规定苋菜红可用于果蔬汁（肉）饮料、碳酸饮料、配制酒、蜜饯凉果、果酱、果冻等制品使用量为 0.025～0.3g/kg。

2. 柠檬黄　又称肼黄，经过长期动物实验证明其安全性较高，FAO/WHO 正式确定其 ADI 为 7.5mg/kg。我国规定，柠檬黄可用于饮料类配制酒、糖果、风味发酵乳、腌渍蔬菜、果冻、膨化食品等三十余类制品，使用量为 0.04～0.5g/kg。

3. 靛蓝　也称酸性靛蓝、磺化靛蓝。1994 年 FAO/WHO 将其 ADI 值规定为 5mg/kg。我国规定可用于果蔬汁（肉）饮料、碳酸饮料、配制酒、蜜饯类、腌渍蔬菜、膨化食品等制品，使用量为 0.01～0.3g/kg。

九、护色剂

（一）定义

护色剂又称发色剂，能与肉及肉制品中呈色物质作用，使之在食品加工、保藏等过程中不致分解、破坏，呈现良好色泽的物质。我国允许使用硝酸钠（钾）、亚硝酸钠

(钾)、葡萄糖酸亚铁、D-异抗坏血酸及其钠盐共 7 种。在保证色泽良好的条件下，护色剂的用量应限制在最低水平。因为大量摄入亚硝酸盐，可使红细胞中的血红蛋白变为高铁血红蛋白，失去运输氧的能力而导致紫绀。（亚）硝酸盐还是致癌物 N-亚硝基化合物的前体物。因此，在加工工艺许可的条件下，尽可能使用（亚）硝酸盐的替代品。

另外，在使用发色剂的同时，常常加入一些能促进发色的物质，这些物质称为发色助剂，在肉制品中最常用的发色助剂为 L-抗坏血酸、L-抗坏血酸钠及烟酰胺（即维生素 PP）等，可以减少（亚）硝酸盐的使用量，从而降低对人体的危害。

（二）护色原理和其他作用

1. 护色原理　肉类在贮存、加工过程中将从鲜红色逐渐变成暗红色直至棕褐色。这是由于肉的呈色物质肌红蛋白和血红蛋白中的 Fe^{2+} 被逐步氧化为 Fe^{3+}，使肉变色。护色剂中硝酸盐在细菌的硝酸盐还原酶作用下，还原成亚硝酸盐，亚硝酸盐在酸性条件下生成亚硝酸。一般宰后成熟的肉含乳酸，pH 在 5.6～5.8，所以不需外加酸即可生成亚硝酸。由于亚硝酸的性质不稳定，在常温下可分解产生亚硝基（NO·），NO·很快与肉类中的肌红蛋白和血红蛋白结合，生成一种含 Fe^{2+} 的鲜亮红色稳定的亚硝基肌红蛋白和亚硝基血红蛋白，故使肉制品呈现诱人的鲜红色。

亚硝酸盐还有延长肉制品货架期寿命和防止肉毒梭状芽孢杆菌生长，并能产生独特的香味，改善肉制品的风味。

2. 其他作用

(1) 抑菌防腐作用　亚硝酸盐具有良好的抑菌作用，在 pH 4.5～6.0 环境中对金黄色葡萄球菌、肉毒梭菌、蜡样芽孢杆菌等的生长有抑制作用，但对沙门菌、乳酸菌无抗菌效果。作用机制是亚硝酸盐在细菌及组织还原物质作用下，形成 NO_2 和 NO，NO 可与细菌的 Fe-S 蛋白反应，生成复合物，从而阻止丙酮酸降解生成 ATP，抑制了细菌的生长繁殖。硝酸盐和亚硝酸盐在肉制品中形成 HNO_2 后，分解产生 NO_2，再继续分解成 NO^- 和 O_2，可抑制厌氧的肉毒梭菌的繁殖，从而防止肉毒中毒。

目前对亚硝酸盐的抑菌机理有待进一步研究。

(2) 亚硝酸盐对提高腌肉的风味也有一定的作用。腌肉是以食盐为主，添加亚硝酸盐、蔗糖等辅料处理的肉类制品。在此过程中，亚硝酸盐与食盐作用，改变了肌红细胞的渗透压，增加盐分的渗透作用，促进肉制品成熟风味的形成，从而使肉制品具有弹性，口感良好，并消除原料肉的腥味，提高产品品质。

(3) 螯合和稳定作用。在肉制品腌制过程中，亚硝酸盐能与胶原蛋白作用，增加肉的黏度和弹性。另外，亚硝酸盐能提高肉品的稳定性，防止脂肪氧化而产生不良的哈喇味。

（三）护色剂对健康的影响

1. 急性毒性　亚硝酸盐是食品添加剂中急性毒性较强的物质之一，小鼠经口 LD_{50} 为

220mg/kg 体重，大鼠经口 LD_{50} 为 85mg/kg 体重（雄性），175mg/kg 体重（雌性）。过量的亚硝酸盐能使血液中正常携氧的二价铁血红蛋白氧化成高铁血红蛋白，失去携氧能力，引起组织缺氧中毒、呼吸中枢麻痹、血管扩张、血压降低，严重时可引起窒息至死亡。人体摄入 0.3～0.5g 亚硝酸盐可引起中毒，摄入约 3g 可致死。在肠道中硝酸盐可被还原成亚硝酸盐，也可能引起毒性作用。

2. 慢性毒性　亚硝酸盐在自然界和胃肠道的酸性环境中，可以与存在的仲胺、叔胺及氨基酸等形成具有强烈致癌作用的 N-亚硝基化合物。

亚硝酸盐能够透过血胎屏障进入胎儿体内而使其致畸，尤其是 6 个月以内的胎儿最敏感；还可通过乳汁进入婴儿体内，造成婴儿机体组织缺氧，皮肤、黏膜出现青紫斑，有极大的危害。因此，欧盟建议不得将其用于儿童食品。

（四）护色剂的安全使用

1. 严格控制硝酸盐和亚硝酸盐的使用量和残留量　各国都对食品中亚硝酸盐添加量进行严格规定，我国要求肉制品加工中亚硝酸盐最大使用量不能超过 0.15g/kg，硝酸盐最大使用量不能超过 0.5g/kg，肉制品成品中的残留量（以亚硝酸钠计），西式火腿（熏烤、烟熏、蒸煮火腿）＜70mg/kg，肉罐头类＜50mg/kg，腌腊肉制品类、酱卤肉制品类、熏烧烤肉类、油炸肉类、肉灌肠类、发酵肉制品类等均为＜30mg/kg。

2. 降低肉制品中亚硝酸盐对人体的危害　世界各国都致力于研究减少肉制品中亚硝酸盐残留量以降低亚硝胺的生成，从而降低对人体健康的危害。其方法主要有：

（1）添加一些护色助剂与护色剂合用，如添加抗坏血酸、异抗坏血酸、维生素 E、烟酰胺等，可促进护色，抗坏血酸与 α-生育酚与亚硝酸盐有高度亲和力，在体内能防止亚硝化作用，阻断亚硝胺的合成。

（2）添加一些天然物质可以降低亚硝酸盐残留，以阻断亚硝胺的合成。大蒜含有的大蒜素可以抑制胃中硝酸盐还原菌，降低胃内亚硝酸盐含量；姜汁提取液对亚硝酸盐有清除作用，对 N-二甲基亚硝胺的合成有一定阻断作用；茶多酚含量高的茶叶如绿茶，阻断 N-亚硝基化合物合成效果较好；另外富含维生素 C、维生素 E、核黄素的食物，均可抑制胃中亚硝胺的形成。

（3）添加一些能起到类似亚硝酸盐发色作用的物质，如天然红曲色素、氨基酸与肽。添加一些有防腐作用的物质，如山梨酸钾，以减少亚硝酸盐的用量，从而降低亚硝酸盐的残留量。

（4）利用如乳酸菌等能降解亚硝酸盐的微生物发酵动物性食品，降低亚硝酸盐残留，减少亚硝胺的生成。

十、乳化剂

（一）定义

乳化剂是能改善乳化体中各种构成相之间的表面张力，形成均匀分散体或乳化体的物质。通常用亲水亲油平衡值（HLB）表示乳化剂的亲水性和亲油性的平衡。乳化剂是连接水相和油相的表面活性剂，因此，一个理想的乳化剂应与水相和油相都有较强的亲和力，但使用一种乳化剂很难达理想的效果，所以实际应用时，往往把 HLB 值小的乳化剂与 HLB 值大的乳化剂混合使用，两种以上不同 HLB 值的乳化剂并用，比用单一乳化剂效果好。

（二）在食品加工中的作用

1. 乳化作用　乳化剂在食品工业中应用最广的是乳化作用，食品中大多含有两类溶解性质不同的组分，乳化剂有助于它们均匀、稳定地分布，从而防止油水分离，防止糖和油脂起霜，防止蛋白凝集或沉淀。此外，乳化剂可以提高食品耐盐、耐酸、耐热、耐冷冻保藏的稳定性，乳化后营养成分更易为人体消化吸收。

2. 对淀粉和蛋白质的作用　乳化剂可与直链淀粉结合为稳定的络合物，因此淀粉制品冷却后直链淀粉难以结晶析出，有助于延缓淀粉的老化作用，是淀粉食品的柔软保鲜剂，可使面包、馒头、包子、蛋糕等较长时间保持新鲜、松软和良好的切片性。乳化剂能与面粉中的脂肪和蛋白质形成氢锭或偶联络合物，起到面团调理剂的作用。加入乳化剂，强化了面团的网状结构，提高了面团的弹性和吸水性，增加了揉面时空气的混入量，缩短发酵时间，使面包等制品膨松、内心柔软、孔布均匀，使面条制品煮时不易碎烂。因此乳化剂广泛应用于面包、糕点、饼干、面条等米面制成的淀粉食品中。

3. 调节黏度的作用　乳化剂有降低黏度的作用，因此，可作饼干、口香糖等的脱模剂，并使制品表面光滑。在巧克力中，乳化剂可降低强度，提高物料的流散性，便于生产操作；在口香糖中，乳化剂可促进各种成分向树脂分散，在低温短时间内便混合均匀，并使产品不粘牙，具有增塑性和柔软性；在制糖工业中，乳化剂降低糖蜜黏度，可增加糖的回收率。

4. 润湿和分散作用　奶粉、可可粉、麦乳精、速溶咖啡、粉末饮料冲剂和汤味料等食品中使用乳化剂，可提高其分散性、悬浮性和可溶性，有助于方便食品在冷水或热水中速溶和复水。

5. 控制结晶作用　乳化剂对结晶有促进成长或阻止成长的作用。在巧克力中，乳化剂可促进可可脂的结晶变得微细和均匀；在冰淇淋等冷冻食品中，高 HLB 值的乳化剂可阻止糖类等产生结晶，而在人造奶油中，低 HLB 值的乳化剂可阻止油脂产生结晶。

6. 增溶作用　HLB15 以上的乳化剂可作脂溶性色素、香料、强化剂的增溶剂，另外，在食品加工中还可作破乳剂使用。

7. 抗菌、保鲜作用　蔗糖酯等还具有一定的抗菌性，可用作蛋品、水果、蔬菜等保鲜涂膜剂的乳化剂。在果蔬表面涂膜，有抑制水分蒸发、防止细菌侵袭和调节呼吸等作用。天然乳化剂磷脂还有抗氧化作用。

我国允许使用司盘（SPAN）类、吐温（TWEEN）类、硬脂酰乳酸钠（钙）、硬脂酰乳酸钠、三聚甘油酯、丙二醇脂肪酸酯、蔗糖酯、大豆磷脂、月桂酸单甘油酯等30多种乳化剂。一般使用量为0.1%～1%。

（三）安全性

GB 2760允许使用的食品乳化剂，大部分属于ADI值较大的食品添加剂，剩余品种属于ADI值“未规定”的食品添加剂，都是安全的。

我国乳化剂安全性最大的问题是不法商贩使用工业级洗衣粉作为馒头等的乳化剂，避免方法是加强正确使用食品乳化剂的宣传和供应方便便宜的单甘酰水合物。

十一、酶制剂

（一）定义

酶制剂是由动物或植物的可食或非可食部分直接提取，或由传统或通过基因修饰的微生物（包括但不限于细菌、放线菌、真菌菌种）发酵、提取制得，用于食品加工，具有特殊催化功能的生物制品。主要用于加速食品加工过程和提高食品质量。

（二）酶制剂的卫生要求

酶制剂来源于生物，一般毒性可能比合成化学物质低，较为安全。但由于通常使用的酶制剂不是酶的纯品，可能混有残存原材料、微生物的某些有毒代谢产物（如毒素、抗生素等），有的酶可能有致敏作用。为了保证酶制剂的生产安全性及提高产品纯度，我国制定了《食品工业用酶制剂卫生管理办法》。其中对酶制剂的卫生要求如下：①对酶制剂的菌种应严格鉴定，不能使用致病菌及有可能产生毒素的菌种；②只能使用有一定规格的食品工业专业酶制剂，不得任意使用普通工业用酶制剂；③来自动、植物非可食用部分的酶制剂必须经毒理学鉴定；④由不熟悉的非致病性微生物制成的酶制剂应进行严格的毒性鉴定；⑤在食品工业中不能使用与治疗用酶抗原性近似的酶制剂。由正常生产使用的或作为传统食品成分的微生物获得的酶，如来自酵母属、乳酸链球菌属、黑曲霉属及枯草杆菌属的酶制剂和来自小牛、羊的凝乳酶，来自麦芽的淀粉酶，一般是安全的。

（三）酶制剂使用中的注意事项

1. 由于酶制剂系高分子蛋白质，加热、紫外线、X线、强酸、强碱、重金属离子等均可破坏其结构而使其变性失活。因此，使用中应选择该酶活性的最适条件。

2. 使用酶制剂前，应仔细除去抑制剂，避免使用铁、铜等产生重金属离子的器皿。反应后期，为控制酶促反应速度，可使用抑制剂。

3. 酶制剂一般不存在毒性问题. 但酶制剂在产品中不应使细菌总数超过该食品允许

的微生物指标。此外，微生物来源的酶制剂不得检出抗菌活性。

我国允许使用木瓜蛋白酶、α-淀粉酶制剂、精制果胶酶、β-葡聚糖酶等52种酶制剂。这些酶制剂均可按正常生产需要适量使用。

十二、增味剂

（一）定义

增味剂是补充或增强食品原有风味的物质。增味剂可能本身并没有鲜味，但却能增加食物的天然鲜味。我国允许使用的增味剂有甘氨酸、L-丙氨酸、琥珀酸二钠、辣椒油树脂、5'-呈味核苷酸二钠、5'-肌苷酸二钠、5'-鸟苷酸二钠和谷氨酸钠。增味剂按化学结构可分为氨基酸系列（如甘氨酸、L-丙氨酸、谷氨酸钠）、核苷酸系列（如5'-呈味核苷酸二钠、5'-肌苷酸二钠、5'-鸟苷酸二钠）和有机酸系列（如琥珀酸二钠）。

（二）谷氨酸钠

谷氨酸钠或味精（monosodium glutamate，MSG）为使用多年的调味品，过去由小麦麸蛋白（gluten）水解而成，现可人工合成。我国规定必须由粮食发酵提取。谷氨酸钠属于低毒物质，可按生产需要适量使用于各类食品中。由于谷氨酸钠只有在其钠盐形式下才能产生增味作用，故只能在pH5.0～8.0的情况下增强食品风味。FAO/WHO最初认为味精作为食品添加剂是极其安全的，20世纪70年代欧美国家媒体报道在中国餐馆用餐后出现头痛、胸闷、面部发红、口渴、胃肠不适，称为“中国餐馆热”。1973年WHO规定，谷氨酸钠ADI为120mg/kg（按谷氨酸计，相当于谷氨酸钠153mg/kg），不适用于12周岁以下儿童。20世纪80年代西方一些国家味精消费量锐减。但后来大量研究证明，过量食用谷氨酸钠（每天超过6.8g）时可能导致血液中谷氨酸钠浓度升高，造成一过性头痛、心跳加速、恶心等症状，而在正常使用范围内，未见上述不良反应。1987年FAO/WHO专家委员会宣布取消对谷氨酸钠使用量限制，还取消对未满12周岁儿童不得服用的限制，确认了谷氨酸钠的安全性。

（三）核苷酸系列增味剂

核苷酸系列增味剂从化学结构来看，只有磷酸根在核酸的c-5'位结合的核苷酸才有鲜味，在c-2'或c-3'结合者均无鲜味。同时，只有在c-5'位的磷酸根中两个羟基解离后才能产生鲜味。因此，所有的核苷酸增味剂以二钠（或二钾、二钙）盐的形式才有鲜味。核苷酸增味剂广泛存在于各种食品中，如鱼、肉、禽类等食品含有大量肌苷酸，香菇等菌类则含有大量鸟苷酸。核苷酸不但独有一种鲜味，而且其增强风味的能力也较强，尤其是对肉特有的味道有显著影响，故用于肉酱、鱼酱、肉饼、肉罐头等肉、鱼类的加工食品，其增味效果是味精的10倍。实验证明，谷氨酸钠与核苷酸类增味剂合用，具有明显的协同增效作用。我国规定5'-呈味核苷酸二钠、5'-肌苷酸二钠、5'-鸟苷酸二钠可按正常生产需要应用于各类食品中。无需规定ADI值。

目前，已开发了许多天然增味剂如肉类抽提物、酵母抽提物、水解动物蛋白和水解植物蛋白等。这类鲜味剂不仅风味多样，而且富含蛋白质、肽类、氨基酸、矿物质等营养成分。麦芽酚是一种天然物质，存在于数种植物和烘烤过的麦芽、咖啡豆、可可豆等原料中。麦芽酚的水溶性强，主要用于增强食品的水果味和甜味。

十三、面粉处理剂

（一）定义

面粉处理剂是促进面粉的熟化和提高制品质量的物质。我国允许使用的有碳酸钙、碳酸镁、L-半胱氨酸盐酸盐、偶氮甲酰胺、L-抗坏血酸。

（二）在食品加工中的作用

小麦粉生产的最后一道工序通常是漂白或后熟。小麦粉的后熟又称为熟化、成熟和陈化。新磨成的、未漂白的小麦粉，特别是用新小麦磨制的面粉，黏性大，缺乏弹性和韧性，不易用来做面点，特别是用来生产馒头和面包类食品会出现皮包暗、不起个、易塌陷收缩，而且质构粗糙的现象，但是小麦粉经过一段时间的贮藏后，则颜色就会变浅且品质会得以改善，这种现象称为小麦粉的“后熟”。自然后熟的小麦粉需要的时间较长，一般 3～4 周。食品科学家发现在新研磨的面粉中添加一些化学物质能够在较短时间内产生同样的结果。美国 FDA 允许添加二氧化氯（chlorine dioxide）、过氧化苯甲酰、过氧化丙酮和偶氮甲酰胺来漂白和熟化面粉。这些物质除了起漂白面粉作用外，大多数还对面制品（馒头、面包等）品质起熟化作用。

一般来说，面包粉面筋的百分比含量稍高，面筋的筋力和弹性更强，强力面包粉主要由硬质面粉制成。蛋糕粉来源于软质冬小麦，含的面筋与面包粉和面粉相比强度较弱，含量稍低。除面包外，馒头、面条、方便面一般需要使用面粉增筋剂。

面粉增筋剂能促使新面粉快速后熟，因此又称促熟剂，化学名称是氧化剂。偶氮甲酰胺是一种近年来广泛使用的面粉增筋剂，属于快速型氧化剂。它除了具有增筋作用外，还能够直接影响面团搅拌和发酵时的流变学特性，减小面团的延伸性阻力，改善面团的操作性能，增强面团的保气能力，改善面包的内部组织。偶氮甲酰胺对面粉没有漂白作用，是一种安全无害的食品添加剂。

L-半胱氨酸盐酸盐是一种面粉还原剂，用于发酵面制品，与面粉增筋剂配合使用时，主要在面筋的网状结构形成后发挥作用。其作用具有时间的滞后性，能够提高面团的持气性和延伸性，加速谷蛋白的形成，防止面团筋力过高引起的老化，从而缩短面制品的发酵时间。

L-抗坏血酸在面团改良剂中可用作氧化剂，因为它能被抗坏血酸氧化酶氧化为脱氢抗坏血酸，后者可将面团中巯基（-SH）氧化为二硫基，从而使面筋强化。

面粉填充剂又称分散剂，是一种面粉处理剂的载体，包括碳酸镁、碳酸钙等，除具有使微量的面粉处理剂分散均匀的作用外，尚具有抗结剂、膨松剂、酵母养料、水分保持剂的作用。

在面包糕点工业中，除使用面粉处理剂外，尚使用真菌淀粉酶、葡萄糖氧化酶、蛋白酶、乳糖酶、膨松剂、防腐剂以及乳化剂复配而成的蛋糕油。随着面包糕点专用面粉在我国的普及和使用，我国也会像发达国家一样，尽可能不用或少用增筋剂、蛋糕油等食品添加剂。

（三）安全性

GB 2760 允许使用的偶氮甲酰胺属于 ADI 值较大的食品添加剂，碳酸镁、碳酸钙、过氧化钙属于 ADI 值“未规定”的食品添加剂，半胱氨酸是人体必需氨基酸，因此按照 GB 2760 的规定使用面粉处理剂不会对人体造成危害。

十四、被膜剂

（一）定义

被膜剂是涂抹于食品外表，起保质、保鲜、上光、防止水分蒸发等作用的物质。可防止微生物入侵，抑制水分蒸发或吸收和调节食物呼吸作用。我国允许使用的被膜剂有紫胶、硬脂酸、白油（液体石蜡）、吗啉脂肪酸盐果蜡、巴西棕榈蜡、蜂蜡、聚丙烯酸钠、聚二甲基硅氧烷、聚乙二醇、聚乙烯醇、松香季戊四醇酯、普鲁兰多糖、脱乙酰甲壳素（壳聚糖）等，主要用于水果、蔬菜、糖果、鸡蛋等食品的保鲜。

（二）在食品加工中的作用

不同的被膜剂作用于不同食品有不同的效果，果蜡用于果蔬，具有抑制水分蒸发、调节呼吸、防腐、保鲜作用；液状石蜡用于焙烤业，是理想的脱模剂、润滑剂；还有的用于糖果食品，可防潮、防黏和上光。

（三）安全性

GB 2760 允许使用的巴西棕榈蜡属于已制定 ADI 值的食品添加剂，虫（紫）胶、食品级矿物油、硬脂酸、蜂蜡属于“未规定 ADI 值”的 GRAS 物质。列入 GB 2760 的被膜剂都经过安全性评价，因此按照标准规定使用被膜剂是不会对人体造成危害的。

十五、水分保持剂

（一）定义

水分保持剂是有助于保持食品中水分而加入的物质。

按照功能用途的不同可分为持水剂和润湿剂两类，前者如磷酸盐类，后者如甘油。水分保持剂主要是指用于肉类和水产品加工中，增强水分稳定和有较高持水性的磷酸盐类。

（二）在食品加工中的作用

动物性食品在保存加工过程中，由于冷藏风化、冻结时失水和加热过程中脱水，会使肉变硬、干涸，风味丧失，而加入一定量的磷酸盐能提高肉的持水能力，防止营养成分流失，并保持肉的鲜嫩及风味。

（三）安全性

使用磷酸盐是安全的。

十六、营养强化剂

（一）定义和使用要求

营养强化剂是为增强营养成分而加入食品中的天然或者人工合成的属于天然营养素范围的物质。卫生部于 2012 年 11 月公布了 GB14880-2012《食品营养强化剂使用标准》，对营养强化剂的允许使用品种、使用范围、使用量、可使用的营养素化合物来源等进行了强制性规定。该标准于 2013 年 1 月 1 日起正式施行。

使用营养强化剂的要求：

1. 营养强化剂的使用不应导致人群食用后营养素及其他营养成分摄入过量或不均衡，不应导致任何营养素及其他营养成分的代谢异常。

2. 营养强化剂的使用不应鼓励和引导与国家营养政策相悖的食品消费模式。

3. 添加到食品中的营养强化剂应能在特定的贮存、运输和食用条件下保持质量的稳定。

4. 添加到食品中的营养强化剂不应导致食品一般特性如色泽、滋味、气味、烹调特性等发生明显不良改变。

5. 不应通过使用营养强化剂夸大食品中某一营养成分的含量或作用误导和欺骗消费者。

（二）分类

我国允许使用的营养强化剂按功能可分为 9 大类，158 种物质，其中包含 54 种营养素。

1. 氨基酸及含氮化合物类　用于补充食品中缺乏的、特别是婴幼儿食品中缺乏的必需氨基酸，其中包括赖氨酸（L-盐酸赖氨酸、L-赖氨酸天门冬氨酸盐）、牛磺酸、蛋氨酸、酪氨酸、色氨酸共 5 种营养素（6 种物质）。

2. 维生素类　包括维生素 A、β-胡萝卜素、维生素 B_1、维生素 B_2、维生素 B_6、维生素 B_{12}、维生素 C、维生素 D、维生素 E、维生素 PP（烟酸、烟酰胺）、维生素 K、生物素、叶酸、泛酸、L-肉碱、胆碱、肌醇共 17 种营养素（41 种物质）。

3. 矿物质类　包括钙、钾、镁、磷、钠、铁、锌、铜、锰、硒、碘、铬、钼共 13 种。

4. 必需脂肪酸类　包括亚油酸、亚麻酸、花生四烯酸、二十二碳六烯酸4种营养素。

5. 核苷酸类　是用于食品、特别是婴幼儿食品的营养补充剂，包括5'-单磷酸胞苷、5'-单磷酸尿苷、5'-单磷酸腺苷、5'-肌苷酸二钠、5'-鸟苷酸二钠、5'-尿苷酸二钠、5'-胞苷酸二钠共7种。

6. 植物营养素类　叶黄素，对视力有保护作用。

7. 低聚糖类　包括低聚半乳糖、多聚果糖（含低聚果糖）、棉子糖、低聚果糖4种物质，是人体肠道菌群的生长促进因子。

8. 钙铁吸收剂　促进人体对钙铁的吸收，包括乳铁蛋白、酪蛋白钙肽、酪蛋白磷酸肽3种物质。

9. 膳食纤维　包括聚葡萄糖。

抗氧化剂中的磷脂，着色剂中的番茄红素，其他类中的半乳甘露聚糖等也属于营养强化剂。

（三）安全性

不能在食品中任意添加营养强化剂，必须根据食用对象来确定，营养强化剂卫生管理对添加量也有一定规定。

十七、防腐剂

（一）定义和分类

防腐剂是指防止食品腐败变质、延长食品储存期的物质。我国允许使用的防腐剂有苯甲酸（及其钠盐）、山梨酸（及其钾盐）、脱氢醋酸、丙酸等30余种。

防腐剂一般可分为酸型、酯型和生物型防腐剂；按照来源可分为化学防腐剂和天然防腐剂两类，大多数防腐剂是人工合成的，超量使用会对人体造成一定损害，国家标准严格规定了防腐剂在各类食品中的最大使用量；按其抗微生物的作用性质，可分为杀菌剂和抑菌剂。一般认为，防腐剂对微生物的作用在于抑制代谢，使微生物的生长减慢和停止。

防腐剂的效果与食品中微生物的种类和数量、食品的pH、成分、保存条件以及添加时的温度、方法等均有关。适用于食品的理想防腐剂应：①对所有可能使食品腐败变质的微生物，包括酵母、霉菌、细菌均有效；②无毒或毒性极微；③添加后可使食品长期保存而不易腐败变质；④无色、无味、无臭、无刺激性，极少因添加于食品而有变化；⑤使用方便，具有水溶性兼耐热性，不易受pH变化的影响，对食品无不良影响。

（二）常用防腐剂

1. 酸型防腐剂　常用的酸型防腐剂有苯甲酸、山梨酸和丙酸（及其盐类），其抑菌的效果主要取决于它们未离解的酸分子。其效力随pH值而定，酸性越大效果越好，而在碱性环境中则几乎无效。

（1）苯甲酸及其钠盐　苯甲酸又名安息香酸，在水中溶解度低，其钠盐溶于水。苯甲酸钠在食品中可转化为苯甲酸，苯甲酸能有效地抑制酵母和细菌，而对霉菌抑制作用不大。苯甲酸在酸性环境中（pH2.5～4.0）有明显抑菌作用，pH 值为 5.5 以上时，对霉菌及酵母效果差。苯甲酸抑菌的机制是抑制微生物呼吸系统的活性，特别对乙酰辅酶 A 缩合反应具有较强的抑制作用。

苯甲酸在体内与甘氨酸结合形成马尿酸，或与葡萄糖醛酸结合形成葡萄糖苷酸，随尿排出体外，对人体比较安全。但曾有苯甲酸可能会引起叠加中毒现象的报道，故在使用上存在争议，虽各国仍允许使用，但应用范围较窄。如在日本的进口食品中受到限制，甚至部分禁止使用。由于本品价格低廉，在我国仍作为主要防腐剂使用。

苯甲酸主要用于碳酸（果汁）饮料、低盐酱菜、酱类、蜜饯、葡萄酒、果酒、软糖、酱油、食醋等多种食品。FAO/WHO 建议 ADI 为 5mg/kg（以苯甲酸计）。我国规定：碳酸饮料最大使用量为 0.2g/kg；低盐酱菜、酱类和蜜饯最大使用量为 0.5g/kg；除胶基糖果以外的其他糖果最大使用量为 0.8g/kg；酱油、食醋、果酱（不包括罐头）、果汁（味）型饮料最大使用量为 1.0g/kg；风味冰最大使用量为 1.0g/kg（混用或单独使用）。

（2）山梨酸及其钾盐　山梨酸又名花秋酸，是一种不饱和脂肪酸，微溶于水而溶于有机溶剂，故常用其钾盐。山梨酸参与体内正常代谢，几乎对人体无害，是目前国际公认的较好的防腐剂。山梨酸抗菌性强，能抑制细菌、霉菌和酵母的生长，防腐效果好。目前国外使用山梨酸、山梨酸钾代替护色剂亚硝酸盐，既可以防止肉毒梭菌芽孢的发育，又可以降低亚硝胺的生成。FAO/WHO 规定其 ADI 为 25mg/kg（以山梨酸计）。我国规定，在各类食品中使用量为 0.075～2g/kg。

（3）丙酸及其盐类　丙酸及其盐类是有效的真菌抑制剂。丙酸盐主要用于面包、糕点类食品，对控制面包生霉和发黏非常有效，但对酵母基本无作用。丙酸还可以直接用于处理蔬菜、水果。在各类食品中的使用量为 0.25～50g/kg。

2. 酯型防腐剂　酯型防腐剂包括对羟基苯甲酸酯类（甲、乙、丙、异丙、丁、异丁等酯），是苯甲酸的衍生物。对细菌、霉菌及酵母有广泛的抑制作用，但对革兰氏阴性杆菌及乳酸菌的抑菌作用较弱。这类防腐剂的作用机制在于抑制微生物细胞的呼吸酶系与电子传递酶系的活性，并破坏微生物的细胞膜结构。其防腐效果受 pH 的影响较小，在 pH4～8 范围内有较好效果。对羟基苯甲酸酯类在水中溶解度小，但对羟基苯甲酸乙酯和对羟基苯甲酸丙酯复配使用可提高溶解性，并有协同效应。由于摄入体内后代谢途径与苯甲酸基本相同，不在体内蓄积，故毒性很低，有时也用于代替酸型防腐剂。对羟基苯甲酸甲酯比其他对羟基苯甲酸酯类的毒性大，很少作为食品防腐剂使用。按安全性排序：山梨酸＞对羟基苯甲酸酯类＞苯甲酸。我国规定对羟基苯甲酸乙酯最大用量，用于酱油、酱制品为 0.25g/kg，用于食醋为 0.10g/kg，用于糕点馅为 0.5g/kg（单独或混用总量），用于热凝固蛋制品为 0.2g/kg，用于果蔬保鲜为 0.012g/kg，用于碳酸饮料为 0.2g/kg。

3. 生物型防腐剂 乳酸链球菌素又称乳酸菌肽，是乳酸链球菌属微生物的代谢产物，可用乳酸链球菌发酵提取制得。其为由氨基酸组成的类蛋白质物质，能被体内蛋白酶水解，所以是一种高效、无毒的天然食品防腐剂。乳酸链球菌素对肉毒梭菌等厌氧芽孢杆菌及嗜热脂肪芽孢杆菌、产气荚膜杆菌、单核细胞增生性李斯特菌、金黄色葡萄球菌等有很强的抑菌作用，也能抑制酪酸杆菌，但对霉菌和酵母的影响很弱。使用乳酸链球菌素不会改变肠道菌群，不会出现抗药性及与其他抗生素产生交叉抗性。乳酸链球菌素对热稳定，可在食品加热时一起使用，减少加热时间，节省食品加工过程的能耗，降低营养成分的破坏程度。一般认为乳酸链球菌素抗菌机制分为两步：①乳酸菌素吸附于敏感细胞表面；②与细胞膜结合形成管状结构，引起细胞膜的渗漏，导致小分子细胞质成分如钾离子、氢离子、氨基酸、核苷酸等物质迅速流失和膜电位下降，并立即对DNA、RNA、蛋白质和多糖等物质的生物合成产生抑制。乳酸链球菌素已广泛应用于乳制品、罐装果蔬食品的保藏，对畜禽、鱼肉食品也有一定的保藏效果。我国允许乳酸链球菌素在食用菌、藻类罐装食品、酱油、复合调味料中最大使用量为0.2g/kg，肉制品和乳制品中的最大使用量为0.5g/kg。

4. 其他防腐剂 一般仅应用于乳制品、罐装食品、植物蛋白食品的防腐。

(1) 双乙酸钠 对耐热菌马铃薯杆菌、枯草杆菌的孢子有很强的抑制作用，有防止谷类制品和豆制品真菌繁殖的作用。可用于焙烤制品、各种油脂、肉制品、软糖、调味汁、小吃食品和汤料等食品。我国规定在各类食品中的使用量为0.2～10g/kg。

(2) 二氧化碳 在常温下为无色、无臭气体，在0℃和0.1MPa下凝成液体，快速蒸发时部分形成固体，略有酸味。二氧化碳分压增高，主要影响需氧微生物对氧的利用，终止各类需氧微生物呼吸代谢，使微生物失去生存的必要条件。但二氧化碳只能抑制微生物生长，不能杀死微生物。可按生产需要适量使用二氧化碳。

(3) 仲丁胺 只在水果、蔬菜贮藏期防腐使用。用于水果保鲜，可按生产需要适量使用。但应控制其残留量：柑橘（果肉）0.005mg/kg，荔枝（果肉）0.009mg/kg，苹果（果肉）0.001mg/kg；新鲜蔬菜（仅限蒜薹和青椒）3mg/kg。

(4) 天然植物型防腐剂 目前，从香辛料和传统中草药中提取有效抑菌成分是天然植物型防腐剂研发的热点之一。近年发现厚朴、生姜、地榆、草果、大蒜、花椒、丁香、黑胡椒、香薷、肉豆蔻等香辛料提取物具有一定防腐抑菌作用。此外，一些药食同源的中草药，如甘草、黄连、防风等不仅具有药用价值，而且具有一定的防腐抑菌功能。

十八、稳定剂和凝固剂

（一）定义和分类

稳定剂和凝固剂是使食品结构稳定或使食品组织结构不变，增强黏性固形物的物质。GB 2760允许使用的稳定剂和凝固剂共有10种物质，按其用途的不同，可细分为以下6

个小类。

1. 凝固剂　主要作用是使豆浆凝固为不溶性凝胶状的豆腐脑。包括钙盐凝固剂（石膏和氯化钙）、镁盐凝固剂（盐卤和卤片）和酸内酯凝固剂（葡萄糖酸-δ-内酯），它们制作的豆腐分别俗称嫩豆腐（石膏豆腐）、老豆腐（盐卤豆腐）和内酯豆腐。薪草提取物用在豆腐中也能起到胶凝剂的作用。我国民间现在还有用自然发酵的酸浆水点的老豆腐，独有特色。

2. 果蔬硬化剂　包括氯化钙等钙盐类物质。主要作用是使果蔬中的可溶性的果胶酸与钙离子反应生成凝胶状不溶性果胶酸钙，增强果胶分子的交联作用，从而保持果蔬加工制品的脆度和硬度。

3. 螯合剂　对稳定食品起着显著作用，它们与重金属离子和碱土金属离子形成络合物，从而改变离子的性质及其对食品的影响。食品工业使用的螯合剂多为天然物质，如多元羧酸（柠檬酸、苹果酸、酒石酸、草酸和琥珀酸）、多聚磷酸和一些大分子（卟啉和蛋白质）。很多金属以天然的螯合状态存在，包括叶绿素中的镁；各种酶中的铜、铁、锌和镁；蛋白质中的铁（如铁蛋白）；肌红蛋白和血红蛋白的卟啉铁。当发生水解反应或其他降解反应释放出这些离子时，它们很易参与造成脱色、氧化、酸败、浑浊和改变食品风味的各种反应。螯合剂能与这些多价金属离子结合形成可溶性络合物，从而提高食品的质量和稳定性。食品中使用最多的螯合剂包括柠檬酸及其盐类、磷酸及其盐类、EDTA盐类。

螯合剂除了作为抗氧化增效剂外，还有以下用途：①在灌装海产品中，聚磷酸盐和EDTA可防止鸟粪石或磷酸铵镁玻璃状结晶的生成；②螯合剂还能与海产品中的铁、铜和锌络合防止产品发生变色反应，特别是防止这些离子与硫化物的反应；③在热烫前加入蔬菜的螯合剂可抑制金属离子产生的变色反应，④螯合剂还可从细胞壁中的果胶物质脱去钙，从而增加蔬菜的嫩度；⑤加入软饮料中的柠檬酸和磷酸能够防止金属离子引起的风味化合物（如萜烯类）氧化褐变；⑥螯合剂能防止铜离子催化引起的多酚类化合物的氧化，避免氧化产物与蛋白质作用形成持久性浑浊。

在食品中过量使用螯合剂会造成钙和其他矿物质的缺乏，为此，有时使用EDTA钠钙盐以增加食品中的钙，而不采用EDTA二钠。

4. 罐头除氧剂　专指柠檬酸亚锡二钠，用于蘑菇等果蔬罐头中，能逐渐与罐中的残留氧发生作用，Sn^{2+}氧化成Sn^{4+}，而表现出良好的抗氧化性能。可起到保护食品色泽、抗氧化、防腐蚀的作用，并且不影响罐头的风味。

5. 保湿剂　丙二醇作为食品中允许使用的有机溶剂，可用于糕点、生湿面中，能增加柔软性、光泽和保水性。

6. 豆制品品质改良剂　谷氨酰胺转氨酶用于豆制品可将大豆球蛋白催化交联，交联后蛋白质的溶解性、乳化性和稳定性都得到了提高。

酸度调节剂中的磷酸、乳酸钠、乳酸钙、碳酸钙，膨松剂中的明矾，乳化剂中的聚甘油单脂肪酸酯、吐温、硬脂酰乳酸盐，酶制剂中的凝乳酶，甜味剂中的 D-甘露糖醇、麦芽糖醇、乳糖醇、山梨糖醇，水分保持剂中的磷酸三钠，增稠剂中的果胶、海藻酸丙二醇酯、黄原胶、甲壳素、聚葡萄糖、卡拉胶、可得然胶、羧丙基淀粉等等，也有稳定剂和凝固剂的作用。

（二）安全性

我国允许使用的 EDTA 二钠、EDTA 钠钙、丙二醇属于 ADI 值较大的食品添加剂，硫酸钙、氯化钙、葡萄糖酸-δ-内酯属于 ADI 值“未规定”的食品添加剂，氯化镁属于营养强化剂，薪草提取物属于天然物质，因此按照 GB 2760 的规定使用稳定剂和凝固剂是安全的。

十九、甜味剂

（一）定义

甜味剂是指赋予食品甜味的物质。甜味剂是世界各国使用最多的一类食品添加剂，在食品工业中占有十分重要的地位。我国允许使用的甜味剂有甜菊糖苷、糖精钠、环己基氨基磺酸钙（甜蜜素）、天门冬酰苯丙氨酸甲酯（阿斯巴甜）、乙酰磺胺酸钾（安赛蜜）、甘草、木糖醇、麦芽糖醇等 20 余种。

（二）甜味剂的种类

1. 按化学结构和性质分　糖类和非糖类甜味剂。糖类甜味剂如蔗糖、葡萄糖、果糖等在我国通常称为糖，常作为一般食品；糖醇类和非糖类甜品味剂才作为食品添加剂管理。糖醇类甜味剂的甜度与蔗糖差不多，能量值较低，且与葡萄糖有不同的代谢过程，除作为甜味剂外，尚有某些特殊用途。非糖类甜味剂的甜度很高，用量极少，能量值很低，多不参与代谢过程，常称为低热值甜味剂。

2. 按来源分　分为天然甜味剂和人工合成甜味剂。天然甜味剂包括糖醇类和非糖醇类二类。糖醇类包括木糖醇、山梨（糖）醇、甘露（糖）醇、乳糖醇、麦芽糖醇、异麦芽醇和赤藓糖醇。非糖醇类包括甜菊糖苷、甘草、奇异果素、罗汉果素和索马甜。人工合成甜味剂有磺胺类、二肽类和蔗糖衍生物三类。类磺胺类包括糖精、环已基氨基磺酸钠和乙酰磺胺酸钾；二肽类包括天门冬酰苯丙氨酸甲酯（又称阿斯巴甜）和阿力甜。蔗糖衍生物包括三氯蔗糖、异麦芽酮糖醇（又称帕拉金糖）和新糖（果糖低聚糖）。人工合成甜味剂主要是一些具有甜味的化学物质，甜度一般比蔗糖高数十倍甚至数百倍，但没有任何营养价值。

理想的甜味剂应具有以下特点：①安全性好；②味觉良好；③稳定性好；④水溶性好；⑤价格低廉。

（三）常见甜味剂

1. 糖精钠　糖精化学名为邻苯甲酰磺酰亚胺，一般使用其钠盐，简称糖精钠，甜度为蔗糖的300～500倍。糖精钠由甲苯和氯磺酸合成，在体内不能被利用，大部分经肾脏排出而不损害肾功能，不改变体内酶系统活性。人类使用糖精的历史已有110多年，未发现任何不良影响。但自从20世纪70年代报道糖精可以导致大鼠膀胱癌以来，对糖精的安全性一直存在较大争议。最新研究认为，糖精导致大鼠肿瘤的情况并不适合于人类，1991年美国FDA撤回禁止糖精使用的提议，1993年JECFA再次对糖精进行评价，认为对人体无害。1997年FAO/WHO将糖精ADI规定为5mg/kg体重。在美国使用糖精时仍需在标签上注明“使用本产品可能对健康有害，本产品含有可以导致实验动物肿瘤的糖精”。目前全球有100多个国家允许使用糖精。我国允许糖精钠使用在腌渍蔬菜、饮料、蜜饯凉果、冷饮、糕点、饼干、面包、坚果、配制酒等，最大使用量为0.15g/kg。虽然糖精钠的价格较低且其安全性基本肯定，但确定是使用量过大时有金属苦味，而且产品中易带有致癌物邻苯甲磺酰胺。

2. 阿斯巴甜　阿斯巴甜化学名为天门冬酰苯丙氨酸甲酯，又名甜味素、天冬甜素。具有与蔗糖类似的味感，甜度为蔗糖的180～200倍，阿斯巴甜是一种二肽衍生物，食用后在体内分解为相应的氨基酸，对血糖没有影响，也不会造成龋齿。阿斯巴甜的两个缺点是：①在极端酸性条件下不稳定性，在高温下快速降解，因此不适于需用高温烘焙的食品。②含有苯丙氨酸，故不能用于苯丙酮尿症患者，原因是该病患者肝细胞内的苯丙氨酸羟化酶缺乏，使苯丙氨酸正常代谢途径受阻，导致苯丙氨酸在体内蓄积，并转化为过多的苯丙酮酸等。因此必须在食品标签上注明“阿斯巴甜（含苯丙氨酸）”，以避免苯酮尿症患者食用。1994年FAO/WHO推荐其ADI为40mg/kg。我国规定可按生产需要适量使用（除罐头食品）。

3. 安赛蜜　又名乙酰磺胺酸钾、A－K糖（acesulfame K），是一种新型高甜度甜味剂。其口感酷似蔗糖，甜度为蔗糖的200倍。由于它甜度大、性质稳定、口感清爽、风味良好，不带苦味、金属味、化学味等不良后味，大量研究证明它安全无害，因此在国际甜味剂市场倍受青睐。安赛蜜稳定性好，能耐受225℃高温，pH2～10范围内保持稳定，不与食品或饮料中其他成分发生反应。且不在人体内代谢，不产生能量，因此可代替蔗糖在食品和饮料中使用。安赛蜜与其他甜味剂混合使用时能增加30％～100％甜度。我国规定安赛蜜可用于饮料、糖果、糕点、冰淇淋、果酱、布丁、烘烤食品和餐包、奶制品等食品中，使用量为0.3～0.4g/kg。

4. 糖醇类甜味剂　糖醇是由相应的糖经镍催化加氢制得，其特点是甜度低、能量低、黏度低，代谢途径与胰岛素无关，不会引起血糖升高，不产酸，故常用作糖尿病、肥胖症患者的甜味剂，并具有防龋齿作用。这类物质多数具有一定的吸水性，对改善脱水食品复水性、控制结晶、降低水分活性均有较好的效果。糖醇类甜味剂品种很多，使用较多的有赤藓糖醇、木糖醇、山梨糖醇等。

木糖醇是由木糖氢化而成的五碳多元醇，甜度为蔗糖的70%，是所有糖醇中甜度最高的。其溶液的甜度随温度而变化，低温时接近于甚至高于蔗糖溶液的甜度，高温时则明显低于蔗糖的甜度。木糖醇用作营养甜味剂和保湿剂。由于木糖醇在体内代谢与胰岛素无关，故适用于糖尿病食品的生产。由于木糖醇不能被口腔中的微生物代谢生成牙斑，故亦适用于防龋齿食品。

赤藓糖醇的甜度为蔗糖的70%～80%，能量值在蔗糖的1/10以下，属于低热糖醇。赤藓糖醇在自然界分布广泛，海藻、食用菌及甜瓜、葡萄、桃等水果均含有赤藓糖醇。其大部分在小肠吸收，但不能通过酶系统进行代谢而几乎全部从尿中排泄。因此，不会干扰机体正常代谢，可广泛用于巧克力、硬糖、软糖、口香糖、乳制品及饮料等食品生产。赤藓糖醇与糖精钠、阿斯巴甜、安赛蜜共用时的甜味特性也很好，可掩盖强力甜味剂通常带有的不良味感或风味。

部分糖醇具有膳食纤维的功能，可预防便秘。其缺点是大量摄入糖醇时一般具有缓泻作用，有的还有腹胀、产气作用。美国等国家规定在所加食品的标签上要注明“过量可导致腹泻”字样。1994年FAO/WHO推荐木糖醇、麦芽糖醇、山梨醇和乳糖醇ADI值均不作特殊规定。我国规定按生产需要适量使用。

5. 甜菊糖苷　是从天然植物甜叶菊的叶中提出来的一种含二萜烯的糖苷，属于天然低能量的高甜度甜味剂，甜度约为蔗糖的300倍，能量仅为蔗糖的1/300。大量研究证明，甜菊糖苷食用安全，是一种可替代蔗糖，非常理想的甜味剂。甜叶菊经引进栽培，我国已成为世界上种植面积最大的国家，甜菊糖苷是我国继蔗糖、甜菜糖之后的第三糖源。但因其口感差，有甘草味和后苦味，故往往与蔗糖、果糖、葡萄糖等混用以矫正口味。我国规定甜菊糖苷可用于蜜饯凉果、糖果、糕点、调味品、饮料、膨化食品等，可按生产需要适量使用。

6. 甘草　甘草不仅是我国最常用的一种药物，而且是民间传统生产的香料和干果类广泛使用的一种天然甜味剂，甜度约为蔗糖的200倍，具有独特甘味及呈味效果，食用安全，我国允许按生产需要使用。

7. 罗汉果甜苷　罗汉果为多年生蔓生植物，主要栽培在中国的广西北部。人们利用其甜味和作为中药已有几个世纪的历史。罗汉果甜苷的甜度为蔗糖的300倍且能量低，是糖尿病患者的理想甜味剂。我国规定可按生产需要适量使用于各类食品。

二十、增稠剂

（一）定义和分类

增稠剂是可以提高食品的黏稠度或形成凝胶，从而改变食品的物理性状、赋予食品粘润、适宜的口感，并兼有乳化、稳定或使呈悬浮状态作用的物质。

列入 GB 2760 的增稠剂共有 46 种，按其来源可分为天然和化学合成（包括半合成）两大类。天然增稠剂包括以下几类：①植物种子胶质有罗望子多糖胶、黄蜀葵胶、亚麻籽胶、田菁胶、槐豆胶、瓜尔胶、皂荚豆胶、葫芦巴胶、沙蒿胶、刺云实胶、可溶性大豆多糖、决明胶、魔芋胶；②植物胶浸出物（树胶）有阿拉伯胶、刺梧桐胶；③海藻制取的胶有海藻酸盐类、琼脂、卡拉胶、海萝胶；④其他植物胶有果胶、菊粉；⑤动物多糖类物质有甲壳素和脱乙酰甲壳素，动物提取蛋白胶有明胶；⑥从微生物制取的生物胶有黄原胶、结冷胶、可得然胶、聚葡萄糖。合成增稠剂有羧甲基纤维素钠、羟丙基甲基纤维素、海藻酸丙二醇酯、甲基纤维素、14 种变性淀粉、聚丙烯酸钠、微晶纤维素。

（二）在食品加工中的作用

1. 增稠作用　用于果酱、颗粒状食品、各种罐头、人造奶油等，可使制品具有令人满意的稠度。

2. 稳定悬浮作用　在酸奶中能防止酸奶水分析出，使制品均匀稳定，在粒粒橙、乳饮料中能解决分层现象。

3. 凝胶作用　是果冻、奶冻、奶糖、仿生食品良好的胶凝剂。琼脂凝胶坚挺、硬度高、弹性小；明胶凝胶坚韧而富有弹性，承压性好，并有营养；卡拉胶凝胶透明度好，易溶解，适用于制作奶冻；果胶凝胶具有良好的风味，适于制作果味制品；海藻酸盐凝胶具有受热后不再稀化的特点。

4. 结晶控制作用　能使冰淇淋等在冻结过程中生成的冰晶细微化，并包含大量微小气泡，使结构细腻均匀、口感光滑、外观整洁。

5. 改变食品的外观和口感，使食品具有黏滑的口感。

6. 防霜作用　在糖果、巧克力中起凝胶作用和防结霜作用，能保持糖果的柔软性和光滑性。

7. 起泡及稳定泡沫作用　在蛋糕、啤酒、面包、冰淇淋中能使泡沫表面黏性增加，从而使泡沫稳定。

8. 黏合作用　能使香肠凝胶化，使粉末产品成为片剂或颗粒。

9. 成膜作用　能在食品表面形成非常光润的薄膜，可以防止冰冻食品表面吸湿而导致的质量下降，用于果蔬保鲜、可食用包装膜。

10. 保水作用　可以加速水分向蛋白质分子和淀粉颗粒渗透的速度，改善肉制品和面制品品质。

11. 矫味作用　环糊精对一些不良的气味有掩蔽作用。

12. 增筋作用　能使方便面、粉丝耐煮、筋斗光滑。

13. 排毒作用　果胶具有排除体内重金属的作用。

14. 功能性膳食纤维作用　大多数增稠剂都是人体内基本上不产生能量的水溶性膳食纤维，具有以下生理功能：①对人产生饱腹感，有利于节食，防止肥胖病；②减少饭后血糖水平和胰岛素反应，降低血液胆固醇，改善脂类代谢和葡萄糖代谢，预防心血管病和降血糖，减少结肠癌的发生；③能够保持肠胃道的正常功能，可促进肠蠕动，增加粪便的数量，保持肠道内容物的水分含量，产生软化并易于通过大肠，减少肠道内通过的时间，预防便秘。

（三）安全性

增稠剂都属于ADI值较大或ADI值“未规定”的食品添加剂，因此按照GB 2760规定使用食品增稠剂都是安全的。

值得指出的是，变性淀粉尽管属于ADI值“未规定”的食品添加剂，但是欧盟在婴幼儿的断乳食品中依然严格限制了其使用量为50g/kg。

二十一、食品用香料

食品用香料是指能够用于调配食品香精，并使食品增香的物质。我国允许使用的天然香料400种，合成香料1 453种。

按来源和制造方法，食品用香料通常分为天然香料、天然等同香料和化学合成香料3类。不少天然香料已有上千年的食用历史，一般情况下在正常使用范围内安全性高；天然等同香料的安全性高于化学合成香料。

二十二、食品工业用加工助剂

（一）定义和使用原则

食品工业用加工助剂是指有助于食品加工能顺利进行的各种物质，与食品本身无关。如助滤、澄清、吸附、脱模、脱色、脱皮、提取溶剂、发酵用营养物质等。

食品工业用加工助剂的使用原则如下：

（1）加工助剂应在食品生产加工过程中使用，使用时应具有工艺必要性，在达到预期目的前提下应尽可能降低使用量。

（2）加工助剂一般应在制成最终成品之前除去，无法完全除去的应尽可能降低其残留量，其残留量不应对健康产生危害，不应在最终食品中发挥功能作用。

（3）加工助剂应该符合相应的质量规格要求。

（二）安全性

GB 2760许可使用的加工助剂品种繁多，大部分容易解释其工艺技术必要性，按照食品工业用加工助剂的使用原则及GB 2760的规定使用，是安全的。

二十三、其他类

（一）定义和分类

GB2760允许使用，但22种功能类别中不能涵盖的其他功能，共包括7种物质，可细分为 6 个小类。

表 6-2 其他食品添加剂的分类

类别	品种	类别	品种
氧化剂	高锰酸钾	水溶性膳食纤维	半乳甘露聚糖
双歧杆菌增殖因子	异构化乳糖液	植物油结晶抑制剂	羟基硬脂精
调味剂	咖啡因，氯化钾	抗冰晶形成剂	冰结构蛋白

（二）安全性

其他类食品添加剂，除高锰酸钾居于限制性氧化物质外，其他均属于天然物质，尽管缺乏相关 ADI 数据，但是按照 GB 2760 的规定使用，是安全的。

第七章

各类食品卫生及管理

各类食品在生产、运输、储存等环节中，均有可能受到生物性、化学性及物理性有毒有害物质的污染，威胁人体健康。本章将讨论植物性食品、动物性食品及其他食品的主要卫生问题和卫生管理。

第一节 谷类食品的卫生及管理

谷物主要包括原粮和成品粮。原粮有稻谷、小麦、大麦、糜子、玉米、青稞和莜麦等；成品粮主要指面粉、大米、玉米面等谷类加工品。

一、谷类中的天然有毒物质

有些禾本科作物在某一特定发育期有毒，例如玉米、高粱、燕麦、稻等在幼苗期含有氰甙，其中玉米和高粱幼苗中所含的这类物质毒性较大。

荞麦由于生长期短，在我国广泛栽培。荞麦花中含有两种多酚类光敏有毒色素，即荞麦素（fagopyrin）和原荞麦素。当食用混有荞麦花的荞麦苗时，可引起人类的过敏反应。

二、生物性污染

谷物中富含碳水化合物，是最主要的能量来源。此外还含有蛋白质、脂肪、矿物质及维生素。这些营养素也为粮食中的微生物提供了生长繁殖的物质基础，粮食上的微生物主要有细菌、酵母菌和霉菌三大类。就对粮食危害的严重程度而言，以霉菌最为严重，细菌次之，酵母最轻。

（一）霉菌和霉菌毒素的污染

在小麦、稻谷和玉米三大系列粮食作物中，主要的霉菌毒素是黄曲霉毒素和镰刀菌毒素，其次是杂色曲霉素和赭曲霉毒素 A。

1. 黄曲霉毒素　在我国长江流域及长江以南许多高温高湿地区粮食中黄曲霉毒素的污染比较普遍，尤其是花生、玉米和大米。FAO/WHO 规定食品中黄曲霉毒素限量为 15 μg/kg，我国规定为 20 μg/kg 以内。目前世界各国都在逐渐降低食品和饲料中黄曲霉毒素限量标准，最大限度保障人畜健康。

2. 镰刀菌毒素　包括单端孢霉烯族化合物、玉米赤霉烯酮、串珠镰刀菌素、伏马菌素、丁烯酸内酯等。

3. 赭曲霉毒素　是曲霉属和青霉属某些菌种产生的代谢产物，在天然污染物中主要是赭曲霉毒素 A，其毒性主要是损害肾脏，引起肾曲管萎缩、肾间质纤维化等病变。玉米、小麦、大麦、大米等谷类均可被赭曲霉毒素 A 污染。

4. 杂色曲霉素　是杂色曲霉、构巢曲霉等产生的有毒代谢产物，主要污染小麦、玉米、大米等谷物。

5. 其他　除上述霉菌毒素外，其他常见的霉菌毒素还有麦角菌属产生的麦角毒素（ergotoxln）、交链孢霉在谷物收获后的贮存期中产生的毒素。此外，粮食中常见的岛青霉、桔青霉、黄绿青霉等也能在贮粮中产生毒素，黄变米中毒就是由以上几种真菌产生的毒素引起的。

除了霉菌毒素外，国外曾经在谷物发现魏氏梭菌和肉毒梭菌及其毒素，其原因可能是这些细菌在土壤中长期存活。

为了防止霉菌及其毒素污染粮食，粮食在收获和储存过程中要将水分降至 14%以下，温度降至 10℃以下，并尽可能降低周围环境的相对湿度。

（二）仓库害虫

粮谷在储存过程中常遭到仓库害虫的侵害。仓储害虫在原粮、半成品粮中都能生长，仓库温度高，湿度在 65%以上，适于虫卵孵化繁殖，当库温在 10℃以下，活动能力减弱。世界上发现仓储害虫有 300 多种，我国有 50 多种，最常见的有谷象、米象、谷蠹和螨类。其中甲虫（米象、谷虫、黑粉虫等）损害米、麦、豆类，蛾类（螟蛾等）损害稻谷，螨类损害麦、面粉、花生类等使其短期变质，经仓虫损害的粮食感官性状变坏，食用价值大大降低，并在经济上造成很大损失。螨类发育繁殖迅速，分布广泛，大量食入可致腹泻和精神不振，还可引起皮炎及泌尿、呼吸系统疾病。对仓虫应积极采取防治的措施，做到“治早、治少、治了”。

（三）粮食中的有害植物种子

谷物在收割时常常混进一些有害的植物种子，最常见的有毒麦（瞿麦）、麦仙翁籽、槐籽等，这些杂草种子含有毒素，如混入粮谷制品中就会引起中毒。预防措施是加强田间除草，粮食加工时注意筛选，我国尚未规定有害植物种子的允许限量标准。

三、化学性污染

各类谷物食品在加工、生产、运输、销售等环节中，可能受到有害化学物质的污染，其中主要有农药残留、重金属、熏蒸剂残留、违规使用食品添加剂和粮食掺假问题。

（一）农药残留

粮谷中农药残留可来自：①由于防治虫、病、除草时直接施用的农药；②农药的施用，对环境造成污染，环境中的农药通过水、空气、土壤等途径进入粮谷作物。残留在粮谷中的农药可转移到人体，损害机体健康。我国常用的农药有有机磷农药、氨基甲酸酯类农药、有机汞农药、有机砷杀虫剂、除草剂等。

（二）污水灌溉的污染

我国工业废水或生活污水灌溉农田，一方面可充分利用水源，另一方面可充分发挥这些水中肥效成分的作用。一般情况下，污水中有害的有机成分经过生物、物理及化学处理，可以减轻甚至消除，而以金属毒物为主的无机有毒成分或中间产物可能造成对污水灌溉农作物的污染。尤其是工业废水不经处理或处理不彻底进行农田灌溉，由于其中有害物质含量较高，可使土壤遭到严重污染，通过作物根系吸收富集于籽实中而造成粮食污染。主要污染物有汞、镉、砷、铅、硒、铬、酚和氰化物等。因此必须治理工业废水使其有害物质达到排放标准，并定期监测土壤污染程度及作物的毒物残留量，做到安全使用污水。

（三）粮食熏蒸剂

常用的粮食熏蒸剂包括磷化铝、溴甲烷、环氧乙烷、二硫化碳、甲醛等。要从药品源头、使用方法、粮食处理后药剂残留扩散时间上严格把关，才能够将熏蒸剂残留量控制在安全范围。如米仓熏蒸剂磷化氢是相对安全的熏蒸剂，熏蒸粮食后取样检验，1 周后磷化氢浓度仍然严重超标，直到 6 周后才达到食用标准。

（四）加工中食品添加剂的使用

谷类食品可以使用的食品添加剂种类繁多，尤其是用于面制品的含铝添加剂（主要为钾明矾、铵明矾），然而有害金属残留问题不容忽视。铝摄入过量给健康带来危害，如痴呆和骨质软化症。2014 年 7 月 1 日起，我国禁止将酸性磷酸铝钠、硅铝酸钠和辛烯基琥珀酸铝淀粉用于食品添加剂生产、经营和使用，膨化食品生产中不得使用含铝食品添加剂，同时，小麦粉及其制品［除油炸面制品、面糊（如用于鱼和禽肉的拖面糊）、裹粉、煎炸粉外］生产中不得使用硫酸铝钾和硫酸铝铵。

（五）意外污染和掺伪

粮谷类可因运输工具未清洗消毒或清洗消毒不彻底而被污染，或因使用盛放过有毒物质的旧包装物而污染，贮存库位、库房非专用而被有毒有害物质污染，或因杀鼠剂等药物保管不当而污染等。此外，加工粮食制品误用了有毒有害的非食品添加剂亦可造成污染。

在粮食掺伪方面，多是为了掩盖劣质粮食，或以低质粮食冒充优质粮食，或掺入沙子或增白剂等。如在大米中掺入霉变米、陈米，将陈小米洗后染色冒充新小米；在面粉中掺入滑石粉、石膏、吊白块等。吊白块是甲醛次硫酸氢钠，是禁止用于食品工业的漂白剂，添加到面粉中加热可分解为甲醛和二氧化硫，以达到增白作用，但两者对人体有毒，可损害肝、肾，也是一种潜在的致癌剂。其他如在大豆粉中掺玉米粉；从面粉中提出面筋后，仍作为面粉或混入好面粉中出售。

四、无机夹杂物

泥土、砂石和金属（铁屑等）是粮谷中主要无机夹杂物，分别来自田园、晒场、农具和加工机械，不但影响感官，还对牙齿和胃肠道造成损伤。

第二节 豆类及其制品的卫生及管理

一、豆类的主要卫生问题

（一）豆类中的天然有毒有害物质

豆类虽是膳食中优质蛋白质的重要来源。但在日常食用的大豆、豌豆、扁豆、菜豆、刀豆及蚕豆等豆类植物的籽粒中也含有抗营养因素，如凝血素、胰蛋白酶抑制剂、植酸、皂甙等。在一般情况下，通过食品加工中的加热工序或加热烹调，这些抗营养物质可被破坏，对人体不会造成损害；然而，由于加热的温度或时间不够，未能彻底破坏这些有害物质而引起中毒的事件也时有发生。如生豆浆中含有皂甙，煮豆浆时皂甙受热易膨胀形成泡沫上浮而造成“假沸”现象，故饮用未煮熟的豆浆也会引起中毒。

（二）生物性污染

豆类在农田生长期、收获、贮存过程中的各个环节都可受到霉菌的污染。当环境湿度较大，温度增高时，霉菌易在豆中生长繁殖并分解其营养成分，产酸产气，使豆类发生霉变，不仅改变了豆类的感官性，降低和丧失营养价值，还可能产生相应的霉菌毒素，对食用者健康造成危害。污染豆类常见的霉菌有曲霉、青霉、毛霉、根霉和镰刀菌等。

（三）化学性污染

1. 农药残留　目前我国使用的农药80％～90％为有机磷农药，有报道我国粮食中残留的敌百虫，平均为7.87 μg/kg，甲胺磷为39.15 μg/kg。

2. 有毒有害化学物　包括汞、镉、砷、铅、铬、酚和氰化物等，主要来自未经处理或处理不彻底的工业废水和生活污水对农田的灌溉。一般情况下，污染的有害有机成分经过生物、物理及化学方法处理后，可减轻甚至消除，但以金属物为主的无机有毒成分或中间产物就可能通过污水灌溉农作物造成严重污染。中国总膳食研究结果显示，每人每天平均摄入铅、镉、汞主要来自谷类和豆类，但有一部分汞来自水产品。

3. 无机夹杂物和有毒种子的污染　泥土、砂石和金属是豆类主要的无机夹杂物，分别来自田园、晒场、农具和加工机械，不但影响感官状况，而且损伤牙齿和胃肠道组织。麦角、苍耳子等是豆类在农田生长期、收割时混杂的有毒植物种子，另外，红豆与红小豆类似，容易误食。

4. 豆制品的掺假问题　常见的掺假豆制品有以下几种情况：①用农药、化肥等催发、浸泡豆芽；②在豆制品中掺加非食用色素；③在大豆制品中掺入玉米粉等。在生豆芽过程中施放除草剂，部分除草剂被豆芽吸收而蓄积，给健康带来潜在的危害。除草剂含有致癌、致畸、致突变的物质，如杀草强可引起甲状腺癌，2,4,5-涕和灭草隆有致癌作用，除草醚和西玛津有致突变作用，科谷隆有致畸作用。近年来，还发现有些商贩为了缩短豆芽生长期，往豆芽里施放化肥，如尿素、硫酸铵、硝酸铵等。由于豆芽生长期短，施放化肥后，大部分被豆芽吸收，积存在豆芽体内，不仅食用时缺乏豆芽菜应有的脆嫩鲜美味道，且对胃肠道产生刺激，并具有潜在危害。此外由于所用化肥都含铵类化合物，可以转变成致癌物亚硝胺。

豆腐干（又称豆皮、干张），是一种以大豆为原料的半脱水豆制品。但近年来，卫生检验部门发现有些地方掺入了地板黄，地板黄是用于涂饰家具的成色品，属非食用色素之类。地板黄颜料的主要成分是铬黄，含有大量铬酸铅（$PbCrO_4$）等有害物质，是不允许在食品中添加的，食用后对人体有害。

二、豆类生产加工的卫生管理

豆类尤其是大豆虽营养价值很高，但由于存在多种抗营养因素，常常影响其营养功效。其次，霉菌及霉菌毒素和农药、重金属等有毒物质的残留常产生一些不良的效果。在豆类的生产加工过程应加强卫生管理和采取必要的措施。

（一）消除抗营养因子

通常通过食品加工过程可以不同程度地解决这些问题。如大豆的蛋白质消化率较低，仅有65%，若经过水泡、磨浆、加热、发酵、发芽等食品加工方法处理，制成的豆制品的消化率会明显提高，如豆浆消化率为85%，豆腐消化率为92%～96%。又如采用常压蒸气加热30min，即可破坏生大豆中的抗胰蛋白酶因子；采用95℃以上加热10～15min，或用乙醇处理后减压蒸发，可脱去部分豆腥味；大豆通过加工制成豆制品时，胀气因子也会被部分或全部除去。

（二）防止贮藏霉菌及产毒霉菌的污染

清洗大豆时，要除去其中的破碎种子和草籽，要降低大豆种子的含水量至12%以下。其次，要控制好仓库的温度，应保持在5℃～10℃，才能防止和控制霉菌的繁殖和产毒。还要注意与贮粮有关的害虫，其活动可提高贮粮的温度和水分。

（三）豆腐的卫生要求

制作豆腐所用的水应为饮用水，并须事先煮沸消毒。生产最好做到机械化连续密闭。制成的成品应快速冷却至8℃～10℃以下。豆腐不宜放置过久，否则容易发酸。豆腐在运输、销售过程中，应做到防尘、防蝇。豆腐含水量高，营养丰富，若有微生物污染，很易繁殖而变酸。豆腐有时凉拌食用，如有致病菌存在则更危险。故对豆腐供应系统的卫生状况应严格要求。

第三节
蔬菜、水果的卫生及管理

一、蔬菜中的天然有毒有害物质

（一）蔬菜中的亚硝酸盐

绿叶蔬菜和一些野菜（如芥菜、灰菜）中含有一定量的硝酸盐，在正常情况下不会引起中毒；但在某些情况下，硝酸盐可以还原为亚硝酸盐，当亚硝酸盐富集到较高浓度时，食后即可引起中毒。一般可将硝酸盐还原为亚硝酸盐的途径分为食用前和食用后两个阶段。食用前蔬菜中亚硝酸盐含量高的原因是青菜生长时遇到干旱，采收后在不恰当的环境下存放或腌制而使青菜腐烂变质造成的。煮熟的菜若存放过久，亚硝酸盐的含量也会较高。其次是食用后由于胃肠道中具有硝酸盐还原作用的细菌大量繁殖和代谢，结果使食入的硝酸盐还原成亚硝酸盐。

亚硝酸盐中毒又称肠原性紫绀、青紫病、乌嘴痧等，是一种高铁血红蛋白血症。当过多的亚硝酸盐被吸收运输到血液后，将正常的血红蛋白氧化成高铁血红蛋白，血红蛋白内的铁由 Fe^{2+} 变成 Fe^{3+}。高铁血红蛋白的化学性质较稳定，呈咖啡色。无携氧的能力。此外，高铁血红蛋白还能阻止正常氧合血红蛋白放出氧，因而引起组织缺氧，出现一系列缺氧症状。一般食后 0.5～4h 发病，少数病人延至 20h。起病急骤，病情进展快，发病时间多在夏秋较热的季节，临床主要症状是缺氧，轻症者只有口唇、指甲轻度发绀，重者眼结膜、舌尖、手足及全身皮肤均出现青紫。

（二）鲜黄花菜中的有毒物质

黄花菜又叫金针菜，为多年生草本植物。一般为干制品，用水浸泡发胀后食用可保证安全。但用未经处理的鲜黄花菜煮汤，食后会引起中毒。

鲜黄花菜中有毒成分为秋水仙碱（colchicine），秋水仙碱人口服致死量为 8～65mg/kg。秋水仙碱在体内可被氧化为二秋水仙碱，后者有剧毒，对消化系统、泌尿系统均有强烈刺激作用，对神经系统则有抑制作用。食用鲜黄花菜 100g 即可引起中毒。黄花菜在干制过程中，所含的秋水仙碱已被破坏，因此，食用干黄花菜不会引起中毒。

食用烹调不当的鲜黄花菜，未经水焯、浸泡，且急火快炒，食后易中毒。潜伏期短者 12～30min，长者 4～8h。头痛、头晕、恶心、呕吐、腹痛、腹胀、腹泻为水样便，1～15次不等。个别重者有发冷、发热、口渴、四肢麻木等。

（三）芥子苷

芥菜、油菜、萝卜等十字花科蔬菜含芥子苷，即硫代葡萄糖苷（thioglucoside，glucosinalate）。芥子苷本身无毒，但在芥子酶作用下可被分解成异硫氰酸酯（isothiocyanate，ITC）、恶唑烷硫酮（oxazolidine thione，OZT）、腈类（nitrile）、硫氰酸盐（thiocyanate）等有毒物质，影响机体生长发育和致甲状腺肿。含有芥子苷的十字花科蔬菜主要有包菜、花椰菜、丕兰叶、大白菜、小白菜、芥菜和油菜等；油菜种子的粉、饼粕也能引起中毒。不同品种的油菜，所含硫代葡萄糖苷的种类有一定差异。十字花科蔬菜中抑制甲状腺功能的物质可分为两类：硫氰酸酯和致甲状腺肿大素（goitrin）。致甲状腺肿大素主要抑制甲状腺素的合成，硫氰酸酯和腈类化合物则抑制甲状腺对碘的吸收。

采用高温（140℃～150℃）破坏菜籽饼中芥子酶的活性，或采用发酵中和法将已产生的有毒物质除去，就可以用作饲料。但某些动物肠道中的细菌也具有芥子酶的活性，而且这些方法的成本较高且蛋白质也有一定的损失。现在有的国家已选育出不含或仅含微量硫苷的油菜品种，菜籽饼不仅可以直接作为畜禽的精饲料，而且还可用作食品添加剂。

（四）其他

扁豆又叫四季豆、菜豆、芸豆等。人们常用来做蔬菜或与米同煮。一般认为扁豆烹调加工方法不当，加热不彻底，毒素不能被破坏，人食用后就可引起食物中毒。食入扁豆能否引起中毒也与扁豆的品种、产地、季节、成熟程度、食用部位等有关。

扁豆中毒主要是由于其含有甙素和植物血凝素而引起中毒，秋季下霜前后收获的扁豆毒素含量较高。其中皂甙对胃肠道黏膜有强烈刺激作用，引起局部黏膜充血、肿胀及出血性炎症，并能破坏红细胞引起溶血。植物血凝素是一种毒性蛋白，主要存在于豆粒中，具有凝聚和溶解红细胞的作用。两种有害物质经长时间煮沸可被破坏。因此，扁豆中毒常见于加热不彻底，如开水漂烫后作凉拌菜、冷面料等，炖食者一般不会发生中毒。扁豆中毒的潜伏期 30min～5h，发病初期多数患者感到胃部不适，继而以恶心、呕吐、腹痛为主，部分病人可有头晕、头痛、出汗、畏寒、四肢麻木、胃部烧灼感、腹泻、一般不发热。病程为数小时或 1～2 天，预后良好。血液检查可有白细胞和中性粒细胞增高，但体温正常。

扁豆中毒一年四季均可发生，但多发生于上市的旺季即秋季。扁豆中毒多发生于集体食堂，而公共饮食业和家庭则极少发生。

二、水果中的有毒有害物质

有的水果含有天然毒素，若食用不当会引起中毒。

（一）苦杏仁甙

有的水果，如杏、桃、枇杷、苹果等，果肉虽无毒，但果仁含氰甙，苦杏仁甙（amygdalin）是最常见的一种氰甙，人食后易引起中毒。在各种水果中，以苦杏仁和苦桃仁中的苦杏仁甙含量最高，约3%，相当于含氢氰酸0.17%。苦杏仁中苦杏仁苷的含量比甜杏仁高20～30倍。此外还有枇杷仁、李子仁和樱桃仁等。在含氰苷的果仁中毒中以苦杏仁引起的中毒最为常见，后果最严重，食入苦杏仁后，其所含的苦杏仁苷在口、食管、胃和肠中遇水，经苦杏仁酶水解产生苯甲醛、葡萄糖、氢氰酸（HCN）。胃肠吸收氢氰酸后，氰离子与细胞色素氧化酶的铁结合，阻止细胞色素氧化酶传送氧的作用，导致细胞的正常呼吸不能进行，引起中毒。苦杏仁苷致死量约为lg。儿童吃6粒，成人吃10粒苦杏仁就能引起中毒；儿童吃10～20粒、成人吃40～60粒就可致死。苦桃仁致死量以体重计为0.6g/kg，枇杷仁致死量为2.5～4g/kg。

苦杏仁中毒多发生于杏子成熟收获季节，多见于儿童因不了解苦杏仁毒性，生吃苦杏仁，或不经医生处方自用苦杏仁煎汤治小儿咳嗽而引起中毒。

苦杏仁中毒潜伏期短者0.5h，长者12h，一般多为1～2h。先有口中苦涩、流涎、头晕、恶心、呕吐、脉搏加快以及四肢无力等症状。继而出现不同程度的呼吸困难、胸闷，患者呼出气中可闻到苦杏仁味。严重者意识不清、呼吸微弱、昏迷，四肢冰冷，常发生尖叫。继之意识丧失、瞳孔散大、对光反射消失、牙关紧闭、全身阵发性痉挛。最后出现呼吸麻痹或心跳停止而死亡。个别病例可出现多发性神经炎，临床表现除头昏、吐泻、四肢无力外，主要为肢端麻木，触觉、痛觉迟钝，下肢肌肉弛缓或轻度萎缩，腱反射减弱及视物模糊等。重者昏迷，继而意识丧失，可因呼吸麻痹或心跳停止而死亡。

此外，牛、羊等采食含有苦杏仁甙的树皮、叶、嫩枝等组织后亦可表现中毒症状，甚至死亡。预防中毒的措施是，不吃各种生果仁。苦杏仁经炒熟后可破坏毒素。若用苦杏仁治病，应遵照医嘱，以防止因食用过量而中毒。

（二）白果

白果又名银杏，是我国特产，各地普遍栽培。在肉质外种皮、种仁及绿色的胚中含有有毒成分，主要是白果二酚、白果酚等，尤以白果二酚的毒性较大。白果中毒的轻重与食用量及人体体质有关，一般儿童中毒量为10～50粒白果。当人的皮肤接触种仁或肉质外种皮后可引起皮炎、皮肤红肿。经皮肤吸收或食入白果的有毒部位后，毒素可进入小肠，经吸收作用于中枢神经，主要表现为中枢神经系统损害及胃肠道症状。潜伏期1～12h。轻者仅有精神呆滞、反应迟钝、食欲不振、口干、头昏等，1～3天可愈。重者除胃肠道症状外，还有抽搐、肢体僵直、呼吸困难、神志不清、脉搏细、瞳孔散大、对光反射迟钝等现象。严重者常于1～2天因呼吸衰竭、肺水肿或心力衰竭而危及生命。少数人可引起末梢神经功能障碍，表现为双下肢轻度或重度瘫痪。其预防措施是采集时避免与种皮接触，不生食白果，熟食也要控制数量，而且要除去果肉中绿色的胚。

（三）柿子

柿子是人们喜食的水果之一。柿属中有200多个品种。不仅富含维生素C，还有润肺、清肠、止咳等作用。一次食用量不能过大，尤其是未成熟的柿子，否则，容易形成胃柿石。胃柿石是由于柿子在人的胃内凝聚成块所致。小者如杏核，大者如拳头，而且越积越大、越滚越坚，以致无法排出。常有剧烈腹痛、呕吐等症状，重者引起呕血，久病还可并发胃溃疡。小的柿石可以排出，大而坚的柿石无法排出者，只能采用手术取出。胃柿石的形成有多种原因：①柿子中的柿胶酚遇到胃内的酸液后，产生凝固而沉淀；②柿子中含有一种可溶性收敛剂红鞣质（成熟的柿子中含量高），红鞣质与胃酸结合亦可凝成小块，并逐渐凝聚成大块；③柿子中含有14%的胶质和7%的果胶，这些物质在胃酸的作用下也可以发生凝固，最终形成胃柿石。当空腹大量食用柿子或与酸性食物（或药物）同时食用时容易发生胃柿石病。胃酸有利于胃柿石的形成。因此为避免形成胃柿石，不要空腹或多量或与酸性食物同时食用柿子，还要注意不要吃生柿子和柿皮。

三、生物性污染

（一）细菌污染

其主要来源一是环境污染，二是未腐熟的农家肥和生活污水灌溉。

1. 新鲜蔬菜体表的微生物　除了植株正常的寄生菌外，主要是环境污染的结果，其中土壤是重要的污染来源。例如马铃薯每克需氧菌可达 2.8×10^{7} 个，而甘蓝不与土壤直接接触，尽管表面积很大，但平均菌数仅为 4.2×10^{4} 个，叶球内部可以完全无菌。受土壤污染的果蔬，其菌相主要由产芽孢菌群、棒状杆菌和其他土壤微生物组成，一般情况下，其数量大小并不表示卫生状态的好坏。但是当蔬菜水果的组织破损时，细菌会乘虚而入大量繁殖，加速其腐败变质。有些细菌和霉菌可以侵入植物的正常组织而引起腐败变质。

2. 未腐熟的农家肥和生活污水灌溉，可使蔬菜遭受严重污染。

3. 预防蔬菜水果细菌污染可采取的预防措施。

（1）收获过程尽量避免与土壤直接接触；

（2）清水洗涤可清除许多污染的微生物，如新摘取的豌豆，一次洗涤即可除去72%～94%的微生物；

（3）利用药剂如漂白粉杀菌，以及漂烫等。

（二）霉菌及其毒素污染

多数水果由于酸度大，细菌难于生长，主要问题是霉菌及其毒素污染。自20世纪70年代以来，国外相继在市售果汁、果酒、果酱等水果制品中检出展青霉素，我国部分地区的霉烂苹果、梨、山楂、葡萄等水果制品中也检出展青霉素。展青霉素具有神经毒，并对实验动物有致癌、致畸作用。许多国家如美国、丹麦已率先制定了展青霉素的推荐卫生标准。

产生展青霉素的霉菌包括青霉属（扩展青霉、皮落青霉、圆弧青霉、产黄青霉）、曲霉属（土曲霉）和雪白丝衣霉。其中扩展青霉是导致水果霉烂和产生展青霉素的主要霉菌。展青霉素为水溶性物质，在水分较高的水果中极易扩散，已发现苹果去掉霉烂部分后，外观正常部分仍有较多的展青霉素，含量为霉烂部分的10%～50%。故将腐烂水果削去霉烂部分继续食用的做法是不安全的。

可采取的预防措施主要有：①避免以往采用的打落和摇落的采摘方式收获水果，如山楂、大枣等；改良包装防止果皮损伤。②使用有效的水果防霉剂，杀灭或抑制产毒霉菌。③在水果加工及贮存过程中及时挑拣霉烂水果。④制定水果制品展青霉素限量标准。

（三）寄生虫污染

食源性寄生虫病是一类严重危害消费者健康和生命安全的疾病，全世界约有1/4的人患有不同程度的肠道寄生虫病，主要集中于发展中国家。生食蔬菜水果是我国居民感染寄生虫的主要途径。

在各类蔬菜中，以嫩叶、花苔类（包括葱、生菜、芹菜、香菜）污染较严重，其次为根茎类（包括姜、萝卜、胡萝卜等），瓜类污染最轻。最常见为蛔虫（卵），其次为钩虫卵（钩幼），鞭虫（卵）最低。还检出猪肉绦虫卵和土源性线虫，特别是草莓受土源性线虫污染严重。

生菜受污染的主要来源为含有虫卵而未经无害化处理的人畜粪便及土壤。嫩叶花苔类及根茎类蔬菜由于贴近地面或深入土壤表层生长，因此污染较严重。

四、化学性污染

（一）农药污染

蔬菜和水果使用农药较多，其残留常较严重，直接危害是导致食物中毒。尤其对于蔬菜应特别注意。因水果有明显的成熟季节，而许多蔬菜如黄瓜、番茄在同一时间可有未成熟的和可以收获的，且常常是施药不久即收获销售。主要预防措施是严格遵守农药安全使用准则，严格遵守施用于蔬菜、水果上的农药品种、用量、次数以及安全间隔期的规定。另一方面，应制定蔬菜、水果的农药残留限量标准。

（二）有害重金属污染

主要来自工业“三废”，特别是含汞、镉、铅等的污水灌溉。不同蔬菜对重金属的富集能力有较大差别，一般规律是叶菜＞根茎＞瓜类＞茄果类＞豆类。在污染区内选取富集能力弱的蔬菜种类、品种进行栽培，可以减轻污染。

（三）多环芳烃类化合物

一般来说，植物对多环芳烃类化合物无富集作用，但来自工矿区烟尘吸附的多环芳烃类化合物可使大叶蔬菜受到污染，蔬菜根部亦可从受污染的土壤中吸收多环芳烃类化合物。多环芳烃类化合物也可来自烟尘、汽车轮胎和沥青路面的磨损。为防止重金属和多环芳烃类化合物的污染，将蔬菜基地转移至中远郊区或偏远农村是有效的预防措施。

（四）硝酸盐污染

过量施用含氮化肥时，果蔬容易受硝酸盐污染。叶菜类蔬菜容易积累硝酸盐。

第四节 畜、禽肉、鱼类及其制品的卫生及管理

一、畜肉及其制品的主要卫生问题

（一）畜肉的“自溶”和腐败变质

肉类食品从屠宰后开始，从新鲜到腐败变质一般要经过僵直、后熟、自溶、腐败四个阶段的变化。若肉类食品保藏不当，从自溶阶段开始就会发生腐败变质。刚宰的肉尸呈弱碱性（pH7.0～7.4），肌肉中的糖原和含磷有机化合物在组织酶的作用下分解为乳酸和游离磷酸，使肉的酸度增高，pH5.4时，达到肌凝蛋白等电点，肌凝蛋白开始凝固，使肌纤维硬化出现僵直，此时肉味道差，有不愉快气味，肉汤混浊，不香不鲜。随后，肉内糖原继续分解，pH进一步下降，肌肉结缔组织变软，具有一定弹性，肉松软多汁，味美芳香，这个过程称后熟，俗称排酸。后熟肉中的乳酸具有一定的杀菌作用，如患口蹄疫病畜肉通过后熟产酸可达到无害化处理。后熟肉表面有一层硬膜，有阻止微生物侵入内部的作用。后熟过程与畜肉中糖原含量、温度有关。一般在4℃时1～3天可完成后熟过程。疲劳牲畜肌肉中糖原减少，其后熟过程延长，温度越高后熟过程越快。处于僵直和后熟的畜肉为新鲜肉。

若宰后畜肉存放在常温下，畜肉原有体温维持较长时间，其组织酶在无菌条件下仍然可继续活动，分解蛋白质、脂肪，使畜肉发生自溶。此时，蛋白质分解产物硫化氢、硫醇与血红蛋白或肌红蛋白中的铁结合，在肌肉的表层和深层形成暗绿色的硫化血红蛋白，并有肌肉纤维松弛现象，影响肉的质量，其中内脏自溶较肌肉快。当变质程度不严重时，这种肉必须经高温处理后才可食用。为防止肉尸发生自溶，宰后的肉尸应即时挂晾降温或冷藏。

自溶为细菌的侵入繁殖创造了条件，细菌的酶使蛋白质、含氮物质分解，肉的pH上升，即腐败过程。腐败变质肉的主要表现为发黏、发绿、发臭。腐败肉含有蛋白质和脂肪分解的产物，如吲哚、硫化氢、硫醇、粪臭素、尸胺、醛类、酮类和细菌毒素可使人中毒，已经腐败变质的肉不能食用。

不适当的生产加工和保藏条件，也会促使肉类腐败变质。主要由微生物引起，其原因有：①健康牲畜在屠宰、加工运输、销售等环节中被微生物污染；②病畜宰前就有细

菌侵入，并蔓延至全身各组织；③牲畜因疲劳过度，宰后肉的后熟力不强，产酸少，难以抑制细菌生长繁殖，导致肉的腐败变质。

引起肉的腐败变质的细菌，最初在需氧条件下皮层出现各种球菌，以后为大肠杆菌、普通变形杆菌、化脓性球菌、兼性厌氧菌（如产气夹膜杆菌、产气芽孢杆菌），最后是厌氧菌。因此根据菌相变化，可确定肉的腐败变质阶段。

（二）人畜共患传染病和寄生虫病

牲畜的疾病很多，很多疾病对人亦有传染性，这类疾病称为人畜共患传染病，如炭疽、布氏杆菌病、口蹄疫等。有些疾病如猪瘟、猪丹毒，虽不感染人，但当牲畜患病后，可并发沙门菌继发感染，人们食用后，可引起食物中毒，人畜共患传染病和寄生虫病是最严重的食源性疾病，其预防措施主要是做好畜禽屠宰前后的检疫与检查工作，剔除患病畜禽，食物彻底加热等。

1. 炭疽　炭疽是对人畜危害最大的烈性传染病，病原体为炭疽杆菌，该菌在未形成芽孢前对外界的抵抗力很弱，55℃～58℃经 10～15 分钟死亡，但形成芽孢以后，抵抗力很强，140℃3 分钟干热才能死亡或 100℃蒸汽 5 分钟杀灭，因此发现炭疽，必须在形成芽孢之前迅速处理现场。炭疽杆菌在室温下经过 10～12 小时就能形成芽孢，肉品卫生管理中要求发现炭疽后在 6 小时内采取有效措施。

炭疽主要是牛、羊、马等动物的传染病，猪一般患局部炭疽。人感染炭疽的主要方式是皮肤接触或由空气吸入，但也可能由被污染的食品使人感染肠胃型炭疽。死于炭疽的牲畜天然孔出血，血液凝固不全，呈暗黑色，畜尸高度胀气，尸僵不全。猪患炭疽多属隐性炭疽，大多为局部扁桃腺型，主要病变为颌下淋巴结，咽喉淋巴结及肠系膜淋巴结剖面呈砖红色，肿胀变硬，宰前一般无其他症状。屠宰过程中如发现炭疽，必须立即采取措施，进行隔离消毒，病畜就地焚烧（不放血），或深埋于 2 米以下坑内，加生石灰进行深埋，同群牲畜立即用炭疽疫苗预防注射，病畜可用青霉素或与免疫血清同时应用，屠宰车间内工具、设备、工作服必须进行消毒、工人要进行青霉素预防注射，衣服、鞋子可煮沸消毒或 20%来苏尔消毒，地面用 5%氢氧化钠或 5%甲醛消毒。

2. 鼻疽　为马、骡、驴易发的一种传染病，人亦可感染，病原体为鼻疽杆菌，感染途径为消化道、呼吸道和损伤的皮肤和黏膜。其处理同炭疽。

3. 口蹄疫　本病为牛、猪、羊的急性接触性传染病；病原体为口蹄疫病毒，病畜的唾液、粪尿、肉和奶汁中含有口蹄疫病毒。通过病畜的肉和奶使人感染，亦可经口腔黏膜和皮肤感染。

病畜的主要症状是口角流涎呈线状，口腔黏膜、齿龈舌面和鼻翼边缘出现水泡，由谷粒大逐渐增大到豌豆大。水泡破裂后形成烂斑。蹄叉、蹄冠也发生水泡，这是口蹄疫的典型症状。

肉尸鉴定可见口蹄部位有病灶，胃肠有时呈出血性炎症。牛、羊的胃黏膜有时出现水泡，偶尔还可继发化脓感染，心脏脂肪变性，呈虎纹状斑纹，心包上有出血点。

病畜与病畜肉主要按以下方法处理。凡患口蹄疫的牲畜，应立即屠宰，同群牲畜也应全部宰杀。体温升高的病畜肉，内脏和副产品应高温处理；体温正常畜肉去骨后肉尸和内脏经后熟产酸（在0℃～6℃48小时或6℃以上35小时或10℃～12℃24小时）无害化处理后食用。屠宰场所，工具和工人的衣服应进行消毒。

4. 结核　由结核杆菌引起人畜共患慢性传染病。牛、羊、猪和家禽均可感染。牛型和禽型结核可传染给人。病畜表现为消瘦、贫血、咳嗽，呼吸音粗糙有锣音。颌下、乳房及体表淋巴结肿大变硬。如为局部结核、有大小不一的结节，呈半透明或灰白色，也可呈干酪样钙化或化脓等。

病畜肉处理：全身结核且消瘦病畜全部销毁；未消瘦者，切除病灶部位销毁，其余部分高温处理后可食用。个别淋巴结或脏器有病变时，局部废弃，肉尸不受限制。

5. 猪水泡病　猪传染性水泡病是由病毒所引起的一种接触性传染病。其特征是在蹄、口腔、鼻端、奶头等处发生水泡。临床上与口蹄疫相似。病毒抗热性较强，50℃30分钟仍不丧失感染力，85℃1分钟能使病毒灭活，病毒耐酸。对牛、羊均不感染。

病畜肉处理，全部采用高温处理。

6. 布氏杆菌病　主要发生于绵羊、山羊、牛、猪，由布氏杆菌引起。本病为一种慢性接触性传染病，可经皮肤黏膜、消化道和呼吸道传染给家畜和人，对人危害较大。

处理方法可按下述原则。病畜宰前有症状或宰后发现病变者其肉尸和内脏应高温处理或盐腌。高温处理使肉中心温度达80℃以上。盐腌时，肉块重量不超过2.5公斤，干腌用盐量为肉重的15%，湿腌时盐水浓度为波美18～20度。

7. 猪瘟、猪丹毒和猪出血性败血症　这是猪的三种传染病。猪瘟是滤过性病毒引起。猪宰后可看到皮肤上尤其是腹内侧和下腹部皮肤有大小不等的出血点，指压不褪色。解剖后可见肾脏、脾脏、心脏、膀胱、肝和肺均有小出血点，全身淋巴结肿大，边缘出血或网状出血呈大理石状。

猪丹毒由丹毒杆菌引起，宰后见皮肤上出现稍隆起的红斑，呈大小不等的方形、菱形或圆形疹块，指压褪色。全身淋巴结肿大，充血、剖面多汁、脾脏肿大，胃底及幽门部和小肠黏膜呈出血性炎症，肾肿大，偶见皮质有出血点。

猪出血性败血症又名猪肺疫，由巴氏杆菌引起的一种猪传染病。宰后见四肢皮肤有出血点，肺呈暗红色、有化脓性病灶、肾脏有针尖状出血点、脾肿大、全身淋巴结肿胀出血、切面呈红色。

以上三种猪的常见传染病，除猪丹毒通过皮肤接触传染给人以外，其他两种猪传染病不传给人，但猪患上述病时，全身抵抗力下降，因此其肌肉及内脏往往有沙门菌的继发感染，如烹调不当，人亦可因吃肉而引起沙门菌食物中毒，故应特别注意，因此肉尸和内脏应经高温处理后食用，并规定高温处理应在宰后24小时内处理完毕。

8. 疯牛病 疯牛病，即牛海绵状脑病，是由病毒引起的牛脑组织病变，目前认为属于人畜共患传染病。该病在牛中的传播途径，已知被病毒物污染的饲料可通过消化道传播，目前尚无有效的防治方法。英国已有 15 万头牛因此病死亡，目前认为疯牛病和人的克-雅氏病一致，病人都有食用牛肉和牛内脏的历史。

疯牛病是由一种耐高温（100℃1 小时以后才能灭活）的朊病毒感染所致，潜伏期很长，短则 2 年，长则 15 年以上。在感染了朊病毒后，毫无自觉症状，所以很难早期诊断。主要症状表现是失去记忆，昏睡或痴呆；主要病理变化是脑内进行性淀粉样病变，灰质和白质逐渐消失，脑组织变成海绵状。病理变化很难逆转，因此目前对此病还无法治疗，死亡率几乎 100％。

我国至今尚无发现疯牛病，但必须做好防止疯牛病入侵工作。

9. 鸡新城疫 鸡新城疫（newcastle disease）是由鸡新城疫病毒（newcastle disease virus）引起的急性、败血性、高度接触性传染病，又称亚洲鸡瘟。人偶尔可感染，表现有结膜炎或类似流感症状。鸡最易感，火鸡、鸽子、鹌鹑也可感染。特征为高热、呼吸困难、腹泻、翅尾下垂、冠和肉髯呈暗红色、流涎，慢性病例有神经功能紊乱症状。病变以全身黏膜、浆膜和内脏出血为特征，尤以腺胃出血明显，心冠有点状出血。卫生处理：同炭疽。

10. 马立克氏病 马立克氏病（avian Marek's disease）是由马立克氏病毒（Marek's disease virus）引起鸡的一种淋巴组织增生性传染病。特征为外周神经肿大变粗，内脏、颈部、大腿和皮肤有肿瘤结节。眼球呈灰黄或灰青色，上有苍白色斑点，瞳孔变小，呈锯齿状。卫生处理：同炭疽。

11. 禽流感 禽流感（avian influenza）是由 A 型流感病毒（avian influenza virus）引起家禽和野禽的急性、高度致死性传染病，又称真性鸡瘟或欧洲鸡瘟。鸡和火鸡最易感，特征为发热、冠和肉髯发黑、面部水肿、跗关节肿大，有结膜炎、呼吸系统和神经系统症状。卫生处理：同炭疽。

（三）常见人畜共患寄生虫病

1. 囊虫病 病原体在牛为无钩绦虫，在猪为有钩绦虫。牛、猪是绦虫的中间宿主，其幼虫在猪和牛肌肉组织内形成囊尾蚴，囊尾蚴多寄生在动物的舌肌、咬肌、臂肌、深腰肌和膈肌内，肉眼可见白色、绿豆大小，半透明的水泡状包囊，包囊一端为乳白色不透明之头节。受感染的猪肉一般称为“米猪肉”，人吃下未经煮熟含囊尾蚴的肉，即受感染而得绦虫病，并成为绦虫的终末宿主。

病畜肉的处理方法如下：凡在 $40cm^2$ 肌肉上发现囊尾蚴少于 3 个可用冷冻或盐腌法处理。冷冻处理时使肉内部温度达到-10℃，然后在-12℃下 10 天或-12℃后，再于-13℃存放 4 天；盐腌时将肉切成重 2.5 公斤以下，厚度不超过 8 厘米，腌 20 天。肉在 $40cm^2$ 面积内有 4～5 个囊尾蚴，应采用高温处理。如 $40cm^2$ 面积内有 6～10 个，作工业用或销毁。

2. 旋毛虫病　病原体是旋毛虫，多寄生于狗、猪、野猪、猫、鼠等体内。主要寄生部位为膈肌、舌肌和心肌，而膈肌最常见，人吃未煮熟透的带有旋毛虫的病畜肉，在一周左右时间内，幼虫已发育成为成虫，成虫在肠黏膜内寄生并产生大量新幼虫。幼虫钻入肠壁经血流向人体肌肉移行，甚至使人体运动受限制，肌肉疼痛。

猪宰后取二侧膈肌脚各一块，约20克重，肉眼观察后，剪取米粒大小肉块24块，在低倍镜下观察。在24个切片中，发现旋毛虫不超过5个，肉可经高温处理后食用，超过5个者不能食用，脂肪和内脏因无旋毛虫寄生，故可一般食用。

3. 猪弓形体病　关于弓形体病，近年来在国外陆续有很多报道，它是一种人畜共患原虫性疾病。人、狗、猫、牛、鼠、兔、鸡、鸭等都能感染。

弓形体原虫可经黏膜、皮肤而感染人。猪患弓形体病后，症状像猪瘟，解剖可见肠系膜淋巴结肿大，呈桃红色，刀切有脆感，肺充血水肿，肝脏浊肿，质地硬脆，小叶有散在性细小的黄色坏死点，肾脾肿大，肉尸放血不全。将淋巴结新鲜切面作涂片，经瑞氏染色，在高倍镜下可看到裂殖型弓形体原虫，呈半月形散在于细胞之间其长度与红细胞直径相当，核为紫红色。

猪弓形体病尚未列入“四部规程”，因此肉的处理尚待研究后再行处理，以达到安全食用。

（四）宰前死因不明的畜肉鉴定与处理

食品卫生医师经常遇到宰前情况不明的畜肉，要求进行鉴定与处理。在这种情况下首先检查肉尸是否放过血，如属放过血的，就是活宰，如为未放血为死畜肉。活宰畜肉应按兽医常规检验，死畜肉的特点是暗红色，肌肉间毛细血管瘀血，切开肌肉，用刀背按压肌肉，暗紫色瘀血由毛细管中溢出，切面光滑如豆腐状。死畜肉可来自病死、中毒或外伤等急性死亡牲畜，必须确定死因后才决定能否食用。如为一般性疾病或外伤死亡，肉类又未腐败变质，可经高温处理后食用，内脏废弃，因致病菌及肠道毒物往往在肝肾内脏中较多，如为人畜共患疾病，则不准任意食用。死因不明的死畜肉，一律不准食用。

经兽医卫生检验，肉品可划分为三类处理：

1. 良质肉　指健康牲畜肉，食用不受限制；

2. 条件可食肉　指病畜肉，无害化处理后供食用；

3. 废弃肉　指患烈性传染病（如炭疽、鼻疽等）的肉尸以及严重感染囊尾蚴的肉，一律不准食用，应销毁或化制。

（五）细菌污染

肉制品在加工生产中因灭菌不彻底，往往会引起厌氧菌的繁殖。同时在保藏、运输和销售中也很容易导致致病菌的污染，可造成食物中毒。肉类食品是引起细菌性食物中毒最多的食品。

（六）多环芳香烃类化合物的污染

多环芳香烃类化合物中比较有代表性的是苯并芘（benzo pyrene，B(a)P），其污染食品的来源与危害见相关章节。

食品中 B(a)P 的含量与其生产、加工、烹调方法及距离污染源的远近密切相关。经烧、熏、烤、炸加工制作的肉类食品，由于局部温度很高（碳氢化合物高温裂解），均含不同数量的 B(a)P。制作时间越长，焦化程度越严重，B(a)P 的含量就越高。据调查，一般烤肉、烤香肠的 B(a)P 含量为 0.17～0.63μg/kg，而用炭火烤的肉制品可达 2.6～11.2μm/kg。烧烤时所用燃料不同，制品中 B(a)P 含量也不同，炭火加工者最高，煤炉次之，电炉最少。

我国食品卫生标准规定，熏烤动物性食品中（包括鱼制品）B(a)P 含量应小于5×10^{-9}g/kg。

（七）二恶英和农药的污染与残留

二恶英可通过污染饲料被动物采食后可在肉产品中残留，或在肉食品加工生产的某个环节直接污染肉食品，最终危害人体健康。

农药污染与残留问题一直是人们关注的食品安全问题之一。大量农药的使用，不仅造成其在畜禽和人类体表的直接沉积，而且可通过饲料而残留在肉产品中。据研究报道，有机氯杀虫剂，如 DDT，γ-BHC（六六六）、硫丹等可以在动物脂肪组织中大量沉积。

（八）饲料添加剂的残留

1. 瘦肉精与激素残留　瘦肉精，即盐酸克伦特罗（clenbuterol hydrochloride）在肉中残留的危害性很大。瘦肉精具有提高动物的瘦肉沉积能力和饲料利用率的作用，因此在 20 世纪 80 年代末期欧洲国家将其作为饲料添加剂广泛使用。瘦肉精化学性质稳定，进入动物体后代谢速度慢，易在体内蓄积；同时，一般的烹饪方法不能使其失活。人若食用了含瘦肉精动物产品会发生中毒。此外，性激素，如曾作为添加剂使用的已烯雌酚（diethylstilbestrol）也易在肉品中残留，而危害人的健康。

2. 抗生素残留　目前，抗生素饲料添加剂的使用十分广泛，用量也越来越大，如 1996 年全球抗生素饲料添加剂用量占全部饲料添加剂用量的 45.8%。这些添加剂容易以原形或以代谢产物的形式蓄积、储存于动物的细胞、组织器官或可食产品中。美国农业部 1975 年调查 529 份肉样，其中 5.3%含有抗生素残留，包括金霉素、土霉素、四环素、新霉素、红霉素等。韩国 1997 年对 45 000 个样品（牛肉 10 000 个、猪肉 23 000 个、禽肉 12 000 个）中 5 种抗生素（青霉素类、四环素类）、6 种磺胺和 6 种杀虫剂的残留检验结果表明，四环素、磺胺和氨基糖甙类的超标残留率平均为 6%。猪肉中最常见且最易发生的残留是磺胺二甲嘧啶（sulfamethazine）。我国肉类食品也存在抗生素残留问题。

抗生素残留的最大潜在危害是产生细菌耐药性。细菌将具有抗药性基因的质粒（R 质粒）通过细胞接触转移给其他敏感菌，经扩增产生耐药性。已证明，细菌的耐药性基因可以在人群中的细菌、动物群中的细菌和生态系中的细菌中传递，由此可导致致病菌（如沙门菌、大肠杆菌及志贺菌等）难以被有效控制而在人与动物及生态环境间相互传递和感染。最令人担忧的是青霉素和四环素，因这两类抗生素都是人畜共用抗生素。

3. 矿物质元素残留　砷是IARC 1980公布的致癌因子。目前，有机砷制剂（如阿散酸、洛克沙砷、对氨基苯砷酸钠）被广泛用作动物生长促进剂，对预防鸡球虫病和猪痢疾也有显著的疗效。但砷易在动物体内富集，在肝脏中的残留量最大。

在饲料中添加高铜会导致畜产品中铜的残留超标。据报道，用含铜350mg/kg的饲料喂猪表明，试验组猪的肝铜含量比对照组（饲料含铜量为40mg/kg）高3.57倍，肝脏增大，肝细胞轻度变性；当饲料中含铜量为500mg/kg时，肝铜水平达到1500mg/kg。过高肝铜可影响肝脏功能，降低血红蛋白含量和血细胞比容值。人食用这种猪肝后，出现血红蛋白降低和黄疸等中毒症状。

饲料中若重金属元素含量超标，则可能导致肉产品中重金属元素的残留。重金属元素包括汞、铅、砷、镉等，这些元素多数在体内的半衰期长，如甲基汞在人体内的半衰期为70天、铅为4～5年，镉的半衰期长达10～33年。因此，这些元素一旦进入人体就难以清除，导致人体慢性中毒。

（九）亚硝酸盐或其他添加剂的含量超标

亚硝酸盐不但可以保持肉制品的固有色泽，而且还有抑制肉毒梭状芽孢杆菌的作用，所以亚硝酸盐在肉制品加工过程中广泛使用。咸肉、腊肉、熏肉、烤肉等肉制品中大多含有亚硝酸盐。当肉制品中亚硝酸盐含量过高或亚硝酸盐在适当的条件下形成了亚硝胺类化合物时，人食用后会引起急性食物中毒，甚至危及生命。国家标准规定，亚硝酸盐在肉制品中的最大使用量为0.15g/kg，残留量不得超过0.03g/kg；香肠（腊肠）中的亚硝酸钠残留量则应≤20mg/kg；熟肉制品中的亚硝酸钠残留量为≤30mg/kg。

此外，在肉制品生产过程中滥用食品添加剂，可造成添加剂的污染而降低肉制品的食用安全性。

二、肉制品的卫生

肉制品种类繁多，常见的有干制品（如肉干、肉松）、腌制品（如咸肉、火腿、腊肉等）、灌肠制品（如香肠、肉肠、粉肠、红肠等）、熟肉制品（如卤肉、肴肉、熟副产品）及各种烧烤制品，各具特殊风味，能保存较长时间。

肉制品加工时，必须保证原料肉的卫生质量，除肉松因加工过程中经过较高温度、加热时间较长（烧煮4小时），可使用条件可食肉作原料肉外，其余品种需以良质肉为原料，在加工各环节防止细菌污染。使用的食品添加剂必须符合国家卫生标准。

在制作熏肉、火腿、烟熏香肠及腊肉时，应注意降低多环芳烃的污染，加工腌肉或香肠时应严格限制硝酸盐或亚硝酸盐用量。如香肠及火腿中亚硝酸盐含量不得超过

20mg/kg。

三、禽类的卫生及管理

禽肉的微生物污染主要有二类：一类为病原微生物，如沙门菌、金黄色葡萄球菌和其他致病菌，这些菌侵入肌肉深部，食前未充分加热，可引起食物中毒；另一类为假单胞菌等，能在低温下生长繁殖，引起禽肉感官改变甚至腐败变质，在禽肉表面可产生各种色斑。因此，必须加强禽肉的卫生质量检验并做好下列工作：①加强卫生检验，禽类在宰前发现病禽应及时隔离、急宰，宰后检验发现的病禽肉尸应根据情况作无害化处理；②合理宰杀，宰前 24 小时停食，充分喂水以清洗肠道。禽类的加工工艺类似畜肉宰杀过程，为吊挂、击昏、放血、浸烫（50℃～54℃或 56℃～62℃）、拔毛、通过排泄腔取出全部内脏，尽量减少污染；③宰后冷冻保存，宰后禽肉在-25℃～-30℃、相对湿度 80%～90%下冷藏，可保存半年。

四、水产品的卫生及管理

水产品（fishery products）主要有来自淡水和海水的鱼类、甲壳类、贝壳类、头足类、棘皮动物、肠腔动物、藻类以及除水鸟和哺乳动物以外的其他种类的水生生物及其加工制品。水产品风味独特，营养丰富，但也容易被微生物、寄生虫和其他有害物质污染，从而影响其食用安全。

（一）水产品中的天然毒素

含有自然毒素的水产品种类很多，产于我国的有毒鱼类有 170 余种，可分为毒鱼类（poisonous fishes）和刺毒鱼类（venomous fishes）。前者是体内肌肉或内脏器官含有毒素，后者是体内含有毒刺和毒腺，能螫伤人体，引起中毒。

1. 河豚毒素　河豚属于东方鲀属（fugu），有 40 余种，分布于太平洋，在我国分布于沿海，少数种类上溯江河，常见种类有条纹东方鲀、星点东方鲀、豹纹东方鲀、虫纹东方鲀、紫色东方鲀、红鳍东方鲀、横纹东方鲀、暗纹东方鲀、弓斑东方鲀、铅点东方鲀等，它们可产生河豚毒素（tetrodotoxin）。毒素主要存在于河豚的肝、脾、肾、卵巢、卵子、睾丸、皮肤、血液及眼球中，其中以卵巢毒性最大，肝脏次之。在每年 2～5 月河豚产卵季节易引起河豚中毒。

2. 贝类毒素　滤食性贝类体内含有多种毒素，可引起麻痹性贝类中毒、腹泻性贝类中毒、神经性贝类中毒、遗忘性贝类中毒。贝类的毒素均来自海藻。

3. 西加毒素　鱼摄食有毒涡鞭毛藻（dinoflagellate）后被毒化，西加毒素（ciguatera），又称鱼肉毒，进入鱼的肝脏、卵巢和肌肉等组织。有 400 多种海产鱼为肉毒鱼类，主要生活于热带海域。在我国主要分布于南海、东海和台湾海峡，约有 30 种，其中肉中有强毒的有黑尻鲹、大眼鲹、露珠盔鱼等。西加毒素主要侵害消化和神经系统，引起鱼肉毒中毒。

4. 组胺 一些海产鱼类中的青皮红肉色的体内含有较多的组氮酸（如金枪鱼和鲐鱼等鲭鱼科鱼），当其死亡后，组氨酸在细菌脱羧酶的作用下产生组胺，人食用后可引起过敏。将鱼在0℃贮藏，可控制鱼体内组胺的含量在较低水平。我国食品卫生标准规定海产品中组胺含量：鲐鱼≤100mg/100g，其他海产品≤30mg/100g。

（二）生物性污染

水中的病原体有细菌、病毒、寄生虫及虫卵，它们来自人畜粪便和生活污水。水体受到生物性因素污染后，可引起水生生物感染疾病、带菌、带毒或带虫。

1. 致病菌 鱼体自身具有一定的致病菌，这些致病菌广泛分布于世界各地水环境中。北极和较寒冷地区常见的致病菌为嗜冷菌，如肉毒梭菌（*clostridium botulinum*）和李斯特菌（*listeria*），而温热带水域中具有较多的嗜热菌，如霍乱弧菌（*vibrio cholera*）和副溶血性弧菌（*vibrio parahaemolyticus*）。这些细菌来源于人和动物的肠道、体表及呼吸道，通过排泄物和分泌物污染环境或者带菌者接触食品而污染水产品。有调查显示，副溶血性弧菌的检出率带鱼为35.4%～41.2%，海蜇为94.1%，乌贼为17.5%～93.0%，对虾为43.3%。

港湾环境的污染使许多水产品感染非自身原有的致病菌，如沙门菌属（*salmonella*）、副溶血性弧菌、志贺菌、霍乱菌、埃希菌及肠道病毒。海产品最容易受到副溶血性弧菌的污染，它是引起日本和我国沿海地区夏秋季节常见的食物中毒的主要原因。牡蛎、毛蚶和泥蚶等贝类水产品除易受到上述致病菌污染外，还特别容易受到甲肝病毒的污染。这些贝类具有较强的浓缩病毒的能力，而成为病毒的携带者。现已证实，大肠埃希菌属（*Escherichia*）和沙门菌属在港湾环境里可繁殖和存活数周，导致港湾鱼类致病或携带病原体。此外，还有嗜温性的金黄色葡萄球菌（*staphylococcus aureus*）。金黄色葡萄球菌在一定的温度条件下会迅速繁殖并产生毒素，且巴氏消毒法和一般家庭烹调温度不能破坏这类毒素，故容易引起中毒。

1984年确定气单胞菌属（*Aeromonas sp.*）有4个菌种，包括嗜水气单胞菌（*A. hydrophila*）、温和气单胞菌（*A. sobria*）、杀鲑气单胞菌（*A. salmonicida*）及豚鼠气单胞菌（*A. saviae*），后来又不断发现新的菌种，目前至少有13种。该属细菌广泛存在于沿海海水、淡水、污水及土壤，主要污染水产品，也可污染肉类、冰淇淋和其他食品。能引起腹泻、软组织及其他组织感染。常与其他肠道病原菌并存，引起人的急性胃肠炎等。目前，在国外已将该菌属纳入腹泻病原菌的常规检测范围，是食品卫生检验的对象之一。

2. 病毒 容易污染水产品的病毒有甲型肝炎病毒、诺瓦克病毒（Norwalk virus）、积雪山病毒（Snow Mountain virus）、嵌杯病毒（Calicivirus）、星状病毒（Astrovirus）等。这些病毒主要来自病人、病畜或带毒者的肠道，污染水体或与手接触后污染水产品。

已报道的所有与水产品有关的病毒感染事件中，绝大多数由于食用了生的或加热不彻底的贝类而引起。滤食性贝类过滤的水量很大（如每只牡蛎滤水量达 1500L/d），导致贝类体内富集的病毒远远高于周围水体。1987 年 12 月底至 1988 年 1 月初，上海市民由于食用被污染而又加热不彻底的毛蚶，引起甲型肝炎暴发流行，感染者达 29 万人。

3. 寄生虫　水产品体内寄生虫极为常见，人鱼共患的寄生虫多见。当人生食水产品或未将虫卵杀死的烧煮水产品时，虫卵随食物进入人体，导致人患寄生虫病。常见的水产品与人共患寄生虫有华支睾吸虫（*clonorchis sinensis*）、血吸虫（*schistosoma*）和卫氏并殖吸虫（*paragonimus westermani*）、阔节裂头绦虫（*diphyllobothrium latum*）等。可感染华支睾吸虫囊蚴的鱼主要有青、草、鲤、鲫、鳊、土鲮、鳙鱼等，囊蚴可分布在鱼体的肉、头、皮、鳍、鳞等处。人吃下含囊蚴的鱼肉，囊蚴至十二指肠，蚴虫逸出，然后在胆道内发育为成虫。血吸虫多寄生在钉螺体内，而卫氏并殖吸虫多寄生在蟹体。阔节裂头绦虫是绦虫中最长的一种，主要是水体受人粪的污染所引起。患有阔节裂头绦虫病的鱼一般不能食用。为防止感染这些寄生虫病，要改变生食水产品的习惯，在吃水产品前应将其彻底煮熟。

（三）腐败变质

鱼体腐败变质是指腐败细菌在鱼体内生长繁殖，将鱼体组织分解的结果。由于分解产生氨、胺类、酚类等，不仅降低了鱼肉的品质，也可影响消费者的健康。

鱼体表面、鳃和肠道中存在有较多的细菌，加之鱼肉含水量较高，鱼死后一般成碱性反应，不但使消化道组织在蛋白酶的作用下发生腐败，腹腔内的细菌很容易移行到肌肉，而且附在鱼体上的细菌，在室温下很容易生长繁殖，故鱼肉较畜禽肉更容易腐败。此外，鱼自身发生消化（自溶），在没有细菌繁殖的条件下，也会变得柔软，易于破裂无弹性，并有不良气味，有时会产生有毒的化合物。青皮红肉鱼（如沙丁鱼、金枪鱼等）的活动力强，皮下肌肉的血管系统发达，鱼体内含有较多的游离组氨酸。在鱼类不新鲜或腐败时，污染鱼体的细菌，特别是摩根变形杆菌等所产生的脱羧酶，使游离组氨酸发生脱羧反应，生成组胺。组胺是一种过敏性毒物。据报道，当鱼体组胺含量超过 200mg/100g 时，即可引起中毒。组胺的人体中毒量约为 1.5mg/kg 体重。

（四）有毒化学物质污染和蓄积

环境污染使水体的化学毒物增加，直接或间接进入水生生物体内，导致水产品有害物质残留。据报道，每年数亿吨的工业废渣和废水处理厂排出的淤泥流向江河湖海，农业生产中使用的农药和化肥以及未经妥善处理的生活污水不断排入水体，造成了淡水和海洋的广泛污染。鱼类和其他水生生物生长于受污染的水域，使其体内残留的化学物质不断增加。水上交通运输，尤其是海洋运输引起的原油泄漏对水体和水产品的污染更为严重。

由于工业“三废”的大量排放，致使水体中含有大量的有毒有害化学物质，如农药、重金属、多氯联苯等。水产动物除自身受到水中的各种有害物质影响而危及生存外，还可通过生物富集作用而将有害化学物质富集到体内。水产动物对有些化学物质虽比较敏感，摄入少量就会中毒死亡，但对多数化学物质特别是重金属（如汞、镉、铅、铬等）具有较强的耐受性，能把摄入的重金属不断浓缩蓄积在体内，即使体内含量比水中的浓度高很多也不会致病。鱼体还有将化学物质转化成毒性更强的物质的能力，如将汞转化为甲基汞。

鱼体内含有多种重金属元素（汞、铅、砷、铬等）、农药、多环芳烃等无机和有机化合物。水污染的程度不同，鱼体内所含化学物质的种类和数量也不同。这些物质对人体可能具有慢性毒性和远期危害。

此外，随着水产养殖的发展，水产品饲料中广泛使用饲料添加剂。滥用添加剂或违法使用违禁药品，也可能会危害人体健康。

（五）水产品保鲜

鱼处在僵直期，组织状态完整、质量新鲜，故鱼的保鲜就是要抑制酶的活力和微生物的污染和繁殖，延缓自溶和腐败发生。有效的措施是低温、盐腌、防止微生物污染和减少鱼体损伤。

低温保鲜有冷藏和冷冻两种，冷藏多用机冰使鱼体温度降至 10℃左右，保存 5～14 天；冷冻贮存是选用鲜度较高的鱼类在-25℃以下速冷，使鱼体内形成的冰块小而均匀，然后在-15℃～-18℃的冷藏条件下，保鲜期可达 6～9 个月。含脂肪多的鱼，不宜久藏，因鱼的脂肪酶须在-23℃以下低温才受抑制。

盐腌保藏一般鱼类用 15%以上食盐即可，此方法简单易行，使用广泛。

第五节 奶与奶制品的卫生及管理

一、奶与奶制品的主要卫生问题

（一）致病菌对奶的污染

奶的致病菌主要指人畜共患传染病，如结核杆菌、布氏杆菌、炭疽、口蹄疫、乳房炎（葡萄球菌）的病原体。这些致病菌可通过乳腺排出，使奶受到污染。此外，在挤奶时和挤奶后到食用前的各个环节中，也可能被伤寒、副伤寒、痢疾杆菌和溶血性链球菌等污染，人们经常饮用这种没有经过卫生处理的奶制品会被感染患病。因此，对各种病畜奶，必须分别处理。

（二）鲜奶腐败变质

刚挤出的乳汁中含有乳素（lectcynin），是一种蛋白质，有抑制细菌生长的作用。其抑菌作用的时间与奶中存在的菌量和存放的温度有关。菌数多、温度高，抑菌时间就短，如在0℃可保持48小时，5℃为36小时，10℃为24小时，25℃为6小时，30℃为3小时，37℃为2小时，故挤出的奶，应及时冷却。

鲜奶的腐败变质主要由细菌引起的。鲜奶中的细菌来源广泛，如牛舍内的尘埃，挤奶时若加垫草或喂粗饲料时，则空气中的尘埃增加，奶中的尘埃及细菌也相应增加。据报道，在挤奶时，若喂粗饲料，奶中细菌数将增加17%～30%。奶牛的腹部很容易被土壤、牛粪、垫草等污染。每克土壤或牛粪中存在的细菌数通常为100万～1 000万个，甚至可高达10亿个菌落。因此，牛奶被这些物质污染后，细菌数迅速增加。牛奶中的大肠杆菌主要来源于牛体自身。此外，挤奶人员的健康、牛奶贮存条件、运输等也与细菌污染有关。细菌进入鲜奶后，在奶中繁殖并分解乳糖，产生乳酸，使酸度上升。当酸度达到蛋白质的等电点（乳球蛋白及清蛋白的pI＝5.19，酪蛋白pI＝4.7）时，奶中蛋白质开始凝固，并有明显的酸味。当奶的酸度达到25～30°T，已不适合食用。变质的奶也可因营养成分被分解而产生恶臭，如蛋白质分解后，可产生吲哚、硫醇、粪臭素和硫化氢等。

（三）奶牛在饲养过程中引起的污染

奶牛饲料中农药的残留、霉菌毒素、超标的重金属、药物性添加剂的使用、兽药和抗生素的滥用、环境化学污染物（如二恶英）和放射性物质等都会对奶造成污染，从而危害人体健康。如病牛在应用抗生素（如青霉素、链霉素等）治疗疾病，特别是治疗乳房炎时，抗生素残留相当严重。据报道，从奶牛乳房灌注青霉素、链霉素120h后仍可检测出。青霉素不会在加工过程中被破坏或分解。将含有青霉素残留的奶样于0℃冷藏或加热100℃30min，青霉素不被破坏；青霉素残留阳性的生奶经加工制成的消毒奶、奶粉中的青霉素残留量仍为阳性。链霉素的降解作用更低。此外，应注意奶牛产犊前15天的胎奶、产犊后7天的初乳、应用抗菌素期间和停药5天内的奶汁均不得直接用于常规奶品加工和直接饮用。

（四）鲜奶的掺假、掺杂及伪造

目前，商品奶掺假作伪的情况比较突出。用来掺假作伪的物质主要有电解质类、非电解质晶体类、胶体类、防腐剂类、杂质等。这些物质不仅不具营养作用，某些物质甚至具有毒副作用，危害人体健康。

二、奶及奶制品的卫生管理

（一）奶的生产卫生要求

1. 乳品厂、奶牛的卫生要求　乳品厂的厂房设计与设施的卫生应符合相应的卫生标准。乳品加工厂的工作人员应保持良好的个人卫生，遵守有关卫生制度，定期进行健康检查，取得健康合格证后方可上岗。对传染病及皮肤病患者应及时调离工作岗位。奶牛应定期预防接种及检疫，如发现病牛应及时隔离饲养，工作人员及用具等均须严格分开。

2. 挤奶的卫生要求　挤奶的操作是否规范直接影响到奶的卫生质量。挤奶前应做好充分准备，如挤奶前1小时停止喂干料并消毒乳房，保持乳畜清洁和挤奶环境的卫生，防止微生物污染。挤奶的容器、用具应严格执行卫生要求，挤奶人员应穿戴好清洁的工作服，洗手至肘部。挤奶时注意开始挤出的第一、二把奶应弃去不用，以防乳头部细菌污染乳汁。此外，产犊前15天的胎奶、产犊后7天的初乳、兽药休药期内的乳汁及患乳房炎的乳汁应弃去，不得供食用。

挤出的奶应立即进行净化处理，除去奶中的草屑、牛毛、乳块等非溶解性杂质。净化可采用过滤净化或离心净化等方法。通过净化可降低奶中微生物的数量，有利于奶的消毒。净化后的奶应及时冷却。

（二）奶的贮运卫生要求

为防止微生物对奶的污染和鲜奶腐败变质，奶的贮存和运输均应保持低温，贮奶容器应经清洗、消毒后方可使用。运送奶应有专用冷藏车辆。瓶装或袋装消毒奶夏季自冷库去除后应在6小时内运送到户，奶温不得高于15℃。

（三）鲜奶的卫生管理

1. 奶的消毒　消毒的目的是杀灭致病菌和多数繁殖型微生物。

（1）巴氏消毒法（pasteurization）。

①低温长时间巴氏消毒法：将奶加热到62℃，保持30分钟。

②高温短时间巴氏消毒法：75℃加热15秒或80℃～85℃加热10～15秒。

（2）超高温瞬间灭菌法：在135℃，保持2秒。

（3）煮沸消毒法：将奶直接加热煮沸，方法简单，但对奶的理化性质和营养成分有影响，且煮沸时泡沫部分温度低，影响消毒效果。若泡沫层温度提高3.5℃～4.2℃可保证消毒效果。

（4）蒸气消毒法：将瓶袋生奶置蒸汽箱或蒸笼中加热至蒸气上升后维持10分钟，奶温可达85℃。该法消毒营养损失小，适用于无巴氏消毒设备的条件下。

2. 病畜奶的处理。

（1）结核病畜奶：结核病是牧场牲畜易患疾病，有明显结核症状的乳畜奶禁止食用。对结核菌素试验阳性而无临床症状的乳畜奶，经巴氏消毒（70℃维持30分钟），或煮沸5分钟后，可制成奶制品。

（2）布氏杆菌病畜奶：人对羊布氏杆菌易感性强。凡有症状的奶羊，禁止挤奶，并应予以淘汰。布氏杆菌病乳牛的奶，经煮沸5分钟后可利用。对凝集反应阳性但无明显症状的奶牛，其奶经巴氏消毒后，允许作食品工业用，但不得制奶酪。

（3）口蹄疫病畜奶：如个别乳畜患口蹄疫，应不挤奶，急宰后进行严格消毒，尽早消灭传染源。如已蔓延成群，应在严格控制下对病畜奶分别处理：凡乳房外出现口蹄疫病变（如水泡）的乳畜奶，禁止食用，并就地进行严格消毒处理后废弃。体温正常的病畜乳，在严格防止污染情况下，奶煮沸5分钟或经巴氏消毒后，允许利用，喂饲犊牛或其他禽畜。

（4）乳房炎奶：不论是乳房局部炎症的奶，还是乳畜全身疾病在乳房局部表现有症状的乳畜奶（如口蹄疫病乳畜乳房病变、乳房结核病），均应消毒废弃，不得利用。

（5）其他病畜奶：患炭疽乳畜的奶、牛瘟、传染性黄疸、恶性水肿、沙门菌病等病畜奶，均严禁食用和工业用，应予消毒后废弃。

除此之外，病乳畜应用的抗生素，饲料中农药残留及霉菌和霉菌毒素对奶的污染。也应给予重视。

（四）奶制品的卫生要求

乳制品包括炼乳、各种奶粉、酸奶、复合奶、奶酪和含奶饮料等。为提高乳品的卫生质量，维持消费者身体健康，我国制定了《乳与乳制品的卫生管理办法》，保证乳品卫生标准的切实执行。

各种奶制品均应符合相应的卫生标准，卫生质量才能得以保证。如在乳和乳制品管理办法中规定，在乳汁中不得掺水和加入其他任何物质；乳制品使用的添加剂应符合食品添加剂使用卫生标准。用作酸奶的菌种应纯良、无毒；乳制品包装必须严密完整，乳品商标必须与内容相符，必须注明品名、厂名、生产日期、批量、保存期限及食用方法。

1. 全脂奶粉　感官性状应为浅黄色、无结块、颗粒均匀的干燥粉末，冲调后可迅速溶于水中，不结块，杯底无沉淀物并具有牛奶的纯香味。全脂奶粉卫生质量应达到《乳粉卫生标准》的要求，当具有苦味、腐败味、霉味、化学药品和石油等产品气味时，禁止食用，作废品处理。

2. 炼乳　为乳白色或微黄色、有光泽、具有牛奶滋味、质地均匀、黏度适中的黏稠液体。炼乳卫生质量应达到《炼乳卫生标准》的要求，凡具有苦味、腐败味、霉味、化学药品和石油产品等气味或真胖听甜炼乳应作废品处理。

3. 酸乳　以牛奶等为原料添加适量砂糖，经巴氏杀菌和冷却后加入纯乳酸菌发酵剂，经保温发酵而制成的产品为酸乳。呈乳白色或稍带微黄色，具有纯正的乳酸味，凝块均匀细腻，无气泡，允许少量乳清析出，制成果味酸牛奶时允许加入各种果汁，加入的香料应符合食品添加剂使用卫生标准的规定。酸乳卫生质量应达到《酸乳卫生标准》的要求。酸乳在出售前应贮存在2℃～8℃的仓库或冰箱内，贮存时间不应超过72小时。当酸乳表面生霉、有气泡和大量乳清析出时，不得出售和食用。

4. 奶油　正常奶油为均匀一致的浅黄色，组织状态微柔软、细腻、无孔隙、无析水现象，具有奶油的纯香味。奶油卫生质量应达到《奶油、稀奶油卫生标准》的要求。凡有霉斑、腐败、异味（苦味、金属味、鱼腥味等）作废品处理。

第六节 蛋与蛋制品的卫生及管理

一、蛋与蛋制品的主要卫生问题

（一）鲜蛋腐败变质

蛋中微生物的主要来源有：

1. 卵巢内的污染　当蛋黄在卵巢内形成时，细菌可直接侵入蛋黄，如鸡白痢沙门菌（*salmonella pullorum*）和鸡伤寒沙门菌（*S. gallinarum*）等，均属垂直传播的禽病源菌。

2. 产蛋时的污染　泄殖腔内的微生物可以上行至输卵管，造成蛋壳形成前的污染。

3. 蛋壳污染　蛋壳上有许多 4～40μm 大小的气孔，在收购、运输、贮存的过程中，外界的微生物可以粘附到蛋壳表面，通过气孔侵入蛋内部。蛋壳表面可被各种细菌、霉菌及霉菌孢子等沾染，数量可达 4×10^5～5×10^5 个。当鲜蛋处于温暖、潮湿的条件下，微生物可逐渐从蛋壳气孔侵入内部。

正常蛋的气室一般在 4～11mm 之间。蛋在保存期因水分蒸发而气室增大，如气室超过蛋纵轴的 1/3，则有变质可能。当微生物侵入蛋的内部或内部微生物生长繁殖时，首先将鲜蛋中的蛋白系带分解断裂，导致蛋黄移位，蛋黄膜分解，蛋黄松乱，鲜蛋变成散黄蛋。散黄蛋进一步被微生物分解，蛋白质、氨基酸分解产生硫化氢、氨气、粪臭素等，蛋液变成灰绿色，出现恶臭，成为泻黄蛋。此外，鲜蛋在霉菌作用下蛋液产生各种颜色的霉斑，贴附在蛋壳内壁和蛋壳膜上，形成贴壳蛋。腐败变质的蛋一律不得食用。

（二）有毒有害物质残留污染

在禽蛋卫生问题中，特别值得注意的是禽蛋的有机氯农药残留。有机氯可在土壤中蓄积，并通过食物链富集，在蛋类食品中残留，尤以鸭蛋最严重。按照无公害鸡蛋标准，蛋中六六六、DDT 含量均不得超过 1mg/kg。

随着饲料工业的发展和饲料添加剂的广泛使用，禽蛋中抗生素、药物添加剂、重金属元素、有机砷、性激素（如己烯雌酚）等有毒有害物质的残留比较普遍，是危害人体健康的重要隐患。

此外，环境化学物对禽蛋的污染也不容忽视。进入环境的化学污染物种类繁多，其中，镉、铅、汞、六六六、DDT、多氯联苯、苯并芘、二恶英及霉菌毒素等被联合国环境规划署列为目前普遍污染人类食品的物质。1999 年比利时发生的“二恶英鸡污染事件”就是环境中的二恶英通过饲料污染鸡肉、鸡蛋的严重事件。

二、蛋及蛋制品的卫生管理

为了防止微生物对禽蛋的污染，提高鲜蛋的卫生质量，应加强禽类饲养条件的卫生管理，保持禽体及产蛋场所的卫生。鲜蛋应贮存在1℃～5℃、相对湿度87%～97%的条件下，出库时，应先在预暖室放置一段时间，防止因冷凝水产生而引起微生物繁殖。家庭贮蛋方法如放在谷壳、锯木屑中利用恒温条件，也有一定效果。

蛋类制品有冰蛋、蛋粉、咸蛋和皮蛋。制作蛋制品不得使用腐败变质的蛋。冰蛋和蛋粉制作应严格遵守有关的卫生制度，采取有效措施防止沙门菌的污染。如打蛋前蛋壳预先洗净并消毒，工具容器清洗消毒及制作人员遵守卫生制度等。皮蛋（松花蛋）注意铅的含量，目前采用氧化锌代替氧化铅，使皮蛋铅含量明显降低。

第七节
转基因食品及其安全性

随着基因重组技术的日益成熟和发展，人类对自然的改造能力越来越强。利用基因重组技术，有针对性地对生物体进行改造，使生物体表现出人们预期的生物学性状，以满足生产、生活的需要，就是转基因技术的最终目的。通过基因重组技术获得的含外源基因的生物体就是转基因生物（genetically modified organism），又称受体生物（host organism），包括转基因动物、转基因植物和转基因微生物。迄今为止，在所有转基因生物中，转基因植物占95%以上，一般认为，现阶段所说的转基因生物主要是指转基因植物。

1983年，世界上第一例转抗虫基因的烟草在美国培植成功，标志着转基因技术的正式诞生。在随后近30年的时间里，转基因技术得到了迅猛发展，转基因植物在全球的种植面积飞速增长。1986年转基因植物进入田间试验，1993年第一个转基因食品——延熟保鲜转基因番茄在美国上市。1996年，全球转基因植物的种植面积仅为170万公顷，1998年增长到2780万公顷，2002年达到5867万公顷。2012年3月1日，国际农业生物技术应用服务组织（ISAAA）在北京发布年度报告称：2012年全球转基因作物种植面积约1.7亿公顷。按照种植面积统计，全球约81%的大豆、35%的玉米、30%的油菜和81%的棉花是转基因产品。报告显示，转基因作物种植面积排在前5位的国家是美国、巴西、阿根廷、加拿大、印度。中国种植面积约400万公顷，居世界第6位，其中绝大部分是转基因抗虫棉。

美国是转基因技术应用最多的国家，包括玉米、大豆、油菜、土豆和棉花等20多种转基因农作物的种子获准在美国播种。据估计，从1999年到2004年，美国基因工程农产品和食品的市场规模从40亿美元扩大到200亿美元，到2019年将达到750亿美元。全世界80%的转基因农作物出自美国孟山都（Monsanto）、杜邦等5家跨国公司。这些公司拥有相关基因、作物和种子的专利权，对转基因产品的市场拥有垄断性控制权。

近年来，我国的转基因研究取得了较大进展，并且在基因药物、转基因作物、农作物基因图与新品种等方面拥有一定优势。但真正进入商业化生产的品种还比较少，被批准商品化生产的转基因作物仅限于棉花、番茄、甜椒和矮牵牛花等少数作物，其中种植面积最多的是转基因棉花。食品只有番茄和甜椒二种，甜椒由于缺乏优良品种而未能大面积推广播种，转基因番茄的种植面积已达数万亩。

一、转基因食品的定义和分类

（一）转基因食品的定义

卫生部《转基因食品卫生管理办法》第二条规定，转基因食品（genetically modified food，GM food或GMF）系指利用基因工程技术改变基因组构成的动物、植物和微生物生产的食品和食品添加剂，包括转基因动植物、微生物产品、转基因动植物、微生物直接加工品和以转基因动植物、微生物或其直接加工品为原料生产的食品和食品添加剂等3大类。涵盖了供人们食用的所有加工、半加工和未加工过的各种转基因成分及所有在食品生产、加工、制作、处理、包装、运输或存放过程中因工艺原因加入食品中的各种转基因成分。

（二）转基因食品的分类

在转基因生物中，被转入的外源基因称为目的基因（target gene）。目的基因经过转录、翻译形成具有某种生物活性的蛋白质，称为目的蛋白或重组蛋白（target protein，recombined protein）。

1. 按受体生物分类：①转基因植物食品：是指转基因植物产生的食品或利用转基因植物为原料生产的食品或食品添加剂。其主要生产工艺是利用基因工程技术，将外源目的基因构建在质粒载体上，通过生物、物理或化学等方法将载体导入受体植物细胞中，目的基因整合到受体细胞染色体中，随受体细胞染色体分裂增殖，将外源基因稳定遗传给子代。目前国内外已研究开发并商品化生产的转基因植物品种主要有大豆、玉米、水稻、马铃薯、番茄、甜瓜、西葫芦、棉籽（棉花）、向日葵、油菜、甜菜、甜椒、矮牵牛、芹菜等。②转基因动物食品：指由转基因动物产生的食物或利用转基因动物为原料生产的食品或食品添加剂。其生产工艺是利用基因工程技术，将外源目的基因导入动物体细胞，或者将外源目的基因稳定整合到受体动物生殖细胞，然后将携带外源基因的体细胞或生殖细胞移入动物母体子宫，孕育出完整的转基因动物。目前国内外已研究开发并商品化生产的转基因动物品种主要有小鼠、牛、猪、羊、兔、鲤鱼、罗非鱼、泥鳅、鲶鱼、鳟鱼等。③转基因微生物食品：指由转基因微生物产生的食物或利用转基因微生物为原料生产的食品或食品添加剂。其生产工艺是利用基因工程技术，将外源目的基因导入到微生物的基因组中，改变其遗传性状。常用转化或转染技术，将构建在质粒或病毒载体上的外源目的基因导入受体微生物。目前国内外已研究开发并商品化生产的转基因微生物品种主要包括基因改造的食用菌和食品工程菌、防病杀虫微生物、固氮微生物、防止植物霜冻微生物等。

2. 按产品功能分类：①环境适应类转基因食品：通过基因工程技术改造而具有抗除草剂、抗昆虫、抗真菌、抗重金属、抗病毒或病菌、抗盐、抗霜冻及固氮等特性的农业生物的产品及以该产品为原料加工生产的食品或食品添加剂。②品质改良类转基因食品：通过基因工程技术使产物具有耐储存、抗腐败、改善风味或品质等特性的农业生物的产品及以该产品为原料加工生产的食品或食品添加剂。③营养改善类转基因食品：通过基因工程技术使产物改变性状、改变营养成分种类、含量及比例、增加保健功能等特性的农业生物及以该产品为原料加工生产的食品或食品添加剂。

二、转基因食品的主要特性

（一）抗除草剂

目前从植物和微生物中已克隆出多种抗除草剂基因。例如，草甘膦是一种被广泛使用的除草剂，对植物中5-烯醇式丙酮酸莽草酸酯-3-膦酸酯合成酶（EFSPS）有很强的抑制作用。EPSPS是植物中芳香族氨基酸合成的关键酶之一。将牵牛花中的EPSPS基因分离出来导入到农作物中，EPSPS表达量比农作物本身EPSPS的表达量高20倍，增加了对农药草甘膦的耐受性。

（二）抗病虫害

农药的使用虽然可有效地控制病虫害，但对环境的污染日益严重，病虫害对农药的抗药性也日益增强。因此，转基因植物的一个重要应用领域就是生物防治病虫害。苏云金杆菌产生的特殊蛋白质对螟虫具有天然的杀伤作用。将苏云金杆菌中抑菌基因CrylAb分离出来导入棉花、玉米、大豆等，发挥特有的抗虫作用。此外，我国还成功地将抗黄瓜花叶病病毒基因导入甜椒和番茄。

（三）增加营养成分

改善食物营养成分，提高各营养成分的生物利用率，是近年来转基因技术研究的热点之一。通过基因工程技术，可将表达特定营养素的基因导入农作物中，使该营养素在作物中的缺乏状况得到改善。如在水稻中转入维生素A原胡萝卜素基因，使大米中胡萝卜素含量增加，成为富含胡萝卜素的“金大米”，用以改善贫困地区居民维生素A缺乏状态。另外，研究人员还尝试利用转基因技术改变食物中不饱和脂肪酸和饱和脂肪酸的比例，提高人体必需脂肪酸亚油酸和α-亚麻酸的含量，或改变植物淀粉中直链淀粉和支链淀粉的比例等。

（四）对抗不良环境

水稻、小麦、青稞等农作物只能在一定 pH 范围内生长，如果土壤成分含盐碱量太高，就会抑制农作物的生长，甚至引起死亡。为了增加农作物的抗盐碱能力，研究人员将在盐碱地上生长良好的植物中的耐盐碱基因克隆出来，导入农作物中，增强农作物抗盐碱能力。我国有上万公顷的盐碱地，研发抗盐碱农作物意义重大。同样，研究者们已分离出不同的抗旱、耐热和耐寒基因，以增加农作物或其他植物的抗旱、耐热和耐寒能力。

（五）延长食品的货架期

通过控制与成熟期有关的基因可使转基因生物成熟期延迟或提前。水果中的果胶含量与水果的成熟保鲜有关，水果未成熟时，果胶含量高。果胶含量越高，水果越硬，保鲜期越长。随着果胶逐渐分解，水果会变得越来越软，直至腐烂。聚半乳糖醛酸酶是果胶降解酶，如果降低该酶活性，就可大大延长水果的保鲜期。利用反义核酸技术，封闭该酶的 DNA 序列，就可抑制聚半乳糖醛酸酶的表达。这种转基因番茄可以抵抗软化和微生物感染，成为延熟番茄，从而保持较长的货架期。

（六）食物疫苗/药物

实验室转基因食品疫苗已研制成功，但商业化生产还有待时日。如将乙肝病毒表面抗原与病毒载体的衣壳 S 蛋白共表达，转入到番茄中，制成含乙肝疫苗的转基因番茄。转基因食物药物正处于实验室研究阶段，由于需同时进行食品和药品两方面的安全评价，因此，距离商业化生产的日期将更加漫长。

三、转基因食品潜在的安全问题

转基因食品自出现之日起就成为争论的焦点，一方面是转基因作物的环境安全性，另一方面是转基因食品的食用安全性。

（一）转基因作物的环境安全问题

1. 转基因作物对生物多样性的影响　转基因作物所特有的旺盛生命力和抗病虫害能力，使其可能成为超级生物，抑制其他生物的生长和繁殖，形成一枝独秀的局面，从而限制和干预自然界的生物多态性。转基因作物在杀死害虫的同时也可能杀死害虫的天敌，最终可能使害虫产生抗体，其天敌数量却减少。

2. 基因漂移和基因污染　转基因作物中含有从不相关的物种转入的外源基因，如美国孟山都公司的转基因大豆含有矮牵牛的抗除草剂基因。这些外源基因有可能通过花粉传授等途径扩散到其他物种，从生物学角度这种过程称为“基因漂流”（gene flow），从环保角度则称作“基因污染”（genetic-contamination），其实质均是外源基因扩散到其他物种，造成了自然界基因库的混杂或污染。

（二）转基因食品的食用安全性问题

1. 引起人体过敏反应　转基因植物引入外源性目标基因后，可产生新的蛋白质，有可能诱发儿童和过敏体质的成人食品过敏。

2. 抗生素标记基因可能使感染人类的细菌产生抗药性　抗生素标记基因在商业转基因作物中大量使用，在某些情况下抗药性标记基因有可能传递给人畜肠道微生物或体内致病菌，从而使病菌产生抗药性，使抗生素失效。

3. 转基因食品营养成分的改变　转基因食品中的外源性基因可能会改变食物的成分，包括营养成分构成和抗营养因子的变化，导致食品营养价值降低，影响人体健康。

4. 转基因食品的毒性作用　由于目前的转基因技术不能完全有效地控制转基因后的结果，如果转入的基因发生突变则可能产生有毒物质，或使食品中原有的毒素含量增加，产生毒性作用，甚至产生或增加“三致”毒性。

四、转基因食品的安全评价原则

转基因食品的安全性评价主要包括环境和食品安全性两方面，环境安全性指转基因后引发植物致病的可能性，生存竞争性的改变，基因漂流至相关物种的可能性，演变成杂草的可能性，以及对非靶生物和生态环境的影响等。食品、饲料的安全性主要包括营养成分、抗营养因子、毒性和过敏性等。目前，国际上进行转基因食品的安全性评价时，有 3 个被普遍认同的原则，即风险分析原则、实质等同原则和个案处理原则。

（一）风险分析原则

风险分析（risk analysis）是国际食品法典委员会（CAC）1997 年提出的用于评价食品、饮料、饲料中的添加剂、污染物、毒素和致病菌对人体或动物潜在副作用的科学程序，现已成为国际上开展食品风险评价、制定风险评价标准和管理办法及进行风险信息交流的基础和通用方法。风险分析包括风险评估、风险管理和风险交流三部分，其中风险评估是核心环节。风险评估包括危害识别、危害特征描述、暴露评估和风险特征描述四个部分。

（二）实质等同原则

1993 年经济合作与发展组织（OECD）提出用实质等同性（substantial equivalence）原则来评价转基因食品的安全性，这一原则得到了普遍认可。现在有 67 个国家把这一原则作为转基因食品安全评价的基本原则。

所谓“实质等同性”原则，即如果一种转基因食品与现存的传统同类食品相比较，其特性、化学成分、营养成分、所含毒素以及人和动物食用和饲用情况类似，那么它们就具有实质等同性。实质等同性是安全性评价过程中的关键步骤，但其本身并不是安全性评价，而是安全性评价框架的起点。

实质等同分为 3 种情况：①如一种新食品或经过基因修饰的食品或食物成分被确定与

某一传统食品大体相同，更多的安全和营养方面的考虑就没有意义。②除了插入的性状外，该产品与传统食品及食品成分大体相同，便可认为二者具有实质等同性，安全性评价应集中在这些特定的差异上。③如转基因食品未能满足实质等同原则的要求，并不意味不安全，只是要求进行更广泛的安全性评价。

（三）个案处理原则

个案（case by case）处理就是针对每一个转基因食品，根据其生产原料、工艺、用途等特点，借鉴现有的已通过评价的相应案例。通过科学的分析，发现可能发生的特殊效应，以确定其潜在的安全性问题，为安全性评价工作提供目标和线索。由于转基因食品的研发是通过不同的技术路线、选择不同的供体、受体和转入不同的目的基因，在相同的供体和受体中也会采用不同来源的目的基因，因此，用个案原则分析和评价食品安全性可以最大限度地发现安全隐患，保障食品安全。

五、转基因食品的安全管理

转基因食品的发展解决了世界食物资源不足的大问题，尤其我国人多地少的矛盾突出，转基因技术为我国实现现代农业的可持续发展提供了新的策略。然而，对转基因食品的安全性问题尚无统一的认识。关于转基因食品对人类健康是否有不良影响，转基因技术对环境、物种的进化是否有影响等一直争论不休。转基因食品的支持派认为，迄今为止并未发现转基因食品危害人体健康和环境的确切证据，有关它们的长远影响还只能做推论。转基因食品的反对者则认为其具极大的潜在危害。目前看来，转基因技术的任何所谓不良影响都仅限于理论和可能性，而它的诸多好处已经展示在人们面前。对转基因食品安全性的争论，从表面上看是科学家对转基因作物安全性的认识不同，实际上争论包含着深层次的原因，归根结底是经济利益的冲突。具体来说就是国家之间、经济组织之间、企业之间的经济利益冲突。

（一）转基因食品安全的管理模式

目前对转基因食品安全的监管手段主要集中在上市审批制度、转基因标识制度、产品追踪制度等方面。转基因食品安全性的争论令各国政府对转基因食品采取了截然不同的做法和态度。归纳起来，世界各国对转基因技术的安全管理主要有3大模式：

1. 以美国为代表的，以产品为基础的生物安全管理模式　这种管理模式也称为宽松管理模式。这种模式认为，转基因生物和非转基因生物没有本质区别，监控管理的对象应该是生物技术产品，而不是生物技术本身。

美国是转基因技术的发源地，是转基因技术手段最为先进、应用最广泛的国家，也是世界最主要的农产品输出国。因此，对转基因食品及其国际贸易采取积极推进的政策。它提出对转基因食品的法律管制必须建立在“可靠科学原则”基础上。即必须有可靠的科学证据证明风险确实存在并可能导致损害时，政府才能采取管制措施。可靠科学原则成为美国在国内对转基因食品奉行自律管制、在国际上推行转基因产品自由贸易的理论基础。

2. 以欧盟为代表的，以技术为基础的生物安全管理模式　这种管理模式也称为严谨管理模式。这种模式认为，重组 DNA 技术有潜在风险，无论何种基因和生物，只要通过重组 DNA 技术获得的转基因生物均需要接受严格的安全性评价和监管。

欧盟对转基因食品一直持谨慎和怀疑态度。尽管欧盟自己组织的科学调查都发现目前上市的所有转基因食品都是安全的，但欧盟仍然坚持认为科学存在局限，对科学评估转基因食品所需的完整数据要等到许多年后才能获得。为此，欧盟采用“预防原则”作为管制转基因食品的理论基础，这意味着管制并不是建立在转基因食品已有风险的科学证据基础上，而是根据“可能”产生的风险以及“其他合理因素”采取预防措施。欧盟的管理目标是对与转基因食品和饲料有关的人类生命和健康、动物健康和福利、环境保护以及消费者利益提供高水平的保护。

3. 中间模式　这种模式介于美国和欧盟之间，也称为灵活模式。中国、阿根廷、巴西、泰国、马来西亚、菲律宾、南非等大多数发展中国家实行的都是这种模式。这些国家的农业转基因技术发展相对落后，安全性评价研究和管理起步晚。

（二）我国对转基因食品的管理

我国对转基因食品鼓励相关的研究开发，对转基因食品是否会对人体产生影响进行科学的探讨。1993 年 12 月国家科委正式颁布了《基因工程安全管理办法》，1996 年 7 月农业部又颁布了《农业生物基因工程安全管理实施办法》，有关部门还据此制定了其他相应的规章制度，同时还积极参与了生物安全议定书的谈判和缔约工作。2002 年 3 月《农业转基因生物安全管理条例》《农业转基因生物安全评价管理办法》《农业转基因生物标识管理办法》正式实施。2002 年 7 月，卫生部实施了《转基因食品卫生管理办法》，规定食品产品中（包括原料及其加工的食品）含有基因修饰有机体或产物的，要标注“转基因××食品”或“以转基因××食品为原料”。

第八节 保健食品的管理

保健食品（health food）指声称具有特定保健功能或者以补充维生素、矿物质为目的的食品。即适用于特定人群食用，具有调节机体功能，不以治疗为目的，并且对人体不产生任何急性、亚急性或者慢性危害的食品。保健食品在其他国家又被称为“健康食品”、“功能食品”等。

一、保健食品的分类及特征

（一）保健食品的分类

根据食用目的，保健食品可以分为两类，一类是功能类产品，以调节人体功能为目的。国家食品药品监督管理局目前公布了27项保健食品功能：（1）增强免疫力；（2）辅助降血脂；（3）辅助降血糖；（4）抗氧化；（5）辅助改善记忆；（6）缓解视疲劳；（7）促进排铅；（8）清咽；（9）辅助降血压；（10）改善睡眠；（11）促进泌乳；（12）缓解体力疲劳；（13）提高缺氧耐受力；（14）对辐射危害有辅助保护；（15）减肥；（16）改善生长发育；（17）增加骨密度；（18）改善营养性贫血；（19）对化学性肝损伤有辅助保护；（20）祛痤疮；（21）祛黄褐斑；（22）改善皮肤水分；（23）改善皮肤油分；（24）调节肠道菌群；（25）促进消化；（26）通便；（27）对胃黏膜损伤有辅助保护功能。已经批准的功能类产品主要集中在增强免疫力、缓解体力疲劳、辅助降血脂及抗氧化等功能，约占60%。另一类为营养素补充剂类产品，以补充维生素、矿物质为目的。

（二）保健食品的特征

1. 保健食品是食品不是药品　保健食品属于食品一个种类，具有食品的共性，即不能用于治疗疾病，只能起到辅助和调整人体某些功能的作用，无毒无害、可以长期食用。由于很多保健食品都是以胶囊、片剂、口服液、冲剂等形式出现，使消费者误以为保健食品就是药品。保健品的这种仿药剂形式在国内外都有争议。如日本的法律就规定，保健食品不能以粉剂、药剂的形式出现。我国也有人提出保健品的存在形式不应与药品相混淆。

2. 保健食品具有特定的保健功能　保健食品具有明确的、具体的、经过科学验证的、能够调节人体功能，如增强免疫力功能、抗氧化功能、减肥功能等。这是保健食品区别于普通食品的一个重要特征。

3. 保健食品只适用于特定人群食用　保健食品是针对特定人群设计的，不同功能保健食品对应的是不同特征的人群，如减肥保健食品只适用于肥胖人群，辅助降血脂保健食品只适用于高血脂人群。这是保健食品区别于普通食品的另一个重要特征。

二、保健食品的管理

《中华人民共和国食品安全法》第五十一条规定：国家对声称具有特定保健功能的食品实行严格监督。有关监督管理部门应当依法履职，承担责任。我国相关部门也先后颁布了《保健食品管理办法》《保健食品良好生产规范》《保健食品注册管理办法（试行）》《保健食品标示规定》《保健食品生产许可证》等一系列法规、标准，对境内申请及进口保健食品的注册及生产经营做出了详细而明确的规定。

（一）注册与审批

申请注册的保健食品必须符合下列要求：①经必要的动物和（或）人体功能试验，证明其具有明确、稳定的保健作用；②各种原料及其产品必须符合食品卫生要求，对人体不产生任何急性、亚急性或慢性危害；③配方的组成及用量必须具有科学依据，具有明确的功效成分，如在现有技术条件下不能明确功能成分，应确定与保健功能有关的主要原料名称；④标签、说明书及广告不得宣传疗效作用。

1. 保健食品的注册申请　申请人在申请保健食品注册之前，应做相应的研究工作。研究工作完成后，申请人应将样品及与试验有关的资料提供给国家食品药品监督管理局确定的检验机构进行相关的试验和检测。检验机构收到申请人提供的样品和有关资料后应按照《保健食品检验与评价技术规范》以及其他有关部门颁布和企业提供的检验方法对样品进行安全性与毒理学试验、功能学试验、功效成分或标志性成分检测、卫生学试验、稳定性试验等，并出具试验报告。收到检验机构出具的试验报告后，申请人方可申请保健食品注册。

申请保健食品注册时，应按照国家食品药品监督管理局的有关规定，向省、自治区、直辖市食品药品监督管理部门报送产品的研发报告、配方、生产工艺、企业标准、标签、说明书、安全性及功能性评价材料等资料、样品，并提供相关证明文件。省、自治区、直辖市食品药品监督管理部门应在受理后30日内组织开展现场核查并抽样送检，提出意见后报国家食品药品监督管理局。申请进口保健食品注册的，也需向国家食品药品监督管理局提出申请，国家食品药品监督管理局在受理后30日内抽样送检，必要时组织开展现场核查。保健食品产品注册证有效期为5年，有效期届满时需要继续生产或者进口的，申请人应当在有效期届满前3个月内申请再注册。

2. 审批　国家食品药品监督管理局收到各省、自治区、直辖市食品药品监督管理部门报送的审查意见、申报资料和样品后，对符合要求的，应当在80天内组织食品、营养、医学、药学和其他技术人员对申报资料进行技术审评和行政审查，并作出审查决定。准予注册的，向申请人颁发《国产保健食品批准证书》或《进口保健食品批准证书》。

（二）生产经营

1. 生产审批　从事保健食品的生产企业应依法取得产品注册证，经检查符合《保健食品良好生产规范》要求，取得《保健食品生产许可证》并凭此证到工商行政管理部门办理登记注册后，方可组织生产。《保健食品生产许可证》应当标明生产的保健食品品种。保健食品生产企业拟增加保健食品品种时，应当依据《保健食品良好生产规范》，检查合格后，在《保健食品生产许可证》上予以标明。

2. 生产过程　保健食品的生产过程、生产条件必须符合《保健食品良好生产规范》的要求。保健食品的生产工艺应能保持产品功效成分的稳定性。加工过程中功效成分不损失，不破坏，不转化和不产生有害的中间体。应采用定型包装，直接与保健食品接触的包装材料或容器必须符合有关卫生标准或卫生要求；包装材料或容器及包装方式应有利于保持保健食品功效成分的稳定。

3. 经营　从事保健食品的经营者应按要求向各级食品药品监督管理部门提出申请，经检查符合相关要求的，方可到有关部门办理登记注册，保健食品经营应当符合《食品安全法》和相关规定的要求。

（三）标签、说明书及广告宣传

保健食品的标签、说明书应注明适宜人群、不适宜人群、功效成分或者标志性功效成分及其含量等，并符合国家有关规定，不得涉及疾病预防及治疗功能。保健食品广告需经省、自治区、直辖市食品药品监督管理部门审查批准，并发给保健食品广告批准文号。未取得保健食品广告批准文号的，不得发布。

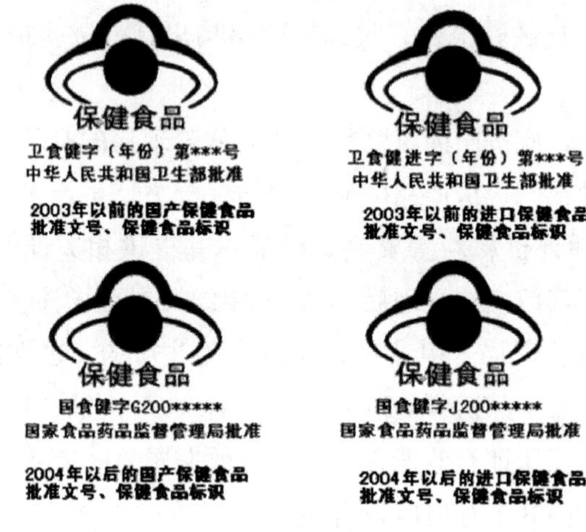

图 7—1　保健食品标志

（四）监督管理

县级以上地方食品药品监督管理部门负责本行政区域内保健食品生产经营企业的监督检查工作，应建立实施监督检查的运行机制和管理制度，制定保健食品年度监督管理计划并按照年度计划组织开展工作。

食品药品监督管理部门应当依照《保健食品良好生产规范》和相关规定，对保健食品生产经营企业进行跟踪检查，并有权采取以下措施：①进入生产经营场所实施现场检查；②对生产经营的保健食品进行抽样检验，查阅、复制有关合同、票据、账簿、批生产记录、检验报告以及其他有关资料，责令停止生产经营并召回不符合保健食品标准的产品；③查封、扣押假冒及有证据证明不符合保健食品标准的产品，违法使用的保健食品原料、食品添加剂、食品相关产品，以及用于违法生产经营或者被污染的工具、设备；④查封违法从事保健食品生产经营的场所。

国家食品药品监督管理部门和省、自治区、直辖市食品药品监督管理部门应当根据保健食品质量抽查检验情况，发布保健食品抽验结果。

第九节
无公害食品、绿色食品和有机食品的卫生及管理

人们越来越清楚地认识到食品安全是涉及农业生产、流通、食品加工等多环节的问题。为了有效保证食品供应链的安全，建立了一系列用以规范农业生产以及食品加工过程的控制体系。无公害食品、绿色食品和有机食品在食品的生产加工过程中严格规范从原料产地环境到农药、化肥、兽药、食品添加剂等的使用，受到消费者的青睐。

一、无公害食品

（一）含义

无公害农产品（non-environmental pollution food）是指产地环境、生产过程和产品质量符合国家有关标准和规范的要求，经认证合格获得认证证书并允许使用无公害农产品标志的优质农产品及其加工制品。

为了改善农业生产条件和生态环境，从根本上解决我国农产品和食品因滥用农药和化肥、不合理使用兽药和鱼药而引起的各种问题，我国农业部从 2001 年开始实施“无公害食品行动计划”。该计划以全面提高我国农产品质量安全水平为核心，以建设农产品质量标准体系和监测检测体系为基础，通过实施“从农田到餐桌”全过程质量安全控制，以逐步实现我国主要农产品的无公害生产、加工和消费。无公害食品生产过程中允许限量、限品种、限时间地使用人工合成的、安全的化学农药、兽药、鱼药、肥料、饲料添加剂等。从保护消费者健康的角度，无公害食品是对农产品安全质量的基本要求。

（二）认证及管理

1. 认证　根据《无公害农产品管理办法》（农业部、国家质检总局 2002 年第 12 号令），无公害农产品认证分为产地认定和产品认证，产地认定由省级农业行政主管部门组织实施，产品认证由农业部农产品质量安全中心组织实施，获得无公害农产品产地认定证书的产品方可申请产品认证。凡符合《无公害农产品管理办法》规定，生产产品在实施无公害农产品认证的产品目录内，具有无公害农产品产地认定有效证书的单位和个人均可申请无公害农产品认证。经省级承办机构、农业部农产品质量安全中心专业分中心、中心的严格审查、评审，符合无公害农产品的标准者，颁发无公害农产品证书并许可加贴“无公害农产品”标志。

无公害农产品认证证书有效期为 3 年，期满后需要继续使用的，证书持有人应当在有

效期满前90天内按照申请程序重新办理。

无公害农产品基本标志图案为圆形，由麦穗、对勾和无公害农产品字样组成，是由农业部和国家认证认可监督管理委员会联合制定并发布、加施于获得无公害农产品认证的产品或者其包装上的证明性标记，是全国统一的认证标志。无公害农产品标志应当在认证的品种、数量等范围内使用。获得无公害农产品认证证书的单位或者个人，可以在证书规定的产品、包装、标签、广告、说明书上使用无公害农产品标志（图7-2）。

图7-2 无公害农产品标志

2. 管理 农业部和国家认证认可监督管理委员会对全国统一的无公害农产品标志实行统一监督管理，县级以上地方人民政府农业行政主管部门和质量技术监督部门按照职责分工依法负责本行政区域内无公害农产品标志的监督检查工作。包括查阅或要求生产者、销售者提供有关材料，对无公害农产品产地认定工作进行监督，对无公害农产品认证机构的认证工作进行监督，对无公害农产品的检测机构的检测工作进行检查，对使用无公害农产品标志的产品进行检查、检验和鉴定，必要时对无公害农产品经营场所进行检查。无公害农产品认证机构对获得认证的产品进行跟踪检查，受理有关的投诉、申诉等。

二、绿色食品

（一）含义

绿色食品（green food）是遵循可持续发展原则，按照绿色食品标准生产，经过国家专门机构认定，准许使用绿色食品标志的无污染的安全、优质、营养类食品。

1990年5月，中国农业部正式规定了绿色食品的名称、标准及标志。绿色食品应具备以下四个条件：

①产品或产品原料的产地必须符合绿色生态环境质量标准；

②农作物种植、畜禽饲养、水产养殖及食品加工必须符合绿色食品的生产操作规程；

③产品必须符合绿色食品的质量和卫生标准；

④产品的包装、贮运必须符合绿色包装贮运标准。

绿色食品分为AA级和A级两个技术等级。

AA级绿色食品是指生产地的环境质量符合NY/T 391-2000《绿色食品、产地环境质量标准》要求，生产过程中不使用化学合成的肥料、农药、兽药、饲料添加剂、食品添加剂和其他有害于环境和身体健康的物质，按有机生产方式生产，产品质量符合绿色食品产品标准，经专门机构认定，许可使用AA级绿色食品标志的产品。

A级绿色食品是指生产地的环境质量符合NY/T 391-2000《绿色食品、产地环境质量标准》要求，生产过程中严格按照绿色食品生产资料使用准则和生产操作规程要求，限量使用限定的化学合成生产资料，产品质量符合绿色食品产品标准，经专门机构认定，许可使用A级绿色食品标志的产品。

AA级与A级绿色食品的不同之处是：AA级绿色食品在生产过程中不使用化学合成的肥料、农药、兽药、饲料添加剂、食品添加剂和其他有害于环境和身体健康的物质，按有机食品的生产方式生产，而A级绿色食品是限量使用限定的化学合成生产资料。同时AA级绿色食品标准已达甚至超过国际有机农业运动联盟的有机食品基本标准的要求，已具备了走向世界的条件，这是AA级与A级绿色食品的又一重要区别。

（二）认证及管理

1. 认证　隶属农业部的中国绿色食品发展中心是组织和指导我国绿色食品开发和管理工作的权威机构，也是绿色食品商标标志的所有者。该机构成立于1992年，1993年加入国际有机农业运动联盟（IFOAM）。

具有绿色食品生产条件的国内企业向中国绿色食品发展中心及其所在省、自治区、直辖市绿色食品管理部门递交申请及有关资料，各省、自治区、直辖市、计划单列市绿色食品管理部门委派至少两名绿色食品的标志专职管理人员赴企业进行实地考察。考察合格者，将委托定点的环境监测部门对申报产品或产品原料产地的大气、土壤和水进行环境监测，结合考察情况及环境监测和现状评价结果对申请材料进行初审。中国绿色食品发展中心会同权威的环境保护机构，对上述材料进行审核。合格者由中国绿色食品发展中心指定的食品监测机构对其申报产品进行抽样，并依据绿色食品质量和卫生标准进行检测。中国绿色食品发展中心对质量和卫生检测合格的产品进行综合审查（含实地核查），并与符合条件的申请人签订“绿色食品标志使用协议”，由农业部颁发绿色食品标志使用证书及编号，报国家工商行政管理局商标局备案，同时公告于众。

绿色食品标志是由中国绿色食品发展中心在国家工商行政管理局商标局正式注册的质量证明商标，用以证明食品商品具有无污染的安全、优质、营养的品质特性，它包括绿色食品标志图案、中文“绿色食品”、英文“Green Food”及中英文与图案组合4种形式。绿色食品标志图案为绿色正圆形图案，上方为太阳，下方为叶片与蓓蕾，标志的寓意为保护、安全。AA级绿色食品标志与标准字体为绿色，底色为白色；A级绿色食品标志与标准字体为白色，底色绿色。绿色食品标志图案如图7-3所示。

AA级绿色食品标志

A级绿色食品标志

图7-3　绿色食品标志

绿色食品标志使用权自批准之日起3年有效，若在3年后要继续使用，应在有效期满前90天内重新申报，未重新申报则视为自动放弃使用权。绿色食品标志实行年审和抽检制度，主要对生产条件、产品质量、标志使用、合同履行、消费者反映等情况进行年审，年审不合格者，取消产品标志使用权，并公告于众，由省绿色食品标志管理人员负责收回证书，并上报中国绿色食品发展中心。

2. 绿色食品生产加工的卫生要求

(1) 原辅材料　全部或95%的农业原料应来自经认证的绿色食品产地，其产地条件符合NY/T 391-2000《绿色食品、产地环境质量标准》的要求。非农业原料（无机盐、维生素等）必须符合相应标准和有关规定。生产用水应符合GB5749-2006《生活饮用水卫生标准》的要求。食品添加剂严格按NY/T 392-2000《绿色食品食品添加剂使用准则》的规定执行。生产AA级绿色食品只允许使用天然食品添加剂。

(2) 生产加工过程　生产企业应有良好的卫生设施、合理的生产工艺、完善的质量管理和卫生制度。生产过程中严格按照绿色食品生产加工规程的要求操作。生产AA级绿色食品时，禁用石油馏出物进行提取、浓缩及辐照保鲜。清洗、消毒过程中使用的清洁剂和消毒液应无毒、无害。

(3) 包装与贮存　包装材料应安全、无污染，不得使用聚氯乙烯和膨化聚苯乙烯等包装材料，标识应符合GB7718-2011《预包装食品标签通则》、《绿色食品标志设计标准手册》及其他有关规定的要求。贮库应远离污染源，库内须通风良好、定期消毒，并设有各种防止污染的设施和温控设施，避免将绿色食品与其他食品混放。贮存AA级绿色食品时，禁止使用化学贮藏剂。

3. 管理　绿色食品实行三级质量管理，省、部两级管理机构行使监督检查职能。生产企业在生产全过程中严格按照“绿色食品”标准执行，在生态环境、生产操作规程、食品品质、卫生标准等方面进行全面质量管理；省级绿色食品管理办公室对本辖区绿色食品生产企业进行质量监督检查；农业部指定的部级环保及食品检测部门对绿色食品生产企业进行抽检和复检。

三、有机食品

（一）含义

“有机食品”一词是从英文“organic food”直译过来的。虽然不形象直观，但国内外已普遍接受这一称谓，其他国家也有称“生态食品”等。它指来自于有机农业生产体系，根据有机农业生产要求和相应的标准生产、加工和销售，并通过合法的、独立的有机认证机构认证的产品。

有机食品必须符合以下四个条件：①原料来自有机农业生产体系或采用有机方式采集的野生天然食品；②生产过程严格按有机食品的种养、加工、包装、储藏、运输的标准进行生产；③有机食品生产与流通过程中，有完善的质量跟踪审查体系和完整的生产及销售记录档案；④必须通过有资质的、独立的有机产品认证机构的认证。

“有机农业”一词是从英文“organic agriculture”直译而来。1909 年美国农业管理局长 King 访问中国并考察了中国农业，于 1911 年出版《四千年的农民》一书，指出中国农业兴盛不衰的关键在于中国农民勤劳、智慧、节俭，善于利用时间、空间提高土地利用率，并以人、畜禽粪便和农作物秸秆堆积沤制成肥料、塘泥等还田培养地力，提出了最初的有机农业思想。后来英国植物病理学家 Albert Howard 进一步深入总结中国传统农业，于 20 世纪 30 年代初在《农业圣典》一书中提出、提倡了有机农业思想。1940 年美国人 Rodale 创办了有机农场，开始了有机农艺的研究。到 20 世纪 80 年代，由于资源枯竭、生态环境破坏、自然生态平衡破坏等全球性问题出现，一些发达国家开始重视有机农业，并鼓励农民从传统农业生产向有机农业转换。这时有机农业的概念才被广泛接受，世界各国的有机农业开始快速发展。

与传统农业相比，有机农业是遵循自然规律和生态学原理，在生产中不采用基因工程获得的生物及其产品，不使用化学合成的农药、化肥、生长调节剂、饲料添加剂等物质，采用一系列可持续发展的农业技术以维持持续稳定的农业生产体系。我国的有机食品生产规定：生产基地的种植规模不能小于 500 亩；周边要有数百米的隔离带，保证种植的作物不被其他普通农作物干扰；农场数公里范围不能有易形成污染的企业、交通干线等；农场的土地必须经过 3 年以上的转换期（转换期内不能施用化肥和农药），以降解土壤中的农药、化肥残留。因此，有机食品是无污染、安全营养的食品。

目前经认证的有机食品绝大多数为农产品（如粮食、油料、蔬菜、水果、茶叶、咖啡、可可等）、有机食用菌产品、有机畜禽产品（如肉类、蛋奶制品等）、有机水产品、有机调味品、有机蜂产品、酒类、采集的野生产品以及以上述产品为原料的加工产品。除此以外，还有一部分有机纺织品、有机皮革、有机化妆品、有机林产品、种子、花卉和有机生产的投入品（如有机肥、生物农药、动物饲料等）等，它们被统称为有机产品。

（二）认证及管理

1. 认证　我国的有机食品开发和认证工作始于 1995 年，国外认证机构进入我国，启动了我国有机食品认证和贸易开始，随后，我国相继成立了自己的认证机构，2002 年《中华人民共和国认证认可条例》正式颁布实施，有机食品认证工作由国务院授权的国家认证认可监督管理委员会统一管理，这标志着我国有机食品认证工作进入规范化阶段。我国的有机食品认证体系由两个层次组成：一是国家认证认可监督委员会对认证机构的批准和认可，二是认证机构对有机食品生产企业的认证。有机食品的认证由具有资质的独立第三方机构进行，目前我国共有 26 家认证机构。有机食品的认证主要由申请、受理、检查准备与实施、认证决定、颁证等程序组成，获得有机食品认证的企业方可使用有机食品标志，在实际生产中仍要接受认证后的管理。

2012 年 7 月 1 日，新修订的《有机产品认证实施规则》开始实施，规定有机配料含量等于或高于 95%并获得有机产品认证的加工产品，方可在产品名称前标示“有机”，在产品或包装上加施国家有机产品认证标志、唯一编号（有机码）和认证机构名称（标识）。

中国有机产品的认证标志标有中文“中国有机产品”字样和相应的英文“organic”，主要图案由三部分组成，即外围的圆形、中间的种子图形及其周围的环形线条。图案以绿色为主色调。

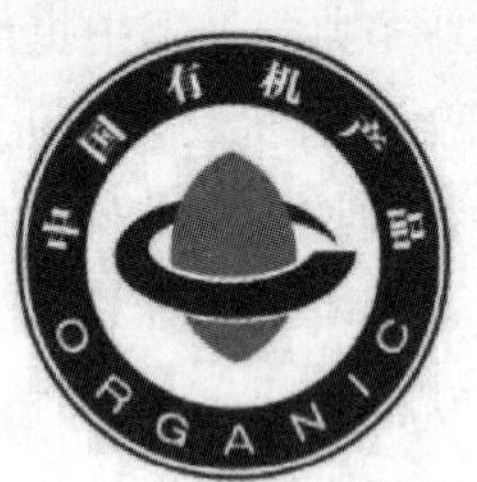

图 7-4　有机产品标志

2. 管理　国家认证认可监督委员会对有机食品认证机构进行的认可活动和有机产品生产、加工、销售活动进行监督管理。有机食品的管理应遵循国家相应的法律、法规和标准，如《中华人民共和国食品安全法》《有机食品》《有机食品技术规范》《中华人民共和国认证认可条例》《有机产品认证管理办法》《有机产品认证实施规则》等。

2014 年 1 月 1 日起开始实施的《有机产品认证管理办法》取消了有机转换认证及其标志，同时也取消了原来关于含有机配料加工产品可在其产品标注“有机配料生产”或配料为“有机”字样的规定，进一步加强、完善了有机产品认证管理。

第八章

食物中毒及预防

第一节
食源性疾病概述

一、概念

1984 年 WHO 将食源性疾病（food borne disease）定义为：通过摄入食物进入人体的各种致病因子引起的、通常具有感染性质或中毒性质的一类疾病，它具有以下特征：

1. 食物是携带和传播病原物质的媒介（vehicle）；
2. 病原物质是存在于食物中的各种致病因子（pathogenic agents）；
3. 临床特征为中毒或感染。

全球每年发生食源性疾病达数十亿例，即使在发达国家，也有至少 1/3 的人患食源性疾病，发病率居各类疾病的前列，是备受关注的公共卫生问题。

全球食源性疾病不断增长，原因有：①自然选择造成微生物变异；②检测技术手段水平不断提高，对原有的病原体有了新的认识或发现了新的病原体；③生活方式的转变，使饮食消费社会化；食品生产工业化，增加了食品污染的机会；旅游业的发展使致病因子快速传播；④贸易全球化使病原体能从一个国家或地区快速播散至另一个国家或地区，给食源性疾病的防制带来新的挑战。

二、分类

根据致病因子，食源性疾病可分为以下六类：

1. 食物中毒（food poisoning）　食物中毒是指摄入了含有生物性、化学性有毒有害物质的食品或者把有毒有害物质当作食品摄入后出现的非传染性（不属于传染病）的急性、亚急性疾病。是最常见的食源性疾病。
2. 食源性肠道传染病（foodborne infection diseases in intestine）
3. 食源性寄生虫病（foodborne parasitic infection）
4. 人畜共患传染病
5. 食物过敏
6. 有害污染物引起的慢性中毒性疾病

三、致病因子

食源性疾病的致病因子按其性质可分为生物性、化学性、放射性三大类。其中以生物性病原物的种类最多，引起的食源性疾病也最为常见。此外，还可按病原物的来源分为外源性（污染物）、内源性（食物中天然存在的有害物质）、诱发性（因食物贮存或加工不当等原因产生的有害物质）致病因子。

四、预防

食源性疾病是因摄入食物而起，因此加强食品卫生监督管理，倡导合理营养，控制食品污染，提高食品卫生质量，可有效地预防食源性疾病的发生。

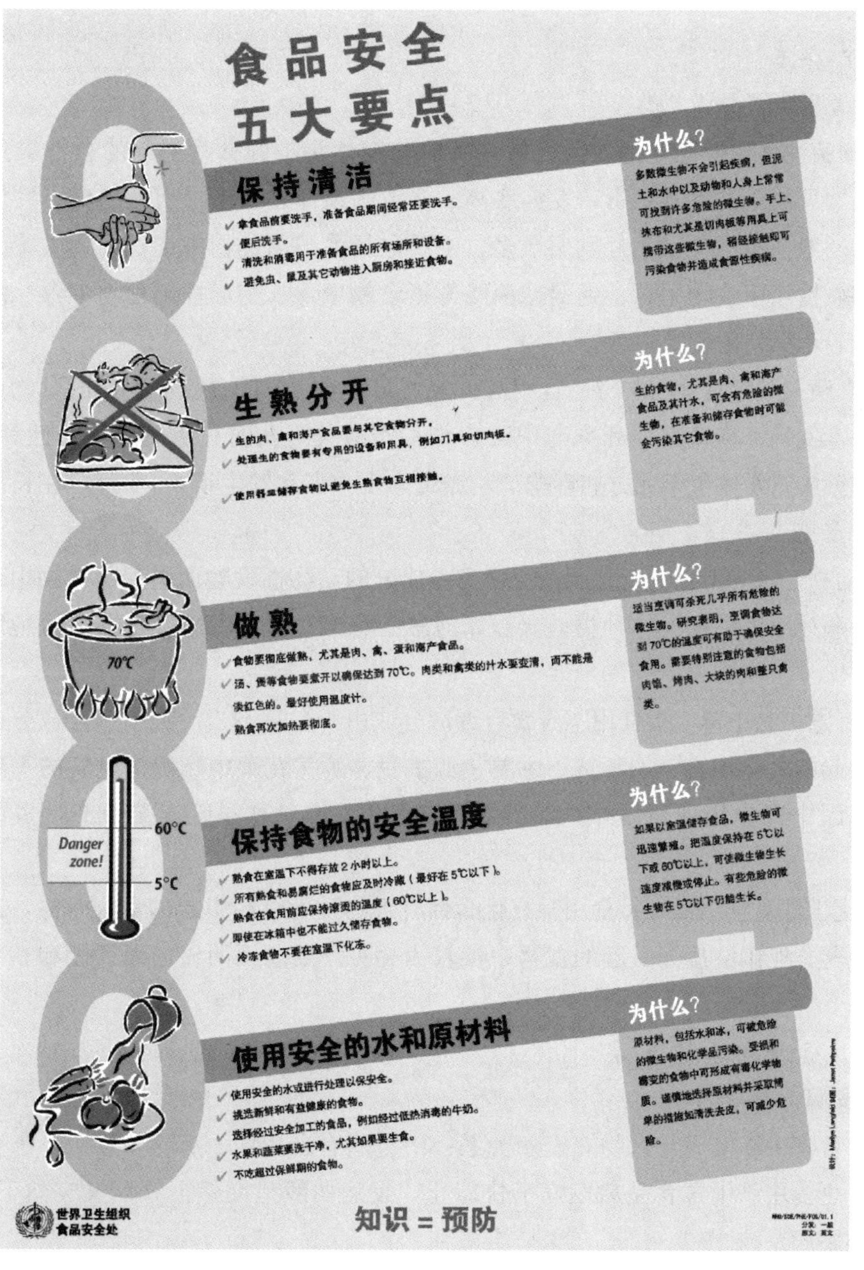

第二节 食物中毒

一、食物中毒概述

（一）分类

按病原种类可分为5类：

1. 细菌性食物中毒　指因摄入被细菌或其毒素污染的食物引起的急性或亚急性疾病，是最常见的一类食物中毒，发病率高，多数细菌性食物中毒病死率低。发病有明显季节性，一般在每年5～10月发病最多。主要包括沙门菌食物中毒、大肠埃希菌食物中毒、副溶血性弧菌食物中毒、葡萄球菌肠毒素食物中毒、变形杆菌食物中毒、肉毒梭菌食物中毒、李斯特菌食物中毒等。

2. 真菌及其毒素食物中毒　食用被真菌及其毒素污染的食物而引起的食物中毒。此类食物中毒发病率较高，病死率与中毒食物种类有关。发病有明显的季节性和地区性，如霉变甘蔗中毒常发生于北方初春季节，赤霉病麦中毒常发生于5～7月，在长江中下游地区较为多见。

3. 动物性食物中毒　指食用本身含有毒成分的动物性食物而引起的食物中毒。发病率较高，病死率因中毒食物种类而异。如河豚中毒常于每年春季发生在沿海地区，病死率高。

4. 有毒植物中毒　指食用本身含有毒成分或由于贮存不当产生了有毒成分的植物性食物而引起的食物中毒。如毒蕈、木薯、四季豆、鲜黄花菜中毒等。发病的季节、地区和病死率因中毒食物种类而异。毒蕈中毒常发生在夏、秋温暖潮湿季节，多数病死率较高。

5. 化学性食物中毒　指食用含有化学性有毒物质的食品引起的食物中毒，以有机磷农药、鼠药、亚硝酸盐等引起的食物中毒较为多见。发病无明显的地区性和季节性，病死率较高。

（二）食物中毒特点

1. 发病特点

（1）食物中毒发病与食物有密切关系：中毒病有食用同一有毒食物史，未食用者不发病。停止食用该中毒食品后发病很快停止，发病曲线呈突然上升后又突然下降趋势，无传染病发病余波。

（2）发病潜伏期短，病势急剧，常呈暴发性，短时间内突然很多人发病。

（3）中毒病人有类似临床表现：消化道症状（恶心、呕吐、腹痛、腹泻等）是多数食物中毒的主要症状或前期症状。

（4）病人与健康人之间无直接传染。

2. 流行病学特点

（1）中毒原因分布特点：细菌性食物中毒最为常见，其次是化学性食物中毒。

（2）食品种类分布特点：多年来在我国发生的食物中毒中，动物性食品引起食物中毒占动、植物性食物中毒总起数的55.2%，中毒人数的65.4%；植物性食物引起中毒的死亡率较高，占这两类食物中毒死亡率的71.6%。动物性食品引起食物中毒以肉和肉制品最多，其次为水产品引起的食物中毒，其中河豚引起的食物中毒是引起死亡的重要原因。

（3）季节、地区分布特点：不同病原物引起的食物中毒发生季节不同，其中细菌性食物中毒多发生在气温较高的夏秋季，霉变甘蔗中毒多发生在春季，肉毒中毒多发生在春末。某些食物中毒发生具有一定的地区性，如副溶血性弧菌食物中毒多发生在沿海地区，肉毒中毒多发生在北方，尤其在西北的新疆、青海地区发病率较高，死亡率也较高。

二、细菌性食物中毒

（一）细菌性食物中毒概述

1. 流行病学特点

（1）发病率高、病程较短、恢复快：细菌性食物中毒是最常见的食物中毒，大多数细菌性食物中毒病程较短、恢复快、病死率低，但肉毒梭菌、椰毒假单胞杆菌酵米面亚种、李斯特菌等引起的食物中毒病死率较高。

（2）夏秋季节发病率高：细菌性食物中毒在全年均可发生，但大多数细菌性食物中毒发生在夏秋季。此时气温较高，细菌容易生长繁殖或产生毒素，同时人体的防御功能下降，易感性增高。

（3）动物性食品是引起细菌性食物中毒的主要食品：各类中毒食品中，肉类和肉制品居首位，其次为变质、病死畜禽肉。鱼、奶、蛋类也占一定比例。植物性食品（剩饭、米糕等）亦可引起细菌性食物中毒。

2. 发生原因　细菌性食物中毒发生有三个重要环节：

（1）食品在生产、销售、运输、贮存、烹调等过程中受到致病菌污染；

（2）被致病菌污染的食品在较高温度下存放，食品中营养物质和水分充足，pH适合的情况下，细菌大量生长繁殖或产生毒素；

（3）被污染的食物未烧熟煮透或煮熟后又被带菌容器、食品加工工具或食品从业人员带菌者污染。

3. 发病机制　细菌性食物中毒发病机制可分为：

（1）感染型：大量活菌随食物进入人体，侵犯肠黏膜，引起胃肠炎症状，为感染型食物中毒。

（2）毒素型：细菌污染食品并在食品上繁殖和产生有毒的代谢产物（外毒素），致病量的外毒素随食物进入人体，经肠道吸收而发病，此为毒素型食物中毒。其发病与否在于摄入的细菌毒素含量，与活菌摄入量关系不大。

（3）混合型：某些病原菌如副溶血性弧菌等，进入肠道后除侵入肠黏膜引起炎性反应外，还能产生肠毒素。这类病原菌所引起的食物中毒是致病菌侵入肠黏膜和所产生的肠毒素协同作用，其发病机制为混合型。

（二）沙门菌食物中毒

沙门菌（*Salmonella*）食物中毒是最常见的细菌性食物中毒，是食物中毒的预防重点之一。

1. 病原学特点　沙门菌属肠杆菌科，为具有鞭毛、能运动的革兰阴性杆菌。种类繁多，常见的有鼠伤寒沙门菌、猪霍乱沙门菌、肠炎沙门菌等。沙门菌在环境中生命力较强，在水中可生存2～3周，在粪便和冰水中可生存1～2个月，在冰冻土壤中可过冬，在含盐12％～19％的咸肉中可存活75天。在100℃时立即死亡，70℃加热5min、60℃加热1h可被杀死。氯化消毒5min可杀灭水中的沙门菌。需要注意的是沙门菌不分解蛋白质，所以食品被污染后无感官性状的变化。

2. 流行特点　沙门菌食物中毒全年皆可发生，多见于夏秋季。

3. 污染来源　引起食物中毒的食品主要是动物性食品。其污染来源一是生前感染，家畜生前已感染沙门菌（牛肠炎、猪霍乱），或动物宰前由于过度疲劳、饥饿或患有其他疾病，抵抗力降低，肠道内的沙门菌通过血液系统进入肌肉和内脏，使其含有大量活菌；二是宰后污染，家畜宰杀后其肌肉、内脏接触粪便、污水、不洁容器或带菌者而被沙门菌污染。此外，蛋类可因家禽带菌而被污染，水产品可因水体污染而带菌，带菌的牛羊所产的奶中亦可有大量沙门菌，所以鲜奶和奶制品如果消毒不彻底也可引起食物中毒。

4. 临床表现　沙门菌活菌致病。其临床表现有不同的类型，多见的是急性胃肠炎型。潜伏期一般为12～36h。患者突然恶心、呕吐、腹痛，腹泻黄绿色水样便，有时有恶臭，带脓血和黏液。体温可达38℃以上，重者有寒战、惊厥、抽搐和昏迷。病程3～7天，一般预后良好。但老人、儿童及病弱者，如没有及时急救处理，也可死亡。此外，还可见类霍乱型、类伤寒型、类感冒型和败血症型。

5. 预防措施　沙门菌属食物中毒的预防措施包括防止污染、控制细菌繁殖和杀灭病原菌等三个方面。

（1）采取积极措施控制带菌的病畜肉流入市场，宰前严格检疫。凡属病死、毒死或死因不明的畜、禽、兽的肉及内脏，一律禁止出售和食用。家庭与餐饮业厨房中的刀具、砧板、盆、碗等要生熟分开，防止交叉污染。

（2）低温储藏食品是预防食物中毒的一项重要措施。沙门菌繁殖的最适温度为37℃，但在20℃以上即能大量繁殖。因此，食品工业、集体食堂、食品销售网点均应有冷藏设备，低温储藏食品以控制细菌繁殖。

（3）对污染沙门菌的食品进行彻底加热，是预防沙门菌食物中毒的关键措施。一般高温处理后可供食用的肉类，肉块应在1kg以下，持续煮沸3h，或肉块深部温度至少达到80℃，并持续加热12min。

（三）副溶血性弧菌食物中毒

1. 病原学特点　副溶血性弧菌（*Parahemolyticus*）为革兰阴性杆菌，主要存在于近岸海水、鱼贝类海产品中，海港及鱼店附近的蝇类带菌率也很高。在含盐3%～4%的培养基中生长最为旺盛，无盐时不生长，但含盐达12%以上也不易繁殖。最适生长温度为30℃～37℃。该菌不耐热，56℃持续5min，或90℃持续1min即被杀死。对醋酸敏感，用含1%醋酸的食醋处理5min即可灭活。副溶血性弧菌嗜盐，在海水中可存活47天以上，在淡水中存活不超过2天。

2. 流行特点　副溶血性弧菌食物中毒多发生于沿海地区，高峰期为7～9月，以青壮年发病为多，病后免疫力不强，可重复感染。新来沿海地区的人如进食受副溶血性弧菌污染的食物，发病率通常高于当地居民。

3. 污染来源　副溶血性弧菌的来源主要是海产品，其次为被该菌污染的肉类及咸菜，沿海居民带菌率较高，也可发生带菌者传播。受副溶血性弧菌污染的食物在较高温度下存放导致细菌大量繁殖，食用前不加热或加热不彻底，大量活菌随食物进入人体就可引起食物中毒。

4. 临床表现　副溶血性弧菌食物中毒的潜伏期为11～18h，多以剧烈腹痛开始，并有腹泻、呕吐、发热等症状。腹痛多在脐部附近，呈阵发性绞痛；腹泻多为水样、脓血便或黏液血便；体温38℃～40℃。重者出现脱水、虚脱、血压下降等。病程3～4天，预后一般良好。

5. 预防措施　预防副溶血性弧菌食物中毒要抓住防治污染、控制繁殖和杀灭病原菌等三个环节。低温储存各种食品；注意食品的烹调加工方法，海产品和其他肉类要烧熟煮透，蒸煮时需加热到100℃并持续30min；对凉拌的海产品要置于食醋中浸泡或在沸水中漂烫以杀灭副溶血性弧菌；食品不宜在室温下放置过久，剩余食物食前需彻底加热；防止生熟食品交叉污染；养成良好的饮食习惯，不生吃海产品或盐腌不当的贝类食物。

（四）李斯特菌食物中毒

1. 病原学特点　李斯特菌（*Listeria*）是革兰阳性、短小的无芽孢杆菌，引起食物中毒的主要是单核细胞增生性李斯特菌，该菌本身可致病，并在血琼脂培养基上产生被称为李斯特菌溶血素的β-溶血素。李斯特菌在-20℃可存活1年，在5℃的低温条件下仍能生长是该菌的特征；该菌耐碱不耐酸，在 pH 9.6 的条件下仍能生长；在含 10%食盐溶液中可生长，在 4℃的 20%食盐溶液中可存活 8 周。该菌在 58℃～59℃加热 10min 可被杀死。李斯特菌分布广泛，在土壤、健康带菌者和动物的粪便、江河水及肉和奶等多种食品中均可分离出该菌。

2. 流行特点　四季均可发生，在夏秋季发病率呈季节性增高。引起中毒的食物以在冰箱中保存时间过长的乳制品、肉制品最为多见。孕妇、婴儿、50 岁以上老人、因患其他疾病而身体虚弱者和免疫功能低下者为易感人群。

3. 污染来源及中毒发生的原因　食品中的李斯特菌主要来自粪便，如人粪的带菌率为 0.5%～6%，人群中短期带菌者占 70%。消毒牛乳的污染率在 20%左右；由于肉尸在屠宰过程易被污染，销售过程中食品从业人员的手也可造成污染，以致在生的和直接入口的肉制品中该菌的污染率高达 30%。由于该菌在冷藏条件下能生长繁殖，故用冰箱冷藏食品不能抑制其繁殖。

4. 临床表现　临床表现有侵袭型和腹泻型两种类型。侵袭型潜伏期 2～6 周。患者开始常有胃肠炎症状，严重者表现为败血症、脑膜炎、脑脊膜炎、发热，有时可引起心内膜炎。孕妇可出现流产、死胎；幸存的胎儿易患脑膜炎，导致智力缺陷或死亡；免疫缺陷者则易出现败血症、脑膜炎；少数轻症患者仅有流感样表现。病死率高达 20%～50%。腹泻型病人的潜伏期一般 8～24h，主要症状为腹泻、腹痛、发热。

5. 预防措施　李斯特菌在自然界广泛存在，且对杀菌剂有较强的抵抗力，在食品生产过程中应注意防止李斯特菌对食品的污染。由于该菌在低温环境中仍可生长，因此冷藏较长时间的食品在食用前务必充分加热。

（五）大肠埃希菌食物中毒

大肠埃希菌（E. *coli*）食物中毒是近年来倍受关注的食源性疾病。自 1982 年美国首次发现因该菌引起的食物中毒以来，肠出血性大肠杆菌 O157∶H7疫情逐渐扩散和蔓延，相继在英国、加拿大、日本等多个国家引起暴发流行。

1. 病原学特点　埃希菌属（*Escherichia*）俗称大肠杆菌，属革兰阴性杆菌。该菌属生存力强，能在土壤、水中存活数月。大肠埃希菌为人和动物肠道的正常菌群，一般不致病。当宿主免疫力下降或细菌侵入肠外组织和器官时，可引起肠外感染；少数致病性大肠埃希菌能直接引起肠道感染。

2. 流行特点　大肠埃希菌食物中毒主要由动物性食品引起，如畜肉类及其制品、禽肉、蛋类、奶类及其制品，好发于夏季和秋季。该菌可随粪便排出而污染水源和土壤，受污染的水源、土壤及带菌者的手均可直接污染食物或通过食品容器再污染食物。中毒可发生于各年龄人群，但病情重者最常见于儿童和老年人。

3. 临床表现　不同的致病性大肠埃希菌有不同的致病机制，临床表现也不同。

（1）肠致病性大肠埃希菌是婴儿流行性腹泻的重要病原菌，可引起婴儿肠炎、腹泻。

该菌具有很强传染性，可引起暴发流行，也可引起成人腹泻。

（2）肠产肠毒性大肠埃希菌是许多发展中国家儿童及旅游者腹泻的常见病原菌，该菌可产生大量肠毒素，患者腹泻水样便，伴有恶心、腹痛、发热等急性胃肠炎症状。

（3）肠侵袭性大肠埃希菌导致急性菌痢型食物中毒，主要表现为血便、脓性黏液血便，有里急后重、发热等症状，与菌痢症状相似。

（4）肠出血性大肠埃希菌可引起出血性结肠炎，主要表现为突发性剧烈腹痛、腹泻，大便先为水样便后为血便，甚至全为血水，重者出现溶血性尿毒症。病死率为3%～5%，大肠杆菌O157∶H7为最常见的血清型。

4. 预防措施　大肠埃希菌食物中毒的预防措施与沙门菌食物中毒的预防基本相同。

（六）葡萄球菌肠毒素食物中毒

1. 病原学特点　葡萄球菌为革兰阳性兼性厌氧菌，抵抗力较强，在干燥条件下可生存数月，耐热，加热到80℃持续30min才能被杀死。该菌引起的食物中毒是毒素型食物中毒。产肠毒素的葡萄球菌有2种，即金黄色葡萄球菌（*Staphylococcus aureus*）和表皮葡萄球菌（*Staphylococcus epidermidis*）。在条件适宜（pH 6～7、温度31℃～37℃、水分较多、含蛋白质及淀粉较丰富、通风不良、氧分压降低）时易产生肠毒素（enterotoxin）。

2. 流行特点　葡萄球菌肠毒素食物中毒全年皆可发生，多见于夏秋季。人体对葡萄球菌肠毒素的易感性高。引起中毒的原因是葡萄球菌污染食品后，在适宜条件下迅速繁殖，产生大量肠毒素所致。

3. 污染来源　葡萄球菌是常见的化脓性球菌之一，上呼吸道感染者的鼻腔带菌率可高达80%，人和动物的化脓部位接触食品后使食品污染，而摄食了被葡萄球菌污染的食品便有可能发生食物中毒。引起中毒的食品主要是乳类及乳制品、肉类和剩饭等。

4. 临床表现　葡萄球菌肠毒素食物中毒潜伏期短，一般2～5h。以恶心、呕吐为主要特征，一般不发热。由于剧烈吐泻，常导致严重失水和休克。儿童对肠毒素比成年人敏感，故其发病率较高，病情也重，但病程短，一般1～2天，且预后良好。

5. 预防措施　预防葡萄球菌肠毒素食物中毒的关键是防止葡萄球菌对食品的污染和肠毒素的形成。首先要防止食品受到污染，特别是肉类等动物性食品、含奶糕点、冷饮食品及剩饭。对患局部化脓性感染、上呼吸道感染的食品加工人员、餐饮从业人员、保育员，均应暂时调换工作。其次为低温储藏食品，防止葡萄球菌繁殖和产生肠毒素，食用前还应彻底加热。

（七）肉毒中毒

肉毒梭状芽孢杆菌（*Clostridium botulinum*）食物中毒是由肉毒梭菌在食物中生长繁殖产生外毒素所引起的毒素型食物中毒，此类中毒发病急，病情重，病死率高，危害严重。

1. 病原学特点　肉毒梭菌是革兰阳性厌氧菌，有芽孢，在缺氧条件下和含水分较多的中性或弱碱性食品中容易生长，并产生外毒素（即肉毒毒素）。肉毒毒素是一种强烈的神经毒素，是目前已知的化学和生物毒物中毒性最强的一种，毒性比氰化钾（KCN）强1万倍，对人的致死剂量约为 10^{-9} mg/（kg・体重）。肉毒毒素有8个类型，其中A、B、E、F等4型可引起人类中毒。肉毒梭菌的芽孢对热抵抗力强，干热180℃加热5～15min，湿热100℃加热5h或高压蒸汽121℃加热30min才能将其杀死。肉毒毒素不耐热，100℃加热10～20min即可被彻底破坏。

2. 流行特点　肉毒梭菌引起的食物中毒与饮食习惯密切相关。引起中毒的食品在国外多为火腿、香肠、罐头食品，在我国牧区多为肉类，其他地区多为植物性食品，其中大部分是家庭自制的发酵食品，如豆豉、豆酱、臭豆腐等。制作豆酱等发酵食品时，发酵过程通常在密闭容器内进行。如果食品原料污染了肉毒梭菌芽孢，而加热的温度及压力不足，未能将芽孢杀死，随后又在厌氧条件贮存，芽孢极易生长繁殖并产生毒素。制作肉类罐头时，如使用被污染的原料，即使采取加热灭菌措施，也可能由于芽孢耐热性强而未被杀灭，因而产生毒素。此外，上述食品在食前一般不加热，不能破坏毒素，故食用后容易发生食物中毒。因此，食物食用前不加热或加热不彻底是造成肉毒梭菌食物中毒的主要原因。

表8-1　其他常见细菌性食物中毒

食物中毒	致病原因	中毒食物	临床表现	预防措施
空肠弯曲菌食物中毒	大量活菌侵入肠道引起感染性食物中毒，也与热敏性肠毒素有关	动物性食品、牛奶和肉类制品	婴幼儿为易感人群，表现为急性胃肠炎，体温达38℃～40℃	空肠弯曲菌不耐热，食用前彻底加热
志贺菌食物中毒	宋内志贺菌、福氏志贺菌及其肠毒素	冷盘、凉拌菜、肉、奶及其制品	剧烈腹痛，泻水样或血样便、黏液便，里急后重，高热	同沙门菌食物中毒，重点为食品从业者的带菌检查
椰毒假单胞菌酵米面亚种食物中毒	外毒素，为米酵菌酸和毒黄素	谷类发酵制品	胃肠炎、肝肾等脏器损害，神经症候群，预后不良，病死率为30%～50%	不食用酵米面
产气荚膜梭菌食物中毒	耐热肠毒素，在体内经胰蛋白酶作用后毒性增强	动物性食品	急性胃肠炎，多为稀便和水样便，少有恶心、呕吐	低温贮存食品，食前彻底加热
蜡样芽孢杆菌食物中毒	腹泻毒素和呕吐毒素	乳及乳制品、肉类制品，特别是米饭、米粉	恶心、呕吐、腹痛	含淀粉多的食品如剩饭、粉肠应注意防止污染，食前100℃加热20min

3. 临床表现　肉毒梭菌食物中毒潜伏期较长，一般 12～48h。肉毒毒素进入体内被胰蛋白酶活化，释放出神经毒素，主要作用于中枢神经的颅脑神经核、神经肌肉接头处以及自主神经末梢，抑制乙酰胆碱释放，引起肌肉麻痹和神经功能不全。早期表现为全身疲倦无力、头晕，随即出现恶心、呕吐、腹泻等胃肠道症状，随着症状进展表现为对称性颅神经损害症状，如视力模糊、眼睑下垂、张眼困难、复视、咽喉肌麻痹症状、咀嚼吞咽困难、颈无力、声音嘶哑等。继续发展可出现呼吸肌麻痹症状，胸部有压迫感，呼吸困难，最后引起呼吸功能衰竭而死亡。患者一般体温正常，意识清楚。若无抗肉毒毒素的治疗则病死率较高。

4. 预防措施　预防肉毒梭菌食物中毒的主要措施是严格按照食品操作规程，减少原料在运输、贮存和加工过程中的污染。制作发酵食品的原料应充分蒸煮，制作罐头应严格执行灭菌方法。加工后的熟制品应低温保存，防止细菌繁殖和产生毒素。肉毒毒素不耐热，对可疑食品应作加热处理（100℃、10～20min）使毒素破坏。

三、真菌毒素和霉变食品中毒

真菌产生的有毒代谢产物称为真菌毒素（mycotoxin），其特点是结构简单、分子量小，对热稳定，一般的加热温度下不会被破坏。人们食用被真菌毒素污染的粮食或其他食品，或进食被真菌毒素污染的饲料喂养的畜禽的肉、奶、蛋而中毒。这类食物中毒的发生有一定的季节性、地区性。

（一）赤霉病麦中毒

1. 病原学特点　赤霉病麦是由于真菌中的镰刀菌感染麦粒所致，毒性成分为赤霉病麦毒素，包括雪腐镰刀菌烯醇、镰刀菌烯酮-X、T-2 等 40 多种真菌毒素。赤霉病麦毒素对热稳定，一般烹调不能去除；耐酸耐干燥，加碱及高压蒸汽处理后，毒性可减弱，但不能完全破坏。

2. 流行特点　麦类赤霉病每年都有发生，我国每 3～4 年就有一次大流行。中毒原因主要是麦收后吃了被污染的新麦，也有因误食库存的赤霉病麦或霉变玉米所致。

3. 临床表现　赤霉病麦食物中毒的潜伏期 0.5～2h，主要症状为恶心、呕吐、腹痛、腹泻，还有头晕、头痛、手足发麻、四肢酸软、步态不稳、额面潮红等症状，形似醉酒，故又称“醉谷病”。重者可出现呼吸、体温、血压的波动，一般 1 天左右可恢复正常。

4. 预防措施　关键在于防止真菌侵染谷物和产毒，主要预防措施：①加强田间和贮藏期的防霉措施，选用抗霉品种，及时脱粒、晾晒，降低谷物水分至安全范围。②对已霉变的谷物，应采取去毒措施，如用碾磨去皮法除去毒素。③制定粮食中赤霉病麦毒素的限量标准，加强粮食卫生管理。

（二）霉变甘蔗中毒

霉变甘蔗中毒是指食用了因保存不当而霉变的甘蔗引起的食物中毒。

1. 病原学特点 从霉变甘蔗中可分离出产毒真菌，为甘蔗节菱孢霉，产生的毒素为3-硝基丙酸，是一种神经毒素，主要损害中枢神经系统。

2. 流行特点 常发生于我国北方春季，多见于儿童，病情较严重者有生命危险。

3. 临床表现 潜伏期短，最短仅十几分钟。发病初期有一时性消化道症状，出现恶心、呕吐、腹痛、腹泻等，随后出现神经系统症状，可有头晕、头痛和复视。重者可出现阵发性抽搐、眼球侧向凝视、抽搐、四肢强直、手呈鸡爪状、大小便失禁、牙关紧闭、瞳孔散大、发绀、口吐白沫等，呈去大脑强直状态。每日发作几次至数十次，随后进入昏迷状态，常死于呼吸衰竭。目前尚无特效治疗，只能对症处理。幸存者可留下神经系统后遗症，严重影响生活能力。

4. 预防措施 甘蔗成熟后才可收割，贮存时应防止霉变，严禁销售已变质的甘蔗。加强宣传教育工作，不买、不吃霉变甘蔗。

四、有毒动植物中毒

有毒动植物中毒是指一些动植物本身含有天然有毒成分或由于储存条件不当形成有毒物质，被食用后所引起的食物中毒。多由三种情况引起：①某些动植物在外形上与可食食物相似，但含有天然毒素，如毒蕈中毒。②某些动植物食物由于加工处理不当，没有除去或破坏有毒成分，如苦杏仁、未煮熟的豆浆等引起的食物中毒。③保存不当产生毒素，如发芽马铃薯产生龙葵素引起食物中毒。有毒动植物食物中毒一般发病快，无发热等感染症状，因中毒食物不同而有特征性症状，通过患者进食史的调查和食物形态学的鉴定较易查明中毒原因。

（一）河豚中毒

1. 有毒成分 河豚（globefish）是一种剧毒的鱼类，在淡水、海水中均能生活，常出现于我国沿海及江河出海口。有毒成分为河豚毒素（tetrodotoxtn，TTX），河豚毒素是一种非蛋白质神经毒素，0.5mg 可致人死亡。河豚毒素为无色针状结晶，微溶于水，易溶于稀醋酸；对热稳定，220℃以上方可将其分解；盐腌或日晒不能破坏，但 pH>7 时可破坏毒素。河豚毒素主要存在于河豚的内脏、血液及皮肤中，其中以卵巢毒素的毒性最大，肝脏毒素次之。每年春季为河豚鱼的生殖产卵期，此时毒性最强，最易引起中毒。新鲜洗净的鱼肉一般不含毒素，但若鱼死时间较长，毒液及内脏的毒素可渗入肌肉组织中。有的河豚品种肌肉也含有毒素。

2. 中毒机制 河豚毒素主要作用于神经系统，可使末梢神经和中枢神经麻痹。河豚毒素也可直接作用于胃肠道，引起局部刺激作用。中毒机制为阻碍细胞膜对钠离子的通透性，阻断神经兴奋的传导。中毒者首先感觉神经麻痹，随后出现运动神经麻痹。该毒素还可导致外周血管扩张、动脉压急剧下降，最后出现呼吸中枢和血管运动中枢麻痹，导致急性呼吸衰竭，危及生命。

3. 临床表现与急救治疗 河豚中毒发病急，潜伏期10min～3h。中毒早期手指、舌、唇有刺痛感，随后出现恶心、发冷、口唇及肢端麻木，再发展至四肢肌肉麻痹、瘫痪，逐渐失去运动能力，以致瘫痪。此外，还可出现心律失常、血压下降等心血管系统症状，患者最后因呼吸中枢和血管运动中枢麻痹而死亡，致死时间最短在进食后1.5h。目前河豚中毒没有特效解毒剂，一旦中毒，应尽快排出毒物，并给予对症处理。

4. 预防措施 开展宣传教育，使消费者认识河豚以防误食。加强对河豚鱼的监督管理，集中加工处理，禁止零售。处理新鲜河豚时，应先去除头，充分放血，除去内脏、皮后，反复冲洗肌肉，再加入2%碳酸氢钠处理24h，制成干制品，并经鉴定合格后方准出售。不新鲜的河豚不得食用，内脏、头、皮等专门处理后销毁，不得任意丢弃。

（二）鱼类引起的组胺中毒

鱼类引起的组胺中毒是由于食用不新鲜或腐败的鱼类（含较多组胺），与个体的过敏性有关。

1. 有毒成分及中毒机制 鱼类引起的组胺中毒为过敏性食物中毒，与鱼的品种密切相关，以海产鱼中的青皮红肉色（如金枪鱼）较为常见。这类鱼体中含有较多组氨酸，当鱼体不新鲜或腐败时，存在于鱼体的细菌如组胺无色杆菌、摩氏摩根菌所产生的脱羧酶使组氨酸脱羧形成组胺。组胺可导致支气管平滑肌强烈收缩，引起支气管痉挛；局部或全身的毛细血管扩张，出现低血压，心律失常，甚至心脏骤停。

2. 临床表现与急救治疗 鱼类引起的组胺中毒发病快，但症状轻，恢复快。潜伏期很短，一般0.5～1h。表现为面部、胸部及其他部位的皮肤潮红，眼结膜充血，并伴有头痛、头晕、胸闷、心跳加快、血压下降等，有时可出现荨麻疹或哮喘。一般不发热，大多在1～2天内恢复。一般采用抗组胺药物和对症治疗的方法，口服盐酸苯海拉明、氯苯那敏，静脉注射10%葡萄糖酸钙，同时口服维生素C。

3. 预防措施 防止鱼类腐败变质，在冷冻条件下运输和贮存鱼类，特别是容易产生组胺的鱼类。禁止出售腐败变质的鱼类。避免食用不新鲜或腐败变质的鱼类食品。此外，烹调时加醋可减少组胺含量。

制定鱼类食品中组胺最大容许量标准，我国规定为100mg/100g。

（三）麻痹性贝类中毒

麻痹性贝类中毒（paralysis shell poisoning，PSP）是由贝类毒素引起的食物中毒。麻痹性贝类毒素是一种毒性极强的海洋毒素，几乎全球沿海地区都有过麻痹性贝类中毒的报道。

1. 有毒成分及中毒机制 贝类食入有毒藻类（如双鞭甲藻、膝沟藻科的藻类等）或藻类共生可产生贝类毒素的微生物后，毒素即进入贝体内，但对贝类本身没有毒性，而当人食用这种贝类后，毒素可迅速从贝类中释放出来致人中毒。目前已从贝类中分离、提取和纯化了几种毒素，其中最早被发现的石房蛤毒素是一种白色、溶于水、耐热的非蛋白质毒素，易被胃肠道吸收。该毒素对酸、热稳定，一般的食品加工方法很难将其破坏。

石房蛤毒素为神经毒，能造成神经系统传导障碍而产生麻痹作用。该毒素毒性很强，人经口致死量约为0.9mg。

2. 流行病学特点　麻痹性贝类中毒有明显的地区性和季节性，以夏季沿海地区多见，因这一季节易发生赤潮，且易捕获贝类。

3. 中毒症状　麻痹性贝类中毒潜伏期短，仅数分钟至20min。开始为唇、舌、指尖麻木，随后颈部、腿部麻痹，最后运动失调。可伴有头痛、头晕、恶心和呕吐，最后出现呼吸困难。膈肌对该毒素特别敏感，重症者常在2～24h因呼吸麻痹而死亡，死亡率为5%～18%。但病程如超过24h，则预后良好。

麻痹性贝类毒素的毒性极强，目前尚无特效解毒剂。应尽早采取催吐、洗胃、导泻，及时去除毒素，同时对症治疗。

4. 预防措施　做好预防性监测工作，当发现贝类生长的海水中有大量海藻存在时，应及时检测贝类所含的毒素量。美国FDA规定，新鲜、冷冻和生产罐头食品的贝类中，石房蛤毒素最高允许量不超过80μg/100g。

（四）毒蕈中毒

蕈类通常称为蘑菇，属于真菌。食用蕈超过300多种，目前已知的毒蕈（toxic mushroom）有80多种，其中剧毒的有10多种。常因误食而中毒，多散发在高温多雨季节。毒蕈引起的中毒症状复杂，如不及时抢救，病死率较高。

1. 有毒成分及中毒机制　毒蕈的有毒成分较复杂，一种毒素常存在于几种毒蕈中，或一种毒蕈含有多种毒素。毒蕈中毒的病原是毒蕈毒素，其中毒肽为肝脏毒性，毒性强，作用快，1～2h即导致死亡；毒伞肽为肝、肾毒性，作用强而缓慢，15h内一般不出现死亡；毒蝇碱作用类似乙酰胆碱，兴奋副交感神经系统，收缩气管平滑肌，导致呼吸困难；光盖伞素可引起幻觉和精神症状；鹿花毒素破坏红细胞，导致急性溶血。

2. 临床表现与急救治疗　根据毒蕈毒素成分与中毒症状，毒蕈中毒可分为四型。

（1）胃肠炎型：潜伏期10min～6h。主要症状为剧烈恶心、呕吐、腹痛、腹泻等，以上腹部阵发性疼痛为主，体温不高，经过适当对症处理可迅速恢复，病程2～3天，预后好。引起此型中毒主要为黑伞蕈属和乳菇属的某些蕈种。

（2）神经精神型：中毒症状除有胃肠炎症状外，主要表现为副交感神经兴奋症状，可引起多汗、流涎、流泪、瞳孔缩小、缓脉等，重者有神经兴奋、精神错乱和精神抑制等。引起中毒的毒蕈主要为毒蝇伞、丝盖伞属、光盖伞属等。此型中毒病程短，1～2天可恢复，无后遗症。用阿托品类药物及时治疗，可迅速缓解症状。

（3）溶血型：潜伏期6～12h，除急性胃肠炎症状外，可有贫血、黄疸、血尿、肝脾肿大等溶血症状，严重者可致死亡。给予肾上腺皮质激素治疗，可很快控制病情。病程一般2～6天，死亡率较低。引起中毒的毒蕈主要为鹿花蕈。

（4）脏器损害型：依病情发展可分为潜伏期、胃肠炎期、假愈期、内脏损害期、精神症状期及恢复期。患者在发病后2～3天出现肝、肾、脑、心等内脏损害。以肝损害最严重，可出现肝大、黄疸、转氨酶升高，严重者出现肝坏死、肝性脑病。侵犯肾脏时可出现少尿、无尿或血尿，出现尿毒症、肾衰竭。该型中毒症状凶险，如不及时积极治疗，病死率很高。临床上可用二巯基丁二酸钠或二巯基丙磺酸钠解毒，同时使用保肝疗法。引起中毒的主要为毒伞属。

3. 预防措施　加强宣传教育，提高鉴别毒蕈的能力，切勿采摘不认识的蘑菇食用，防止误食中毒。

（五）含氰苷类食物中毒

含氰苷类食物中毒是指因食用苦杏仁、桃仁、枇杷仁和木薯等含氰苷类食物而引起的食物中毒。

1. 有毒成分及中毒机制　含氰苷类食物中毒以苦杏仁中毒较多见。有毒成分氰苷在体内水解后释放氰离子（CN^-）。氰离子与体内多种酶结合，尤其是与细胞色素氧化酶结合，使其不能传递电子，组织呼吸不能正常进行，氧气不能被组织细胞利用，导致机体缺氧。

2. 临床表现与急救治疗　含氰苷类食物中毒潜伏期一般1～2h，主要症状为口内苦涩、流涎、恶心、呕吐、心悸、头晕、头痛及四肢软弱无力。随着中枢和组织细胞缺氧加重，患者出现呼吸困难，呼出气体有苦杏仁味。重者意识不清，全身阵发性痉挛，最后因呼吸肌麻痹或心跳停止而死。含氰苷类食物中毒临床症状凶险，可在短时间内死亡。中毒患者应立即吸入亚硝酸异戊酯，并采取静脉注射亚硝酸钠和硫代硫酸钠等措施。

3. 预防措施　加强宣传教育，勿食苦杏仁等果仁，或采取去毒措施，加水煮沸以除去苦杏仁中的氰苷。木薯应去皮，切片后浸水晒干，或在蒸煮时打开锅盖使氢氰酸挥发。

五、化学性食物中毒

（一）有机磷农药中毒

1. 毒性及中毒机制　有机磷农药是目前我国使用量最大的一类农药，有机磷农药的中毒机制与胆碱酯酶有关。有机磷农药进入体内后可与胆碱酯酶迅速结合，形成磷酰化胆碱酯酶，致使胆碱酯酶活性受到抑制，失去水解乙酰胆碱的能力，导致乙酰胆碱在体内大量蓄积，以乙酰胆碱为传导介质的胆碱能神经处于过度兴奋状态，继而出现中毒症状。

2. 引起中毒的原因

（1）误食：①误将有机磷农药当作酱油或食用油；②误食农药拌过的种子；③误将装过农药的容器用于盛放粮食；④误食被农药毒杀的家禽家畜。

（2）安全事故：喷洒农药后在安全间隔期内即采摘食用。

3. 临床症状及流行特点　有机磷农药污染的食物以水果和蔬菜为主，南方比北方严重，夏秋季高于冬春季，农药使用量大，污染程度严重。

有机磷农药中毒的潜伏期一般在2h内。根据中毒症状的轻重以及胆碱酯酶活性通常将急性中毒分为：

（1）轻度中毒　血中胆碱酯酶活性减少30％～50％。临床表现为头痛、头晕、恶心、呕吐、多汗、流涎、胸闷无力、视力模糊等，瞳孔可能缩小。

（2）中度中毒　血中胆碱酯酶活性减少50％～70％。除轻度中毒症状外，可出现肌束震颤、轻度呼吸困难、瞳孔明显缩小、血压升高、意识轻度障碍。

（3）重度中毒　血中胆碱酯酶活性减少70％以上。临床表现为瞳孔缩小如针尖大，呼吸极度困难，出现青紫、肺水肿、抽搐、昏迷、呼吸衰竭、大小便失禁等，直至死亡。少数病人出现脑水肿。

除上述症状外，某些有机磷农药如美曲磷脂、马拉硫磷、对硫磷、甲基对硫磷、伊皮恩、乐果等，具有迟发性神经毒性，表现为在急性中毒后的第二周出现下肢软弱无力、运动失调及神经麻痹等症状。

4. 急救与治疗

（1）排毒：反复、多次催吐、洗胃，直至洗出液中无有机磷农药特有的蒜臭味为止。洗胃液一般用2％碳酸氢钠或清水，敌百虫遇碱可生成毒性更大的敌敌畏，故不能用碳酸氢钠等碱性溶液。也可用1∶5000高锰酸钾溶液或1％氯化钠溶液作为洗胃液，但对硫磷、内吸磷、甲拌磷及乐果等农药不能用高锰酸钾溶液洗胃，避免因氧化毒性增强。

（2）特效解毒药：有机磷农药的特效解毒药为阿托品和胆碱酯酶复能剂（如解磷定、氯磷定）。轻度中毒一般仅给予阿托品，以拮抗乙酰胆碱对副交感神经的作用，解除支气管痉挛，防止肺水肿和呼吸衰竭；中度或重度中毒则采用阿托品和胆碱酯酶复能剂合用，后者可迅速恢复胆碱酯酶活性，对解除肌束震颤，恢复意识疗效显著。

（3）对症治疗　如血压急剧升高给予降压治疗；肺水肿给予利尿剂、血管扩张剂和糖皮质激素等；呼吸衰竭采用气管插管防止猝死等。

5. 预防措施

（1）加强保管：农药及施用农药的工具应有专门的存放场所，儿童伸手不可及。

（2）防止食品污染：配药和拌种等操作地点要远离畜圈、饮水源和瓜菜地，以防污染。

（3）注意个人防护：喷洒农药时必须穿工作服，戴手套、口罩、帽子，并在上风向喷洒，喷药后必须更换工作服、手套、帽子、口罩，用肥皂洗净手、脸后方可吸烟、饮水和进食。

（4）遵守安全间隔期：施药后必须经过一定的安全间隔期，才能收获瓜果、蔬菜。

(5) 禁止食用因误食有机磷农药而死的各种禽畜。

(6) 禁止孕妇、乳母参加施药工作。

(二) 亚硝酸盐中毒

1. 毒性及中毒机制　常见的亚硝酸盐有亚硝酸钠和亚硝酸钾。亚硝酸盐毒性较强，摄入0.3～0.5g可使人中毒，1～3g可致人死亡。亚硝酸盐急性中毒机制是将正常血红蛋白中的二价铁氧化为三价铁，后者失去携氧能力，从而导致组织缺氧。亚硝酸盐对周围血管也有麻痹作用。

2. 引起中毒的原因

(1) 亚硝酸盐味咸，外形与食盐类似，因此，易误将亚硝酸盐当作食盐食用而引起中毒。

(2) 硝酸盐和亚硝酸盐是目前广泛使用的护色剂，也使肉类具有独特风味，但过量使用，可能导致食物中毒。

(3) 刚腌制不久的蔬菜（一般腌制1～2天含量最高），或腐烂的蔬菜容易产生大量亚硝酸盐。

(4) 某些农村地区日常生活用井水，硝酸盐含量较高（通常称为“苦井”）。用苦井水煮饭做菜时，如存放过久，硝酸盐在细菌的作用下可被还原成亚硝酸盐，导致中毒。

(5) 胃酸过低、胃肠道功能紊乱时，可使胃肠道硝酸盐还原菌大量繁殖，如摄入大量含硝酸盐的蔬菜，肠道内产生亚硝酸盐而导致中毒。

3. 临床症状及流行特点　亚硝酸盐食物中毒多由于误将亚硝酸盐当作食盐食用而引起，潜伏期一般1～3h，短者10min；少数由于大量食用蔬菜而引起，潜伏期则可长达20h。中毒症状主要为口唇、指甲及全身皮肤青紫，称为“肠源性青紫”。头晕、头痛、乏力、胸闷、心率快、嗜睡或烦躁不安、呼吸急促等，可伴有恶心、呕吐、腹痛、腹泻等消化道症状，严重者最终昏迷、惊厥、大小便失禁，因呼吸衰竭而死。

4. 急救与治疗　症状较轻者不需治疗，重症患者需及时抢救和治疗：①催吐、洗胃和导泻，及时清除胃肠道内的亚硝酸盐。②使用特效解毒药，亚硝酸盐的特效解毒剂为亚甲蓝。③大量补充其他还原剂如维生素C也可起到辅助治疗的作用。

5. 预防措施

(1) 加强集体食堂的管理，防止将亚硝酸盐作为食盐使用。

(2) 加强亚硝酸盐监管，防止过量添加；积极寻找更安全的替代品。

(3) 勿食存放过久或变质腐烂的蔬菜，腌制蔬菜至少腌制20天以上再食用。

(4) 尽量不使用“苦井水”。

(三) 瘦肉精中毒

1. 毒性及中毒机制　瘦肉精中，盐酸克伦特罗毒性最大，JECFA建议ADI为0～0.004μg/kg体重；莱克多巴胺毒性最小，ADI为0～1.0μg/kg体重；西巴特罗和沙丁胺醇毒性介于二者之间。瘦肉精引起中毒的机制是激动心脏和骨骼肌的β2 肾上腺素能受体。

2. 引起中毒的原因　目前国内外仅见盐酸克伦特罗引起急性中毒的报道。中毒原因主要是食用添加盐酸克伦特罗的猪、牛、羊的肉制品或内脏制品。肝脏、肾脏和肺等内脏制品具有蓄积盐酸克伦特罗的能力，通常含量较高。高温煮沸不能降解盐酸克伦特罗，因此肉制品煮熟后仍可引起中毒。

3. 临床症状及流行特点　盐酸克伦特罗急性中毒一般在食用瘦肉精含量较高的动物组织后 15min～6h 内出现症状，持续 90min～2 天。临床表现以心血管系统症状为主，血压升高、血管扩张、心跳加快、胸闷、心悸、呼吸加剧、体温升高，同时还影响神经系统，出现面颈和四肢肌肉颤动、双手抖动、双脚甚至不能站立、头痛、头晕、恶心、呕吐、乏力。血生化改变包括低钾血症、心肌酶谱的肌酸激酶及其同功酶水平升高等。原有交感神经亢进的患者，如高血压、冠心病、甲状腺功能亢进者，健康损害更大，心动过速、室性期前收缩、中毒性心肌炎、心肌梗死等情况更易发生；中毒严重并有先天性心脏病者可伴有急性呼吸衰竭。中国香港 2001 年的研究显示，肉品中含有少量盐酸克伦特罗即能引起食用者中毒，中毒剂量为猪肉中残留量 20～460μg/kg，猪肝 19～3060μg/kg。

4. 急救与治疗　轻症者无需治疗，重症者先催吐、洗胃，然后对症治疗，使用保护心脏药物和β受体阻滞剂等。

5. 预防措施

（1）控制源头：加强监管，禁止在饲料中添加瘦肉精。

（2）加强猪、牛、羊等肉制品和内脏制品中瘦肉精的检测。

（四）砷中毒

1. 毒性及中毒机制　引起急性中毒的一般为无机砷化合物，As^{3+} 的毒性为 As^{5+} 的 35～60倍。As_2O_3（又称砒霜）的成人经口中毒剂量为 5～50mg，致死剂量为 60～300mg。

As^{3+} 为原浆毒，使细胞变性坏死，主要机制为：①直接腐蚀口腔、咽喉、食管和胃等消化道黏膜；②与细胞内的巯基结合使其失去活性；③麻痹血管运动中枢和直接作用于毛细血管，使血管扩张、充血、血压下降。

2. 引起中毒的原因　引起砷中毒的原因主要是：①用砒霜自杀或下毒；②误将砒霜当成碱、淀粉、糖、食盐等加入食品；③盛放过含砷化合物的容器未经清洗直接盛放食物；④其他，如含砷农药、含砷食品原料、含砷食品添加剂的使用等。

3. 临床症状及流行特点　砷中毒全年均有发生，由于含砷农药的使用，多发生于农村，夏秋季略多。潜伏期仅十几分钟至数小时。由于对消化道的直接腐蚀作用，患者的典型症状是口腔和咽喉有烧灼感，米泔水样便并混有血液。症状由轻到重依次为口腔和咽喉的烧灼感、口渴及吞咽困难，口中有金属味；继而出现恶心、呕吐、腹泻（初为稀便）；症状加重时可呕吐黄绿色胆汁、呕血、腹泻，排米泔样水样便并混有血液；症状进一步加重出现全身衰竭、脱水、体温下降、意识消失或者出现神经系统症状（如头痛、狂躁、抽搐、昏迷等），最后因呼吸中枢麻痹而死。肝肾受损后也可出现黄疸、蛋白尿、少尿等症状。

4. 急救与治疗

（1）尽快排出毒物：催吐、洗胃、导泻，然后立即口服氢氧化铁，它可与三氧化二砷结合形成不溶性的砷酸盐，从而避免砷对胃肠道的腐蚀作用。

（2）特效解毒药：通常首选二巯基丙磺酸钠，也可用二巯基丙醇等。药物中的巯基与砷有很强的结合力，能竞争组织中与酶结合的砷，从而释放巯基酶以达到解毒目的，含巯基药物和砷结合后形成无毒化合物随尿液排出。

（3）对症治疗：防止腹泻造成的脱水和电解质紊乱等。

5. 预防措施

（1）加强对含砷化合物的管理，加强工艺革新，以取代含砷农药、食品原料和添加剂。

（2）盛放或者拌种含砷农药的容器不可用于盛放食物。

（3）施用含砷农药时注意个人防护，施用者更换衣服、手套、口罩和帽子，洗手后才能进食、吸烟等。

（4）喷洒含砷农药的作物，半个月后才能采摘。

（5）严禁食用砷中毒死亡的家禽家畜。

主要参考文献

李铎．食品营养学［M］．北京：化学工业出版社，2011

中国营养学会．中国居民膳食营养素参考摄入量［M］（2013 版）．北京：中国标准出版社，2014

黄承钰．医学营养学［M］．北京：人民卫生出版社，2003

孙长颢．营养与食品卫生学［M］（第七版）．北京：人民卫生出版社，2012

吕晓华．运动营养学［M］．成都：四川大学出版社，2005

中国营养学会．中国居民膳食指南［M］．拉萨：西藏人民出版社，2008

葛可佑．中国营养科学全书［M］．北京：人民卫生出版社，2004

李宏梁．食品添加剂安全与应用［M］（第二版）．北京：化学工业出版社，2012

吴永宁．现代食品安全科学［M］．北京：化学工业出版社，2003

厉曙光．营养与食品卫生学［M］．上海：复旦大学出版社，2012